# Collection **guides marabout**

Afin de vous informer de toutes ses publications, **marabout** édite des catalogues où sont annoncés, régulièrement, les nombreux ouvrages qui vous intéressent. Vous pouvez les obtenir gracieusement auprès de votre libraire habituel.

Du même auteur :

*Soignez votre enfant par homéopathie*
(Marabout Service n° 628)

# Dr Robert BOURGARIT

Professeur à l'Ecole hahnemannienne d'Homéopathie
Dauphiné-Savoie
Professeur à l'Ecole française d'Homéopathie

# Dico-guide de l'homéopathie

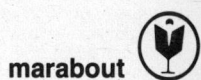

© 1986 by **Marabout**, Alleur (Belgique).

Toute reproduction d'un extrait quelconque de ce livre par quelque procédé que ce soit, et notamment par photocopie ou microfilm est interdite sans l'autorisation écrite de l'éditeur.

# Sommaire

**Introduction** 7

**Mode d'emploi du livre** 9

PREMIÈRE PARTIE
**Dictionnaire des principes de la méthode
et des mots particuliers de l'homéopathie** 11

DEUXIÈME PARTIE
**Dictionnaire des médicaments homéopathiques
habituellement prescrits** 67

TROISIÈME PARTIE
**Dictionnaire de quelques maladies courantes** 185

Conclusion 313

**Index** des médicaments et des maladies 316

# Introduction

L'intention de ce livre est de donner une information sur l'homéopathie.

C'est une médecine différente.

On dit aussi qu'elle est « parallèle », qu'elle fait partie des « médecines douces ». Depuis peu, on lui a donné le nom d'« alternative ».

C'est en tout cas une médecine mystérieuse, mal connue et généralement mal comprise. On en parle comme
— d'une médecine « par les plantes »;
— d'une façon de soigner « le mal par le mal »;
— d'une médecine qui agit lentement mais doucement.

Les **remèdes** qui sont prescrits portent des noms latins et les emballages qui les contiennent ne comportent aucune explication sur leur composition, ni sur leurs indications, ni sur leur mode d'emploi, comme on peut le voir sur les autres médicaments que vendent les pharmaciens.

Les **ordonnances** des médecins qui prescrivent de l'homéopathie sont peu claires, tantôt trop courtes, ne comportant qu'un seul médicament à ne prendre qu'une seule fois, tantôt très compliquées, avec de nombreuses prises dans la même journée et, en plus, des doses à prendre certains jours de la semaine, ainsi que d'autres chaque mois.

Je voudrais ici tenter de faire comprendre un peu mieux ce mystère : en expliquant, sous forme de lexique, les principes généraux, la technique utilisée par les différents homéopathes, certains mots que l'on n'entend que chez eux.

J'essaierai ensuite de remplacer le manque de **notice explicative des médicaments** le plus souvent prescrits, par un résumé très sommaire de :
— leur composition,
— leurs propriétés,
— leurs indications,
— les remèdes voisins ou complémentaires,
— les antidotes, ce qu'il faut éviter de prendre.

J'indiquerai enfin, d'une façon très simplifiée, la raison des prescriptions homéopathiques que l'on trouve sur les ordonnances : pour telle ou telle maladie, ou tel symptôme, une liste de **médicaments couramment utilisés** avec l'explication de leur présence.

Cet ensemble d'informations n'a qu'un but documentaire. Il ne peut que très difficilement permettre une automédication autre que celle que tout le monde peut adopter en allant demander au pharmacien voisin un remède pour un malaise ou une douleur très bénigne. Il serait en tout cas tout à fait insuffisant pour envisager un traitement de maladie déclarée, aussi insignifiante soit-elle.

L'ouvrage se composera de trois parties :

■ un dictionnaire des **principes de la méthode**;

■ un dictionnaire des **principaux remèdes** habituellement prescrits;

■ un dictionnaire de **quelques maladies courantes** pour faire comprendre la prescription des remèdes.

## *Mode d'emploi de ce livre*

Pour chaque maladie, vous trouverez une liste des remèdes possibles.

Afin de préciser le choix à faire, il importe de relever, dans la rubrique « informations et questions » et dans la rubrique « observation et examen », tous les symptômes ressentis et toutes les caractéristiques particulières.

Ensuite, en vous reportant au nom de chaque remède indiqué, vous pourrez découvrir lequel correspond le mieux aux diverses caractéristiques retenues.

**Attention** : ceci n'est pas un encouragement à l'automédication. Ce livre a d'autres buts :
1° vous aider à mieux *observer* tous les symptômes et particularités qui sont autant de renseignements indispensables au médecin homéopathe;
2° vous aider à mieux comprendre l'ordonnance de votre médecin et la thérapeutique conseillée.

# PREMIÈRE PARTIE

# Dictionnaire des principes de la méthode et des mots particuliers de l'homéopathie

Ce dictionnaire de la méthode homéopathique est destiné à essayer de faire comprendre, à ceux qui sont curieux de cette médecine différente,
— en quoi elle est différente de la médecine officielle,
— comment elle est apparue dans l'histoire de la médecine,
— comment elle est enseignée,
— comment elle est contrôlée,
— comment elle est vérifiée expérimentalement,
— comment elle s'exprime : les homéopathes emploient des mots différents que ne comprennent pas les allopathes ni les malades,
— comment elle est pratiquée,
— comment elle est prescrite, comment il faut comprendre une ordonnance homéopathique et comment est fait un médicament homéopathique,
— comment elle agit,
— quelles en sont les limites,
— comment elle est située par rapport à d'autres médecines non conventionnelles,
— comment on peut envisager son avenir.

# Action du médicament homéopathique

Elle n'est pas connue scientifiquement.

Elle est seulement constatée par l'usage qui en est fait depuis bientôt deux cents ans par des praticiens tout aussi crédibles que d'autres.

**L'affirmation de l'action homéopathique ne porte que sur le témoignage apporté par des praticiens** dans de très nombreuses publications. Elle n'a, pour le moment, pas été expliquée de façon claire par des hommes de science. C'est d'ailleurs le cas également de très nombreux médicaments utilisés en allopathie : la plupart d'entre eux ont été admis à l'occasion d'observations tout à fait empiriques (la pénicilline par exemple). Si on commence à savoir pourquoi *l'opium fait dormir*, on s'est contenté, pendant bien des siècles, de savoir qu'il avait *une vertu dormitive* et qu'il soulage ainsi beaucoup de douleurs.

Il est fréquent d'entendre dire, par certains confrères sceptiques, que les médicaments homéopathiques sont tellement dilués qu'ils ne peuvent absolument pas avoir une action réelle : ils n'agissent que par un phénomène psychologique de suggestion. Et il est en effet possible que ce soit le cas dans un certain nombre d'observations. Mais c'est le cas aussi pour des prescriptions allopathiques : tous les médecins sincères reconnaissent que l'action thérapeutique d'une prescription comporte chaque fois une partie revenant au praticien lui-même, à ce que l'on a désigné sous le nom de « remède médecin ».

S'il en est ainsi en ce qui concerne l'homéopathe, il n'est cependant pas permis d'affirmer que les médicaments qu'il prescrit ne sont pour rien dans les résultats qu'il obtient.

Il serait plus sage de convenir que si, actuellement, on ne comprend pas exactement le mécanisme d'action des médicaments à dose infinitésimale, il est possible, sinon probable, qu'on le comprendra plus tard... lorsque les techniques scientifiques seront suffisamment évoluées pour le permettre.

## Allopathie

Etymologiquement : « mal différent ». C'est en réalité la technique thérapeutique consistant à soigner le mal par un médicament ou une technique opposés à ce que l'on sait de sa cause ou de son mécanisme. Pour soigner une douleur, on donne un *antalgique*; pour supprimer une inflammation, on donne un *anti-inflammatoire*; pour lutter contre une infection microbienne, on donne un traitement *anti-infectieux*.

C'est en fait la technique médicale adoptée officiellement dans les facultés de médecine du monde entier. Elle découle des préceptes enseignés par Claude Bernard, en France, sous le nom de *médecine expérimentale*. Sa conception s'oppose à celle de l'*homéopathie* (voir plus loin).

## Antidote

C'est une substance, un aliment ou un médicament qui **s'oppose à l'action d'un remède**, ou qui en **supprime les effets.**

Cela se produit avec certaines substances (comme le camphre) qui ont probablement une possibilité de diffuser très rapidement dans l'ensemble de l'organisme, sans pour cela être toxiques par elles-mêmes. Elles antidotent alors beaucoup d'autres substances, c'est-à-dire qu'elles interdisent l'apparition de leurs effets si elles sont prises en même temps; elle supprime ces effets si elles sont prises un certain temps après.

Par ailleurs, en homéopathie, on a constaté que des médicaments dont l'action était voisine ou comparable à un autre, avaient précisément cet effet d'annuler l'action.

■ En fait, l'expression « **antidote** » peut aussi être comprise comme celle d'« **incompatible** ».

■ Comme le même médicament peut être signalé à la fois comme « **complémentaire** » et « **incompatible** », cela veut dire que la prescription du second sera bienfaisante pour un même malade, à condition qu'il ne soit pas donné avant que l'autre ait fini d'agir.

## Associations thérapeutiques

L'homéopathie peut parfaitement être utilisée exclusivement dans le traitement d'un grand nombre de maladies. Elle est souvent associée, par les médecins qui l'utilisent, à d'autres techniques comme l'acupuncture ou la vertébrothérapie qui sont des thérapeutiques non médicamenteuses.

**L'association de l'homéopathie avec d'autres médicaments n'est pas fondamentalement impossible. Elle n'est en tout cas jamais dangereuse.**

Son principal **inconvénient** réside surtout dans le fait qu'il devient alors difficile d'apprécier l'efficacité des différentes médications appliquées. Il est possible qu'elles se complètent, mais il est également possible qu'elles se contrarient. Aucune expérimentation sérieuse n'a été faite pour observer les interactions des différents médicaments.

Il semblerait plus logique d'employer les différentes méthodes de façon distincte et dans des périodes différentes.

Il est en tout cas tout à fait possible de passer de l'homéopathie à l'allopathie dans le cours d'un traitement, et inversement, selon les chances que chacune donnerait au malade d'être guéri plus rapidement et plus complètement.

## Avenir de l'homéopathie

Il dépendra de ce qu'en feront les médecins qui pratiquent l'homéopathie. S'ils apprennent à bien la connaître et à bien l'utiliser, elle aura toutes chances de s'imposer officiellement. Mais c'est une médecine compliquée et difficile et, dans son application, les chances d'erreur sont nombreuses. Si ces erreurs se multiplient et sont connues, elles peuvent engendrer une hostilité très grave de la part de ceux qui ont la responsabilité de la santé publique.

Cependant, les principes de la méthode homéopathique sont tout à fait acceptables par les scientifiques actuels; plus qu'ils ne l'étaient il y a cinquante ans. La notion d'infinitésimal est maintenant reconnue dans de nombreux domaines de la biologie cellulaire et molléculaire.

Il serait donc logique de croire que ce qui reste inexpliqué dans l'action thérapeutique des médicaments homéopathiques puisse être prouvé un jour prochain.

Dès maintenant nos maîtres officiels admettent le principe d'une expérimentation contrôlée des résultats obtenus cliniquement sur des malades à déterminer. Il existe aussi un consensus pour commencer d'enseigner l'homéopathie au niveau des facultés, dans le sens d'une technique thérapeutique différente. Mais il existe aussi une importante réticence de la part de certains de nos confrères responsables de l'enseignement et des soins hospitaliers.

L'avenir de l'homéopathie est probablement radieux ! Mais quand ? Comment ? De nombreuses incertitudes subsistent actuellement.

# Complexes homéopathiques

Il s'agit de **mélanges préparés**, soit à l'avance par un laboratoire, soit sur ordonnance médicale par un médecin, de plusieurs médicaments homéopathiques.

Le choix de ces médicaments est généralement fondé sur une action thérapeutique commune dans une maladie donnée. Les éléments qui les composent sont pour la plupart des substances prescrites sous forme liquide : teintures-mères ou solutions décimales (voir plus loin : *médicaments*). Ils sont indiqués en gouttes ou en granules. Certains parmi ces complexes comportent également des médicaments non homéopathiques, c'est-à-dire présents à des doses pondérales classiques.

Ces complexes ne sont finalement pas de véritables remèdes homéopathiques : ils sont conseillés en fonction d'une maladie ou d'un ensemble de symptômes communs à beaucoup de malades : indigestions, maladies de foie, laryngites, toux, crises de vers, constipation, etc.

Ce sont en fait des médicaments allopathiques préparés avec des substances le plus souvent diluées selon les techniques homéopathiques.

**Ils ne permettent pas l'individualisation de la thérapeutique**, et c'est cependant là un principe essentiel des traitements homéopathiques.

# Complexisme

C'est une des trois façons, avec le **pluralisme** et l'**unicisme**, de prescrire à un malade des médicaments préparés selon la technique homéopathique.

Le fait de mélanger, dans une même préparation, des médicaments dynamisés et dilués comme l'indique la technique homéopathique, modifie peut-être l'action de chacun. Les complexistes partent du principe que ces mélanges additionnent l'action des composants pour en faire un médicament meilleur que chacun de ses éléments. Rien ne le prouve. On peut dire également qu'au lieu d'augmenter leur action, ils se contrarient. Rien ne le prouve non plus. Aucune expérimentation n'a été effectuée dans ce sens.

Les seules expérimentations médicamenteuses ont été faites sur des substances simples, théoriquement constantes (macérat alcoolique de plantes, par exemple). Elles comportent inévitablement de nombreux composants, mais ces composants sont caractéristiques de la substance, qui est expérimentée sur les sujets sains, pour en connaître l'activité physiologique et toxique. Les complexes n'ont jamais subi ce type d'expérimentation.

# Constitutions homéopathiques

Certains homéopathes ont pensé que les médicaments homéopathiques étaient plus ou moins actifs selon les personnes qui les recevaient. Sous le nom de **constitutions**, ils ont ainsi décrit un certain nombre de types de malades considérés comme représentants d'un certain état de santé, en tout cas comme particulièrement réceptifs à l'action de certains médicaments.

Plusieurs classifications ont été proposées depuis le temps de la découverte de l'homéopathie. La plus connue et la plus couramment admise par de nombreux homéopathes formés par l'Ecole française d'Homéopathie est celle qui a été enseignée par NEBEL et LEON VANNIER.

Pour eux, les malades se classent presque toujours dans trois groupes distincts selon leur *typologie*, c'est-à-dire selon leur morphologie physique : les **carboniques**, les **phosphoriques** et les **fluoriques**.

A chacune de ces catégories correspond des médicaments dits « constitutionnels », destinés à agir en profondeur sur leur état de santé. Tout traitement devra alors comporter une prescription dans laquelle le médicament dit « de fond » viendra agir en complément de celui qui aura été prescrit en fonction des autres symptômes du malade et de sa maladie.

D'autres auteurs, après eux (ZISSU, BERNARD), ont repris ces conceptions en les complétant de toutes sortes de types mixtes et en les combinant avec les conceptions hahnemanniennes de *diathèses* (voir plus loin).

Pour résumer le problème des constitutions homéopathiques, disons que l'on a ajouté, aux symptômes expérimentaux de nos médicaments, des symptômes morphologiques afin d'augmenter les chances de déboucher sur une bonne prescription.

Personnellement, je ne pense pas que ces symptômes soient particulièrement démonstratifs : les types ainsi décrits sont rarement nettement définis chez un malade. Les médicaments qui correspondent théoriquement à chaque constitution ont été choisis selon des critères dont on ne peut pas affirmer la réalité.

### ■ Constitution carbonique

Elle est définie comme étant celle de sujets plutôt courts mais musclés, dotés d'une forte charpente osseuse, au crâne rond, au visage rond ou carré. Leurs ligaments sont serrés : leurs genoux ne peuvent pas donner à la jambe une extension parfaite; leurs coudes ne permettent pas une extension parfaite de l'avant-bras.

A ceux-là conviendront tout particulièrement des médicaments contenant du *carbone*, le principal étant CALCAREA CARBONICA, ainsi qu'une certaine nomenclature d'autres médicaments considérés par les inventeurs de la méthode comme voisins ou comparables à ceux-ci. Lorsqu'une maladie survient chez ces sujets il faudra choisir les remèdes en fonction de cette nomenclature.

### ■ Constitution phosphorique

Elle est représentée par des sujets plutôt longs, en tout cas minces ou maigres, dits longilignes, au visage étroit, généralement à crâne dolychocéphale, dotés de ligaments moyennement toniques : le coude et le genou se trouvent en position rectiligne lorsque l'extension du membre est maximale.

Pour ceux-là, il faudra une thérapeutique comportant du *phosphore* ou des sels qui en contiennent comme CALCAREA PHOSPHORICA qui est le médicament type de cette constitution.

Autour de ce chef de file gravite toute une série de médicaments déterminés selon une certaine similitude d'action. Ceux-là seront les médicaments de fond à donner à ce type de malades lorsque des incidents de santé apparaîtront.

### ■ Constitution fluorique

C'est la constitution des sujets essentiellement dystrophiques, c'est-à-dire chez lesquels il existe quelque part une asymétrie notable (visage, crâne, membres, thorax). Ils présentent en plus une laxité ligamentaire caractéristique :

l'extension des genoux et des coudes entraîne la jambe ou le bras dans une position exagérément ouverte : on dit par exemple qu'il y a « *genu recurvatum* » ou « *genu valgum* ».

A ceux-là conviendront, le cas échéant, des médicaments comme CALCAREA FLUORICA, et toute une série de remèdes considérés comme efficaces pour ce type d'individus.

### ■ Constitutions bio-chimiques

On trouve encore, dans la littérature homéopathique, certaines références à une conception qui a eu beaucoup de succès, au siècle dernier : celle du Docteur GRAUVOGL. Il avait établi une classification des maladies et des médicaments en fonction de ce que l'on connaissait alors de la biochimie organique.

Il existait, selon lui, une constitution **oxygénoïde**, une constitution **hydrogénoïde** et une constitution **carbonitrogène**.

Ceci n'a plus que valeur historique, bien que, pendant longtemps, certains homéopathes aient été séduits par cette théorie et aient essayé de la rapprocher des autres *constitutions* qui ont été imaginées par la suite.

# Consultation homéopathique

La consultation de l'homéopathe — qu'elle s'effectue à son cabinet ou au lit du malade — comporte, comme c'est le cas pour tout médecin, différentes phases. Il lui faut toujours établir :
■ un **diagnostic,**
■ un **pronostic,**
■ un **traitement**.

La démarche de l'homéopathe est tout à fait semblable à celle de l'allopathe en ce qui concerne le diagnostic de la maladie et le pronostic que l'on peut faire. Ceci consiste à établir un bilan, aussi précis que possible, des anomalies apportées par la maladie, par l'examen direct (observation, auscultation, palpation), l'interrogatoire du malade et de son entourage pour connaître les troubles qui ne peuvent pas toujours être constatés directement (digestion, sommeil, douleurs, etc.), et éventuellement par des examens complémentaires de laboratoire, de radiologie ou autres (échographies, scintigraphies, électrographies cardiaques ou cérébrales).

C'est là l'étape diagnostique, qui se complète presque automatiquement d'un pronostic, c'est-à-dire l'évolution probable de la maladie ainsi précisée.

A partir de là, le comportement de l'homéopathe diffère de celui de son confrère resté classique.

Il décide, à ce moment, du choix thérapeutique qu'il va adopter : en effet, il dispose de deux solutions et il faut qu'il se décide pour l'une ou pour l'autre en fonction de la maladie qu'il a constatée, et surtout en fonction de ses propres capacités, de ses propres connaissances homéopathiques (voir : *limites de l'homéopathie*).

S'il se décide pour la thérapeutique homéopathique, il faut qu'il envisage son malade sous un autre aspect que celui de sa maladie :

■ Il devra **interroger** et **observer** (s'il ne l'a déjà fait implicitement au cours de son premier examen) **les symptômes** plus particuliers qui font que chaque malade est toujours un peu différent des autres patients atteints de la même maladie.

■ La dernière étape de la consultation sera alors **la recherche du médicament** qui correspondra le mieux à la fois aux symptômes de la maladie et aux symptômes particuliers observés dans la deuxième étape diagnostique.

Cette recherche thérapeutique peut être tout à fait facile s'il existe des signes très caractérisés d'un remède courant. C'est souvent le cas dans les maladies aiguës. La mémoire y suffit en général.

Elle peut être au contraire difficile : il faut que le médecin réfléchisse avec attention aux différents symptômes qu'il a retenus, pour distinguer ceux qui ont une véritable valeur indicative du meilleur médicament à donner. Après cette réflexion, il lui faut trouver, dans sa mémoire si elle est excellente, dans des livres (*matières médicales* et *répertoires* : voir plus loin), s'il ne dispose pas de cet avantage.

Dans les cas les plus difficiles, il arrive que l'homéopathe reporte sa prescription à plus tard pour avoir le temps de reprendre, à tête reposée, l'observation du malade et le travail bibliographique qu'il n'a pas le temps de faire à son cabinet. Le traitement est alors adressé par la poste ou remis à une consultation ultérieure.

D'une façon générale, **toute consultation homéopathique est inévitablement plus longue que la consultation allopathique**. Il est peu de cas dans lesquels un médecin très expérimenté peut donner un conseil valable sans questionner ni examiner très complètement son malade. Même très expérimenté, l'homéopathe vraiment sérieux doit se méfier de ses premières impressions et prendre le temps de contrôler certains symptômes et leur correspondance médicamenteuse.

# Contrôle de la pratique homéopathique

Il n'existe aucun contrôle des connaissances réelles et de la valeur des médecins qui se disent homéopathes. Tout au moins sur le plan officiel.

Il existe, en France et dans d'autres pays, des écoles privées, ou des sociétés d'homéopathes qui ont organisé un contrôle des connaissances des médecins qui veulent bien s'y soumettre : un diplôme (sans aucune valeur officielle) est alors attribué à ceux qui le méritent, après qu'ils se soient volontairement soumis à certaines épreuves écrites et orales.

Rien n'empêche un médecin, s'il possède le titre de Docteur en médecine, de prescrire des médicaments homéopathiques dont la fabrication et la nomenclature sont inscrites, elles, au CODEX OFFICIEL des pharmaciens.

Si l'officialisation de l'enseignement de l'homéopathie aboutit, ce contrôle deviendra effectif. Mais en attendant, rien n'est encore fait.

# Diathèses

Comme les constitutions, c'est une conception propre à l'homéopathie; on la voit constamment réapparaître dans le vocabulaire particulier de cette médecine dite « alternative ».

C'est d'ailleurs Hahnemann lui-même qui a introduit cette notion dans son enseignement. Ayant affirmé, dans un premier temps de l'élaboration de la « nouvelle médecine », qu'il ne fallait surtout pas se laisser aller aux conceptions théoriques concernant les causes des maladies, il en imagina certaines quelques années plus tard. Après avoir insisté sur le fait qu'il n'existe pas de *maladies* mais seulement des *malades* (voir plus loin), il créait une nouvelle variété de maladies aux noms inconnus : la **psore**, la **sycose** et il redonnait de l'importance à la **syphilis**.

Il leur donna le nom de *diathèses* parce qu'il considérait que c'était là que se trouvait **la cause de toutes les maladies chroniques** qui affectaient l'humanité. Il affirma que ces maladies étaient des maladies infectieuses, provoquées par des « miasmes » immatériels, plus souvent acquis dans le cours de la vie (souvent même dès la naissance), que transmis par hérédité. Tous les êtres humains en étaient finalement atteints, au moins par la *psore*. Ces maladies étaient évolutives tout au long de la vie et étaient responsables de tout ce qui fait souffrir et mourir les individus. Seuls les traitements homéopathiques étaient capables, dans son esprit, de sauver l'humanité souffrante en guérissant ces diathèses.

Ces conceptions, très théoriques, très artificielles, étaient peut-être acceptables au XIX$^e$ siècle, en tout cas jusqu'à l'ère pasteurienne. Elles comportaient d'ailleurs une sorte de pressentiment de ce que l'on a appris par la suite de la bactériologie et de la virologie. Mais actuellement, elles sont, à mon avis, tout à fait dépassées, et à ranger dans le rayon des souvenirs.

Cependant, elles continuent d'obséder et d'encombrer la pensée d'un assez grand nombre d'homéopathes. Comme s'il était impossible d'imaginer qu'Hahnemann ait pu penser ou dire quelque chose qui ne soit pas la vérité absolue.

A mon avis, il reste suffisamment d'excellentes conceptions apportées par ce grand homme pour que l'on puisse refuser certaines de ses idées, sans faire œuvre d'iconoclaste.

Mon expérience personnelle m'a en tout cas montré que la pratique homéopathique peut fort bien se passer de la notion de diathèse. Comme pour les constitutions, il est tout à fait possible de les envisager sous la forme de symptômes, à valoriser éventuellement dans le cours d'une histoire de vie ou dans un ensemble symptomatique directement observable.

Nous verrons plus loin la symptomatologie de la psore, de la sycose et de la syphilis au point de vue homéopathique.

# Drainage

Encore une conception qui a marqué l'histoire de l'homéopathie française. En même temps que Léon Vannier établissait sa classification typologique des constitutions, il créait aussi une physio-pathologie particulière : il expliquait que les maladies diathésiques présentées par Hahnemann étaient en réalité des maladies qu'il désignait sous le nom de **toxiniques**. Puisqu'il ne pouvait être question de « microbes » que les découvertes pasteuriennes n'avaient pas confirmés (en particulier pour la psore et la sycose), il décida que toute la pathologie chronique relevait d'une intoxination d'origine extérieure ou intérieure, et que le premier acte à accomplir, dans tous les cas de maladie (même aiguë), devait être d'**éliminer ces toxines par un** *drainage*.

Il décida ainsi qu'il fallait donner, dans tout traitement homéopathique, des médicaments destinés à cet usage : les *draineurs*, médicaments généralement végétaux, dont l'action était connue pour être orientée plutôt sur des organes comme les reins, le foie ou l'intestin.

# Ecoles diverses d'homéopathie

Bien que le principe thérapeutique codifié par Hahnemann ait été théoriquement simple et séduisant, il s'est avéré rapidement que son application présentait d'importantes difficultés dans un grand nombre de cas.

Facile et efficace dans des **maladies aiguës**, même graves, mais à symptomatologie relativement simple, la pratique de l'homéopathie s'est trouvée être beaucoup plus incertaine dans les **maladies chroniques**, même non dangereuses mais toujours difficiles à supporter par les malades.

Cela découlait à la fois de la *quantité* et de la *qualité* des symptômes utiles.

■ *La quantité des symptômes utiles* : si l'on admet que tout malade présente non seulement les symptômes propres d'une maladie mais aussi un ensemble de **manifestations secondaires** induites par cette maladie, il arrive souvent que la collection de ces symptômes soit considérable : aux manifestations habituelles s'ajoutent d'abord des *modalités d'aggravation et d'amélioration* qui sont très importantes pour les homéopathes : mais en plus, le malade décrit les *nouvelles sensations* qui le troublent, elles-mêmes précisées par différentes modalités. Il indique toutes sortes de *troubles fonctionnels* apparus à distance du foyer principal de la maladie : appétit, digestion, désirs ou aversions alimentaires, modification des urines, maux de tête, troubles visuels ou auditifs éventuellement; et puis les changements survenus dans son sommeil (rythmes, rêves), dans son état d'esprit, son humeur, sa mémoire, son affectivité; sa sexualité quelquefois; et enfin dans son état général : frilosité ou bouffées de chaleur, transpiration, fatigue, etc. Tout ceci représente une telle masse d'informations qu'il est des cas dans lesquels on a l'impression d'être submergé par un magma absolument incohérent.

■ *La qualité des symptômes utiles* : dans ce magma,

un très grand nombre de manifestations est de peu de valeur, parce que tout à fait banal. L'important, pour l'homéopathe, est d'isoler ce qui est véritablement caractéristique de la personnalité du malade, ce qui ne se produit pas nécessairement chez tous les autres sujets atteints de la même maladie. On dit qu'un symptôme n'est valable que dans la mesure où il permet d'**individualiser** un patient.

Par ailleurs il faut que l'ensemble ainsi retenu sur ce premier critère permette de reconstituer **un tableau cohérent de médicament**, c'est-à-dire qu'il puisse ressembler à un ensemble symptomatique décrit dans une matière médicale homéopathique.

La dernière difficulté consiste à découvrir cette **similitude** : facile dans les cas simples, elle est souvent difficile dans les cas où les symptômes de bonne qualité se trouvent être en nombre encore important. Notre matière médicale comporte tant de médicaments, et pour beaucoup d'entre eux les symptômes sont si nombreux et contradictoires qu'il est impossible de se fier à sa mémoire pour se représenter l'exacte similitude entre ce que l'on a observé chez le malade et ce qui est écrit dans les protocoles d'expérimentation. Mais c'est là une question de technique. L'apprentissage de certains répertoires facilite actuellement ce travail. L'usage des ordinateurs en prendra le relais.

Ces difficultés inhérentes à la conception même de l'homéopathie ont donc toujours été un obstacle difficile à contourner. Mais de tous temps, également, les homéopathes ont tenté de le faire.

■ La première solution, et la plus simple, a été de **fractionner la symptomatologie** en différents groupes, chacun correspondant à un remède différent : en les alternant, on pensait mieux faire, même si un seul remède ne suffisait plus. Il devenait malheureusement possible ainsi de réduire de plus en plus les groupements symptomatiques jusqu'à se contenter d'un seul symptôme pour chaque remède.

■ La seconde était de **distinguer les malades en groupes préalables,** caractérisés par certains signes physiques ou pathologiques (*typologiques* ou *biochimiques*); à chacun de ces groupes correspondait alors un ensemble de remèdes limité. Hahnemann lui-même avait déjà défini une discrimination des malades en décrivant ses trois « maladies chroniques » : psore, sycose et syphilis.

**Actuellement**, il existe en tout cas deux grandes tendances parmi les homéopathes : **unicistes** et **pluralistes**.

Les premiers, fidèles à l'enseignement d'Hahnemann, essaient de trouver pour chaque malade le seul remède capable de « couvrir » l'ensemble de ses symptômes.

Les seconds utilisent plusieurs remèdes donnés éventuellement en mélanges, en alternance horaire, journalière, hebdomadaire et mensuelle, selon une stratégie variable pour chaque praticien (voir plus loin *pluralisme* et *unicisme*).

## Enseignement de l'homéopathie

Il s'est fait pendant longtemps de façon tout à fait individuelle, par contact direct et personnel entre celui qui voulait connaître et celui qui savait; entre étudiant et maître... comme au Moyen Age.

Les nombreux ouvrages publiés d'abord en Allemagne, patrie d'Hahnemann, puis très rapidement en France, en Angleterre et aux Etats-Unis enfin, permirent surtout à de nombreux praticiens de partager l'expérience de leurs prédécesseurs. C'est aux Etats-Unis que furent créées les premières universités spécifiquement homéopathiques. Elles ont d'ailleurs disparu actuellement. Il existe encore à Londres un hôpital spécialisé dans cette médecine : le *London Homeopathic Hospital* qui assure également un enseignement structuré.

**En France**, il y a une *Ecole française d'Homéopathie*, qui regroupe trois structures d'enseignement : le *Centre homéopathique de France*, l'*Institut national homéopa-*

*thique de France* et l'*Ecole de l'hôpital Saint-Jacques*. Cet organisme a permis d'établir un programme d'enseignement et d'examen réparti sur trois ans.

Plusieures écoles de province sont rattachées à l'une ou l'autre de ces écoles ou instituts. Les principaux laboratoires de fabrication de médicaments homéopathiques financent, par ailleurs, des structures d'enseignement « volantes » qui se déplacent de ville en ville pour organiser un enseignement parallèle : le CEDH, *Centre d'études et de documentation homéopathique* et la *Société de Biothérapie*.

Ces enseignements sont strictement privés. Il sont assurés par des médecins non universitaires, mais compétents et notoires dans la profession.

Certains organismes (surtout l'Ecole française d'Homéopathie) délivrent un diplôme privé, à la suite d'un examen annuel auquel se présentent ceux qui peuvent prouver leur assiduité à trois années d'enseignement dans une des écoles rattachées à eux.

(Voir : *Avenir de l'homéopathie* et *Contrôle de la pratique homéopathique*).

# Examen clinique homéopathique

Voir *consultation*.

# Fluorisme

Autre mot habituellement utilisé par les homéopathes pour signifier l'une des trois constitutions imaginées par Léon Vannier. Il implique également une certaine analogie avec la diathèse syphilitique d'Hahnemann.

On remplace souvent le mot « **fluorisme** » par « **luétisme** ». Ces entités, qui se voudraient cliniques, ne reposent en fait sur aucune preuve biologique expérimentale.

Leur fondement est d'abord typologique (voir plus haut : *constitution fluorique*), et ensuite théorique (rattachement à la diathèse syphilitique d'Hahnemann).

# Histoire de l'homéopathie

En tant que méthode thérapeutique codifiée, elle a été découverte par SAMUEL HAHNEMANN, médecin allemand, de Saxe, au début du XIXe siècle. Après plusieurs années de réflexion et d'expérimentation, il en a écrit les principes dans un ouvrage nommé l'*Organon de l'art rationnel de guérir*, publié en 1810 (première édition).

Il a alors rassemblé autour de lui un premier groupe d'élèves allemands qui ont continué avec lui les expérimentations médicamenteuses et les expériences cliniques. Peu à peu, d'autres médecins des pays voisins sont venus vers lui après avoir pris connaissance de ses écrits, parus dans différentes publications de l'époque et traduites en plusieurs langues.

Il rencontra par ailleurs de grandes difficultés pour faire admettre sa méthode de façon officielle. Les notions empiriques qu'il apportait concernant l'action des médicaments à dose infinitésimale, paraissaient absolument inacceptables à beaucoup de ses contemporains. L'hostilité qu'il rencontra était encore accentuée par les succès thérapeutiques que lui et ses disciples obtenaient dans des maladies cependant très graves comme le choléra ou le typhus, qui sévissaient encore de façon importante à cette époque.

Il quitta finalement l'Allemagne après s'être remarié avec une française : Mélanie d'Horvilly, et vint s'installer à Paris où il mourut en 1843. Il est enterré au cimetière du Père Lachaise.

L'homéopathie s'est répandue dans le monde entier. C'est en Angleterre et aux U.S.A. qu'elle eut le plus de développement pendant toute la fin du XIXe siècle. Actuellement, c'est en France, en Belgique, en Amérique du Sud et aux Indes qu'elle est la plus répandue et la mieux structurée. En Inde, par exemple, il existe des universités spécialement destinées à son enseignement et des diplômes officiels régissent son exercice.

**En France**, l'homéopathie a été très florissante au siècle dernier, au point que des hôpitaux spécialisés ont été construits sur le fruit de donations de malades guéris : l'hôpital Saint-Jacques à Paris, l'hôpital Saint-Luc à Lyon. On y recevait en consultations externes, et on y gardait des malades qui étaient soignés uniquement par homéopathie. C'est aussi à Paris que s'est organisée la première école sous le nom de *Centre homéopathique de France* (C.H.F.) avec programme précis, cours organisés, examens, cours par correspondance pour les provinciaux, centres secondaires dans un certain nombre de grandes villes.

Ensuite, l'Ecole française d'Homéopathie a fédéré d'autres écoles, entre autres l'INHF (Institut national homéopathique français) et l'Ecole de l'Hôpital Saint-Jacques.

**En Belgique**, il existe une *Ecole belge d'Homéopathie*, rattachée à la *Société royale belge d'Homéopathie*, à Bruxelles. D'autres sociétés ou groupes d'enseignement sont rattachés à une *Fédération belge d'Homéopathie*.

Sur le plan international, la Ligue internationale d'Homéopathie assure la liaison entre les écoles et les sociétés des différentes nations, et surtout, organise de grands **congrès internationaux** où les praticiens du monde entier peuvent échanger leurs connaissances et leurs expériences. Le président de cette ligue est actuellement (depuis 1985) le Docteur HORVILLEUR de Lyon.

# Homéopathie : sa définition

Ce mot veut dire, étymologiquement : « souffrance semblable ». C'est, en fait, une technique thérapeutique fondée sur l'observation d'une symptomatologie semblable à celle que peut produire une substance médicamenteuse.

De nombreuses définitions ont été proposées pour présenter cette technique thérapeutique sous une forme aussi précise et concise que possible. Il me semble que la meilleure est celle qu'Hahnemann lui-même en a donné dans son *Organon* (§ 24 de la sixième édition, traduction Pierre Schmidt) :

« C'est une thérapie qui vise à chercher, parmi tous les médicaments dont l'action pharmacodynamique sur l'homme sain est bien établie, celui qui possède la faculté de produire la maladie artificielle la plus ressemblante à la maladie naturelle qu'on a sous les yeux. Ce médicament est dirigé contre l'ensemble des symptômes d'un malade déterminé, en tenant compte de la cause si elle est connue, et des circonstances concomitantes de l'affection dont il souffre. »

# Homéopathie : son principe

L'idée directrice qui a guidé Hahnemann est ce que l'on a désigné ensuite sous le nom de **principe de similitude**.

Un principe consiste en une proposition admise comme base d'une science. Il est, au départ, une hypothèse de travail que l'expérience devra démontrer.

Pour l'homéopathie, l'hypothèse née dans l'esprit de son promoteur était que **ce qui est capable de créer le mal pourrait être capable de le guérir** lorsque la maladie engendre des manifestations semblables à ce mal.

Il avait appris, en traduisant les *Aphorismes* d'Hypocrate, comment celui-ci avait constaté que la guérison des maladies était possible à la fois par leur contraire et par leur semblable ; donnant pour exemple les cystites, il affirmait : « Ce qui provoque l'inflammation de la vessie, peut aussi la guérir ».

Pour vérifier cette hypothèse il pensa qu'il devait commencer par connaître l'action réelle des substances médicamenteuses. En fait, avant lui, les médicaments étaient utilisés de façon empirique et traditionnelle.

Le premier, il eut l'idée d'expérimenter l'action des substances susceptibles de devenir des médicaments, sur des sujets sains. C'était, à l'époque, la seule expérimentation pharmacologique qu'il était possible d'effectuer. Il établit des règles (on dirait maintenant un *protocole expérimental*) pour obtenir des informations aussi indiscutables que possible sur l'action pharmacodynamique des futurs médicaments. Il choisit en premier lieu ceux qui avaient déjà une réputation de *toxiques* : les observations relevées dans la littérature, en fait d'empoisonnements criminels ou accidentels, étaient déjà une première base de symptomatologie provoquée par la maladie toxique qu'il nommait « artificielle ». Pour compléter ces premières notions, il fit, sur lui-même et sur des volontaires, des expérimentations à différentes doses et sur des lots variés de témoins.

Ainsi se constituèrent les premiers éléments de ce que l'on nomme actuellement : la **matière médicale homéopathique**.

Parallèlement, il essayait sur ses malades — et ses élèves le faisaient de leur côté sur les leurs —, l'action de ces médicaments ainsi étudiés, en prenant la précaution d'éviter les doses toxiques grâce aux *dilutions*. Il remarqua qu'à ces doses les remèdes provoquaient encore souvent des aggravations quelquefois gênantes. Alors, il fit ses essais cliniques à des doses de plus en plus infimes, remarquant que l'atténuation ainsi pratiquée ne nuisait pas à l'action thérapeutique, à condition que les dilutions soient accompagnées de succussions violentes qu'il nomma *dynamisations*.

Après plusieurs années, ce fut le fruit de cette expérience qu'il publia dans son *Organon*.

Le principe de similitude apparaissait valable à la lumière de ces expériences faites non seulement par lui-même, mais par un ensemble de praticiens.

C'était aussi la première fois que se réalisait une médecine véritablement *expérimentale*, même si les règles d'une autre médecine expérimentale vinrent bien plus tard, en 1865, avec l'*Introduction à la médecine expérimentale* de CLAUDE BERNARD.

# Homéopathie et allopathie

La tendance naturelle est d'opposer ces deux conceptions de la thérapeutique.

Il faudra admettre, dans un temps prochain, je l'espère, qu'elles sont en réalité complémentaires. Elles sont fondées sur des principes en effet différents, mais, pratiquement, il est tout à fait possible d'admettre qu'elles se complètent, chacune s'adressant à des catégories de malades différents.

■ **La différence**
☐ *L'allopathie* accorde une importance première à la notion de *maladie*, dans la mesure où l'on peut la reconnaître quel que soit le sujet qui en est atteint.

L'allopathie cherche à comprendre le mécanisme exact de la maladie : ses causes; le processus réactionnel qui se produit après la mise en jeu de cette cause première; l'importance et la nature des lésions observables dans l'organisme au cours et à la fin de la maladie. Avant d'envisager un traitement, il lui semble indispensable de tout comprendre des différents mécanismes biologiques qui expliquent les manifestations des maladies.

☐ *L'homéopathie* prétend que les seuls symptômes observés par le médecin, par ses propres moyens, et exprimés directement par le malade, donnent une image suffisante de cette situation nouvelle d'« **homme malade** » pour trouver la clé du traitement.

Les symptômes sont l'expression naturelle de la maladie. Ils doivent suffire à éclairer le médecin si celui-ci sait bien observer *tout ce qui est apparu de nouveau*, chez un malade, depuis le moment où il a commencé de souffrir. Le mécanisme bio-pathologique de chaque symptôme lui semble beaucoup moins important que la *totalité* de ces symptômes, parce qu'ils donnent à chaque malade une personnalité nouvelle, souvent différente pour chaque malade atteint de la même maladie.

☐ *L'allopathe étudie les médicaments en fonction de leur action* sur des organismes vivants de toutes sortes (souris, lapins, etc.) pour en connaître l'activité *jusqu'aux doses toxiques*, et sur les différents organes d'un être vivant. Il essaie de comprendre cette action par des méthodes expérimentales très sophistiquées. Les mêmes que celles avec lesquelles il essaie de comprendre la maladie.

☐ *L'homéopathe étudie l'action médicamenteuse sur l'homme* sain uniquement, non seulement aux doses toxiques ou sub-toxiques mais aussi *à dose infinitésimale*.

Dans tous les cas il considère comme effet médicamenteux *tout* ce qui apparaît de nouveau chez les sujets en expérimentation, même si tous ne manifestent pas de façon identique leur « intoxication expérimentale ». Sont considérés comme symptômes aussi bien les manifestations les plus objectives que les manifestations les plus subjectives telles que des sensations, des modalités douloureuses, etc.

☐ En ce qui concerne **l'application des médicaments** enfin : *l'allopathe* va prescrire un traitement destiné à *supprimer la cause* de la maladie s'il la connaît (microbes, virus, etc.), et des médicaments destinés à neutraliser les effets biologiques observés chez le malade : il sait que ces médicaments auront une action opposée aux manifestations provoquées par la maladie (antithermiques, anti-inflammatoires, antalgiques, etc.).

☐ *L'homéopathe*, lui, va prescrire, à dose infinitésimale, une substance dont il sait expérimentalement qu'elle est capable de *provoquer un tableau clinique semblable*, tout au moins dans ce qu'elle a de personnel, d'original, chez chaque malade.

Le premier fait un raisonnement analytique, le second un raisonnement comparatif pour décider du traitement à appliquer.

■ **La ressemblance**
Les deux méthodes sont des méthodes médicamenteuses. Elles utilisent même souvent des médicaments analogues... mais à doses différentes.

Elles nécessitent toutes deux la même rigueur diagnostique en ce qui concerne la maladie. Il faut que les médecins aient la même formation générale et la même compétence. Le médecin homéopathe ne diffère de l'allopathe qu'au moment de la prescription thérapeutique, lorsqu'il a reconnu de façon claire que la maladie peut être soignée par cette méthode sans faire courir de danger à son malade.

Le champ d'action de l'une et de l'autre méthode sera envisagé au titre : *Indications et contre-indications de l'homéopathie.*

# Interrogatoire homéopathique

Voir *Consultation*.

Il fait partie de la consultation, mais il a quelquefois un caractère étonnant pour les patients qui voient un homéopathe pour la première fois.

■ **Dans les maladies aiguës**, il va probablement essayer de connaître les causes ou les circonstances qui ont entouré le début de la maladie. L'expérience a en effet montré que certains médicaments agissaient mieux selon que le malade avait pris froid par temps sec plutôt que par temps humide; s'il avait eu la tête ou les pieds mouillés; s'il s'était refroidi après une transpiration ou à l'occasion d'un bain, etc.

Tous ces événements d'apparence secondaires et en tout cas sans intérêt pour le médecin traditionnel, ont donc une incidence sur la thérapeutique, dans la mesure où ils ont eu une influence certaine sur la cause du mal. Dans certains cas, il peut s'agir de causes émotionnelles, affectives, dont l'homéopathe tient compte alors que l'allopathe ne sait qu'en faire.

■ **Dans les maladies chroniques**, l'interrogatoire particulier, lors d'une première consultation homéopathique, comporte généralement de nombreuses questions apparemment sans aucun rapport avec les troubles dont le patient vient se plaindre.

Le **passé** de tout malade doit être minutieusement reconstitué avec notation des maladies, de leur date, de leur évolution, de leur traitement, mais aussi des événements personnels et familiaux qui les ont accompagnées : scolarité, études, mariage, enfants, métier, déplacements, rapports avec la famille et les collègues, décès, chagrins graves.

Vient ensuite **l'enquête familiale**, très importante surtout pour les enfants : il faut connaître les maladies des parents ou même simplement leurs ennuis de santé les plus habituels (tendance aux troubles digestifs, aux rhumatismes, ou encore aux affections respiratoires, allergiques et aussi nerveuses). Dans certains cas, il peut être important de savoir l'état des grands-parents et, s'ils ont disparu, de quoi ils sont morts.

Enfin, l'interrogatoire va comporter toutes sortes de **questions sur les différentes fonctions de l'organisme**, même si elles ne semblent avoir aucun rapport avec celle qui motive la consultation. Les plus surprenantes, par exemple, concernent généralement les fonctions sexuelles pour un consultant qui se plaint de maux d'estomac.

L'homéopathe est aussi toujours curieux du **caractère**, de la **mentalité** de son patient : il veut et il a besoin de savoir quelles sont ses tendances profondes, sa façon de réagir aux événements, aux difficultés de la vie (peurs, colères, larmes, etc.).

En fait, l'interrogatoire homéopathique concerne **l'ensemble de la personne** parce que le principe de la méthode implique que tout ce qui se passe dans un point particulier de l'organisme peut dépendre d'une cause tout à fait différente et inhabituelle.

Par ailleurs, le choix thérapeutique est fondé sur l'ensemble des symptômes présentés par un malade : certains phénomènes, très éloignés de la partie malade, sont considérés comme symptômes généraux très importants pour décider d'un traitement qui agira alors sur l'ensemble de l'organisme.

# Limites de l'homéopathie

Ces limites sont imprécises : elles dépendent à la fois des connaissances et de la qualité de l'homéopathe qui l'utilise, et de la nature des maladies qu'il a à traiter.

Ce problème pose donc d'une part la question de la compétence du praticien, et d'autre part celui des indications et des contre-indications de la méthode.

### ■ Limitation par incompétence

Comme pour toute activité humaine résultant d'une formation particulière, qu'elle soit manuelle ou intellectuelle, la compétence ne vient qu'avec le temps, l'assiduité et l'expérience. La compétence en homéopathie ne fait pas exception.

Si un médecin se décide à pratiquer l'homéopathie, il apprend peu à peu à examiner ses malades sous un nouvel angle et à considérer les médicaments d'une façon différente de tout ce qu'il a appris antérieurement. Cela demande plus ou moins longtemps selon l'esprit de chacun et selon le temps qu'il consacre à ce travail. Le jour où il pense en savoir assez, il va essayer cette nouvelle thérapeutique sur certains malades. Mais s'il est prudent (et il doit être prudent), il ne fera ses premières tentatives que dans des cas très simples et très bénins. Pour lui, la limite est très basse : elle peut ne comporter qu'un malade sur cent. Au fur et à mesure que ses connaissances se préciseront, ce pourcentage augmentera. Et, après quelques années, il est possible que ses prescriptions homéopathiques représentent 90 % de son activité... ou plus encore.

Il est en tout cas le seul à apprécier et à connaître ses limites. On ne peut donc plus parler de *limites de l'homéopathie*, mais de limites de l'*homéopathe*, et elles sont alors différentes selon chacun.

### ■ Limitation selon la nature des maladies

On peut classer les maladies en deux catégories :
☐ Les maladies **lésionnelles**, celles dans lesquelles il

existe une différence anatomique dans la constitution d'un organe ou d'un système; l'organe ou le système en question a été lésé, détruit, en tout ou partie, par la maladie. C'est le cas d'une hémorragie cérébrale, d'un infarctus du myocarde, d'une néphrite (maladie du rein), d'une leucémie, etc., du cancer évidemment. C'est aussi le cas des malformations que l'on observe dès la naissance d'un enfant : une partie du corps, ou une partie de son cerveau seulement, n'a pas évolué selon la norme habituelle et il est impossible de remplacer ce qui n'est pas bien constitué.

☐ Les maladies **fonctionnelles** sont, au contraire, celles dans lesquelles la fonction d'un organe ou d'un système (nerveux, respiratoire, etc.) est perturbée, soit par une aggression passagère, soit par des phénomènes durables ou répétés. Une maladie aiguë comme la grippe est, en fait, une maladie fonctionnelle parce que ce sont simplement les fonctions de la vie qui se trouvent perturbées pendant quelques jours par l'invasion du virus grippal. Fièvre, maux de tête, courbatures, transpiration, dégoût alimentaire, soif, écoulement du nez, toux, etc. ne sont que des phénomènes passagers, tous capables de disparaître en même temps que la maladie.

Mais on considère aussi comme fonctionnelles des maladies **chroniques**, telles les maladies allergiques, dans lesquelles il existe une anomalie réactionnelle à certains agents habituellement bien supportés comme les pollens et les poussières. Et ainsi en est-il de très nombreuses affections digestives, gastriques, hépatiques, intestinales, dans lesquelles il n'existe aucune lésion de ces différents organes mais un mauvais fonctionnement.

Pour simplifier, donc, la difficile question des indications et des contre-indications de l'homéopathie, on peut admettre, en gros, que cette nouvelle médecine est actuellement plus souvent valable, et même préférable, dans le cas des maladies fonctionnelles; alors que l'allopathie est toujours préférable dans les maladies lésionnelles.

Cette distinction peut comporter de nombreuses exceptions, car il est bien des cas dans lesquels la limite entre le fonctionnel et le lésionnel est tout à fait imprécise. Mais c'est là où l'observation et le jugement de chaque praticien entrent en jeu. Le choix final entre l'une ou l'autre thérapeutique dépend à nouveau de sa compétence et de son sens des responsabilités.

## Luèse

Voir *diathèses* et *syphilis*.

## Maladie et malade

On a dit : il n'y a pas de maladies, il n'y a que des malades.

On peut dire à l'inverse qu'il n'y a pas de malade sans maladie.

En fait, une science médicale complète devrait tenir compte des deux. Ce n'est pas tout à fait le cas dans les faits actuels : **l'allopathie**, médecine officiellement enseignée, donne une importance majeure à l'étude et à la compréhension des *maladies*. **L'homéopathie**, à l'inverse, considère que la personnalité du *malade* est plus importante que la compréhension intime de la maladie.

La première de ces deux méthodes médicales considère que la maladie est une entité, en quelque sorte parasitaire, atteignant un sujet auparavant sain : il faut alors la détruire en essayant d'en comprendre la cause et la nature exacte.

La seconde estime que l'être humain est naturellement doté de capacités destinées à lui permettre de lutter contre toute aggression : l'acte thérapeutique consiste alors à l'aider dans cette lutte, sans se soucier particulièrement d'étudier la nature de l'agresseur. Les symptômes qui traduisent spontanément sa façon de réagir sont, en eux-mêmes, significatifs de ce qu'il faut faire pour l'aider.

**Ces deux conceptions détiennent une part de vérité.**

Il est vrai que si l'on connaît les causes d'un état de maladie (microbes, virus, traumatismes physiques ou affectifs), il est tout à fait logique et bienfaisant de tenter de les supprimer ou de les réparer. Il est tout à fait logique également de compenser ou de remplacer des éléments biologiques dont la diminution est, par elle-même, dangereuse (transfusions, perfusions, réanimation). Il ne faut jamais refuser à un malade dont le cœur est en danger, dont le cerveau est inondé, de faire tout le nécessaire pour qu'il survive. De nombreux autres exemples de la nécessité de recourir aux techniques médicales officielles pourraient être donnés. Lorsque les homéopathes eux-mêmes, ou un membre de leur famille, se trouvent confrontés à certaines situations médicales graves, ils sont les premiers à y recourir, à se faire hospitaliser ou opérer.

A l'inverse, la médecine officielle se penche de plus en plus sur les problèmes de l'**immunité**. Tous les cliniciens savent maintenant que l'état de santé, la maladie et la mort sont fonction de la capacité, qui existe préalablement en nous, de se défendre. Ils cherchent et ils trouvent des moyens pour augmenter ces défenses immunitaires. Les vaccinations en sont le prototype : on essaie de provoquer, chez les sujets vaccinés, des anticorps destinés à empêcher ou à lutter contre certaines infections microbiennes. Ils savent aussi que l'on peut lutter contre certaines déficiences immunitaires par des médicaments capables d'exciter les éléments du sang qui en sont responsables. Tout un programme de recherche se fait dans ce sens.

Par ailleurs, de même que les homéopathes recourent à l'allopathie dans certains cas, de même, bon nombre d'allopathes vont eux-mêmes consulter quelque ami homéopathe.

Il n'existe donc pas de barrière étanche entre ces deux conceptions apparemment contradictoires : MALADE et MALADIE.

La prédominance donnée à l'importance de l'un ou de l'autre ne relève que du domaine de l'idéologie... et souvent de la passion.

# Maladies aiguës et maladies chroniques

■ **Une maladie aiguë** est une perturbation de la santé survenant **rapidement** ou **brusquement**, se prolongeant sur une durée relativement courte, de quelques heures à quelques jours (rarement quelques semaines) et provoquant des symptômes plutôt violents, douloureux bien souvent, en tout cas invalidants pendant le temps d'évolution. La convalescence en est généralement rapide. La mort est possible.

■ **Une maladie chronique** peut faire suite à une maladie aiguë qui aurait provoqué des lésions organiques plus ou moins importantes. Elle peut se déclarer spontanément à tout moment de la vie, même si elle a une cause héréditaire ou congénitale. En tout cas, elle se prolonge sur plusieurs années, voire toute la vie, soit sous une forme **continue** (hypertension, diabète, rhumatisme, etc.), soit sous forme **d'accès** ou de **crises** plus ou moins périodiques ou rapprochées (asthme, allergies, migraines, angine de poitrine, etc.).

Sur le plan de la thérapeutique homéopathique, **la recherche du médicament** à donner, dans l'un et dans l'autre cas, est assez différente.

☐ *Dans les maladies aiguës*, les symptômes les plus importants à prendre en considération pour découvrir le semblable sont les symptômes les plus violents apparus seulement depuis le début du mal. Mais il faudra également les préciser par quelques modalités personnelles au malade : qualité des sensations ou des douleurs, leurs localisations, leurs irradiations; conditions d'aggravation ou d'amélioration selon les moments du jour, les positions, le mouvement, la chaleur ou le froid; accompagnements à distance dans les différentes fonctions organiques ou générales : frilosité, transpiration, faim avec désirs et aversions, soif, sommeil, humeur, etc., *mais à condition que ces symptômes soient indiscutablement contemporains de la maladie aiguë dont il s'agit.*

☐ *Dans les maladies chroniques*, la symptomatologie

importante ne se trouve que secondairement dans les manifestations des éventuelles crises qui entrecoupent quelquefois leur évolution. Ce qui compte le plus, c'est l'histoire familiale et personnelle du malade pour tenter de remonter à *l'origine du mal* s'il n'est pas héréditaire. Ce sera aussi la symptomatologie générale et constante de la personne malade : sa façon de supporter les différents moments du jour, les différents climats, la chaleur et le froid, les transports, l'exercice, le mouvement, etc.; les diverses fonctions organiques dans les différentes parties du corps : organes des sens, membres et peau compris; l'état psychologique habituel et réactionnel ainsi que le sommeil et la sexualité.

## Matière médicale homéopathique

C'est le nom que les homéopathes donnent à leur pharmacopée particulière. C'est l'équivalent du CODEX DES PHARMACIENS pour les médicaments officiels agréés.

C'est, enfin, l'ensemble descriptif des médicaments utilisables selon la technique homéopathique. Cette description porte alors non seulement sur le caractère matériel des médicaments : végétal, minéral ou animal ainsi que sa composition, mais surtout sur les résultats obtenus par l'expérimentation qui en a été faite sur des sujets sains, ainsi que sur les résultats obtenus sur des malades à l'occasion de leur utilisation clinique.

Il existe un grand nombre de ces matières médicales. Depuis bientôt deux cents ans, elles se sont peu à peu multipliées et complétées de nouveaux médicaments.

Il en existe de très simplifiées, dans lesquelles chaque remède est représenté par une dizaine de symptômes. Il en existe aussi de très complètes dans lesquelles certains médicaments sont présentés dans de très longs textes : par exemple un médicament important comme HEPAR SULFUR est décrit en quarante pages de fine typographie dans la *Matière médicale de Hering* (*Guiding symptoms*, en dix volumes de plus de 500 pages chacun).

# Médecines douces

Terme nouveau employé pour désigner des méthodes thérapeutiques différentes de la méthode officielle apprise aux médecins dans les universités.

Elles entrent dans le groupe des médecines dites *parallèles*, et elles englobent les médecines *alternatives*, définies récemment par notre ministère des Affaires sociales et de la Santé en France (**homéopathie** et **acupuncture**).

Elles prétendent s'opposer à une certaine *médecine dure* qui serait probablement l'officielle. Elles englobent toutes sortes de thérapies prétendument « naturelles », alors qu'elles ne le sont pas toutes.

Un groupe d'entre elles concerne les **naturopathies** impliquant à la fois un mode de vie se rapprochant des modes de vie anciens, voire primitifs, une alimentation particulière dite macrobiotique, des physiothérapies respiratoires et gymniques diverses.

Un autre groupe propose la thérapeutique par les plantes (**phytothérapie**), par les arômes (**aromathérapie**), par les champignons (**mycothérapie**), par les bourgeons végétaux (**gemmothérapie**), etc.

D'autres présentent des médications chimiques mais à dose infinitésimale (voisines mais différentes de l'homéopathie) comme les **oligo-éléments** ou la « lithothérapie déchélatrice », ainsi qu'un ensemble **biothérapique** fait de dilutions infinitésimales d'organes ou de différentes parties du corps, mais à partir de substances animales.

Il existe enfin un important catalogue de thérapeutiques **psychosomatiques** demandant généralement une formation spéciale (et coûteuse) depuis le *training-autogène* jusqu'à la *méditation transcendantale* à but thérapeutique.

Les plus suspectes sont celles qui proposent de coûteux appareils de type électronique destinés à diffuser certains ions bienfaisants, du magnésium ou tout autre produit indispensable — disent leurs publicités — à l'entretien d'une bonne santé et à la guérison des maladies.

Les plus simples font appel à de simples notions d'alimentation ou de régime vantant les vertus traditionnelles de tel ou tel légume, ou la suppression systématique d'autres aliments considérés comme dangereux (lait et laitages pour certains, viandes pour d'autres, etc.).

Le caractère commun de ces médecines douces est d'être préconisées par des personnes qui n'ont aucune qualification particulière pour donner indications et conseils, sinon une expérience personnelle ou des théories biologiques tout à fait incontrôlées et incontrôlables.

Je classe un peu à part l'**auriculothérapie** qui se rapproche beaucoup de l'acupuncture traditionnelle, ainsi que la **vertébrothérapie** et la **chiropraxie** qui sont des médecines manuelles (souvent pratiquées par des médecins) dont l'efficacité, sur certaines maladies douloureuses, a été vérifiée. La nouvelle **étiopathie**, qui est aussi une médecine manuelle, est beaucoup plus difficile à admettre si on en croit ses principes, toute maladie interne étant provoquée par d'hypothétiques déplacements osseux, musculaires, ligamentaires ou même organiques.

Il faut se souvenir que la médecine officielle préconise, elle aussi, des méthodes thérapeutiques aussi douces que ces «autres médecines» : la **diététique** est étudiée scientifiquement, et elle entre pour beaucoup dans le traitement d'un bon nombre de maladies. La **crénothérapie** est officiellement enseignée et pratiquée dans nos stations thermales. **Climato** et **thalassothérapie** font partie de la thérapeutique des convalescents ou des rééducations après accidents ou opérations.

Une gamme importante de **méthodes physiothérapiques** comme les *ondes courtes*, la *galvanothérapie*, la *photothérapie*, est souvent prescrite, ainsi que les techniques nombreuses de **kinésithérapie**, de **massothérapie**, dans beaucoup de maladies ou de convalescences. Les **thérapies à but neurologique** ne sont pas exclusivement médicamenteuses mais au contraire souvent psychothérapiques, voire psychanalytiques.

En résumé, le terme de médecine «douce» est des plus

vague et il devrait être utilisé avec précaution.

Ce que l'on peut en retenir c'est que l'imagination humaine a d'immenses possibilités de création en ce qui concerne la conservation de la santé ou la guérison des maladies. La médecine officielle y contribue pour une très large part et avec beaucoup de succès. Si la mortalité diminue dans le monde et si l'âge moyen des hommes devient de plus en plus élevé, c'est en grande partie par les découvertes et les études faites par les chercheurs en biologie et en médecine, c'est-à-dire par des scientifiques professionnels. Ils ont donné au monde des règles d'hygiène et de thérapeutique (que, pour toutes sortes de raisons, tous les peuples n'ont pas encore pu observer) qui ont permis à bon nombre d'individus de vivre mieux et plus longtemps.

Est-ce que tout ce qui est préconisé par ailleurs aurait fait mieux ? On peut en tout cas se poser la question.

# Médicament homéopathique

■ **Nature :** le médicament homéopathique contient une substance connue et expérimentée sur des sujets sains, sous une forme atténuée par dilution et dynamisation. Il ne suffit donc pas que la substance d'origine soit simplement diluée, même à dose infinitésimale, pour justifier la désignation d'« *homéopathique* ». Il faut impérativement qu'il y ait eu expérimentation, ou en tout cas utilisation contrôlée et suivie d'efficacité, sur des êtres humains.

■ **Fabrication :** la substance médicamenteuse d'origine peut être de nature *végétale*, *minérale*, *animale* ou *pathologique*.

☐ La plupart des **plantes médicinales** traditionnelles ont subi très tôt les expérimentations hahnemanniennes dont le protocole était inscrit dans l'*Organon*.

☐ La pharmacopée classique comportait aussi un bon nombre de *substances minérales* comme le mercure, l'or, l'argent, le fer, des sels de sodium, de potassium, d'ammonium et beaucoup d'autres. Tous ont été expérimentés.

☐ Parmi les **substances d'origine animale**, on a étudié les venins de reptiles, certains insectes comme la cantharide, l'abeille (APIS MELLIFICA), etc., mais aussi le lait de chienne (LAC CANINUM), celui d'autres animaux, la bile de certains, ces substances étant, elles aussi, souvent utilisées dans les anciennes thérapeutiques.

☐ En ce qui concerne les **médicaments d'origine pathologique**, les expérimentations homéopathiques n'ont pas été faites sur des cultures microbiennes, comme le nécessite la fabrication des sérums et des vaccins officiels, mais à partir de fragments d'organes malades (poumon tuberculeux pour TUBERCULINUM) ou de sécrétions de lésions ou de maladies : ulcérations syphilitiques, pus de gonnorhée, pustule de vaccine, pus d'anthrax, etc.

☐ Quelle qu'en soit l'origine, ces substances ont ensuite été **diluées**, directement dans de l'alcool à 60° si elles étaient solubles, après trituration prolongée dans du sucre de lait si elles ne l'étaient pas.

Certaines de ces premières solutions ou triturations sont utilisées en cet état sous le nom de TEINTURES-MÈRES.

Le plus souvent, elles subissent des dilutions successives, soit par la méthode décimale (un dixième de chaque dilution est pris pour constituer la dilution suivante), soit par la méthode centésimale (un centième de la précédente à chaque fois). Chaque opération est accompagnée d'une succussion violente et prolongée. On a dit alors qu'il s'agit de DYNAMISATIONS.

☐ Les **dynamisations** le plus souvent utilisées sont :
— en *décimales* : les troisièmes, quatrièmes ou sixièmes;
— en *centésimales* : les quatrièmes, cinquièmes, septièmes, neuvièmes, quinzièmes ou trentièmes.

Il n'est pas du tout impossible que certains médecins prescrivent d'autres présentations. Tous les laboratoires sont capables de les délivrer. Mais celles que j'ai retenues ici sont celles que les pharmaciens détaillants sont susceptibles de délivrer immédiatement, s'ils possèdent un certain stock de médicaments homéopathiques.

☐ Ces dynamisations ne sont généralement pas vendues ni présentées sous la forme liquide, qui est cependant leur premier état. Elles sont transformées en granules ou en globules par imprégnation de petites boules de sucre de lait portant ce nom, les granules étant de la dimension d'un tout petit pois, les globules, plus petites étant du volume d'une tête d'épingle.

Pour avoir une idée de ce que contient une dynamisation homéopathique par rapport à la substance de départ, une cinquième centésimale par exemple, peut être représentée par le nombre : 0,00000000001 (dix zéros après la virgule).
Une quinzième : 0,000000000000000000000000000001 (30 zéros après la virgule).

### ■ Présentation :

☐ Les **granules**, petites boules de sucre imprégnées d'une dilution médicamenteuse, sont généralement présentées dans des tubes d'environ 6 à 7 centimètres de longueur et de 15 millimètres de diamètre, munis de bouchons verseurs.

☐ Les **globules** sont présentés dans de plus petits tubes, dits tubes-doses, de 2 ou 3 centimètres de long et de 5 millimètres de diamètre.

☐ Seule l'*étiquette* différencie un médicament d'un autre. Le **nom** de ce remède est presque toujours un nom latin : celui de l'espèce botanique si c'est un végétal; de la substance animale (LAC VACCINUM DEFLORATUM, pour le lait de vache écrémé par exemple), de l'animal lui-même s'il s'agit d'un venin (VIPERA, CROTALUS HORRIDUS, LACHESIS, pour quelques serpents), du nom latin des minéraux, comme KALIUM BROMATUM pour le bromure de potassium, AMMONIUM CARBONICUM pour le carbonate d'ammoniaque.

Ces noms sont suivis d'un **chiffre** qui est celui de la dilution, mais il est accompagné de deux lettres :
XH ou DH pour les dilutions décimales
CH pour les centésimales.
C'est ainsi que l'inscription : ARNICA 4 XH veut dire que

les granules présentées dans le tube sont imprégnées avec une quatrième dilution décimale d'une macération alcoolique de la plante nommée Arnica montana.

L'inscription NATRUM MURIATICUM 15 CH sur un tube dose, signifie que ce tube-dose contient des globules imprégnés d'une quinzième dilution centésimale d'une solution primitive de chlorure de sodium.

■ **Posologie** : elle dépend entièrement du médecin qui en fait la prescription. Les prises médicamenteuses peuvent être d'une seule granule, ou même d'un seul globule prélevé dans un tube-dose, tout aussi bien que la dose entière ou un nombre de 2, 3 ou 5 granules si le médecin le juge utile.

Quant à la *fréquence* des prises, elle est encore plus variable : d'une façon générale, les prises sont d'autant plus rapprochées que la maladie est plus aiguë. Ce peut être toutes les minutes, plus souvent toutes les heures, toutes les deux ou trois heures, dans les maladies fébriles par exemple. Pour des situations bien supportées, on donne souvent les prises trois fois par jour, ou toutes les six heures.

Dans les maladies chroniques les prescriptions vont de la dose unique à ne prendre qu'une seule fois avant la consultation suivante, jusqu'à des indications assez compliquées avec prises de différents remèdes dans la même journée, et doses complémentaires certains jours, le tout variant quelquefois de semaine en semaine ou de mois en mois.

■ **Précautions d'emploi** : il est habituellement recommandé de ne pas toucher ces remèdes avec les doigts. Les tubes sont d'ailleurs pourvus d'un bouchon spécial dans ce but. C'est là une précaution valable mais pas tout à fait impérative. Si un médicament homéopathique entre en contact avec la peau propre d'un doigt, il n'en perd pas son action pour autant. Il s'agit plutôt d'un problème d'hygiène, mais il est tout aussi valable pour les médicaments allopathiques.

Il faut savoir aussi que l'on peut donner ces globules

ou granules fondus dans de l'eau (aussi pure que possible). C'est souvent le cas pour les jeunes enfants. Pour les nourrissons, on les ajoute souvent dans un biberon.

On recommande généralement de prendre ces remèdes à quelque distance d'un repas ou d'une autre boisson. Dix à quinze minutes avant ou après suffisent largement. Il suffit alors de laisser fondre le médicament dans la bouche, l'absorption se faisant par les muqueuses, presqu'immédiatement. Cependant, il est souvent impossible d'obtenir d'un enfant qu'il ne croque pas ce qu'il considère comme des bonbons. Ceci n'a finalement aucune importance et ne nuit pas à l'action du remède.

☐ *Les substances considérées classiquement comme neutralisant l'action homéopathique* — la menthe en particulier, longtemps interdite pendant la durée d'un traitement — n'ont pas d'effet nocif en réalité : des expérimentations ont été faites qui le prouvent.

# Ordonnance homéopathique : comment la comprendre

Il n'existe pas d'ordonnance « type ». Chaque praticien prescrit selon ses connaissances, ses convictions et le cas de chaque malade. Les allopathes en font autant.

■ **Si cette ordonnance ne comporte qu'un seul médicament** (à la même dynamisation ou à des dynamisations différentes), c'est qu'il a conclu qu'un seul remède pouvait suffire à « couvrir » l'ensemble des symptômes que son malade lui avait signalés et ceux qu'il avait retenus dans son examen et son interrogatoire... tout au moins pour une durée déterminée (souvent, la prochaine consultation).

■ **Si l'ordonnance comporte plusieurs ou de nombreux médicaments**, on admet généralement que ceux qui sont donnés en basses dynamisations : décimales ou centésimales jusqu'à la sixième, sont probablement des *draineurs* (voir p. 24) ou des *remèdes d'action locale* : en cas d'inflammation, sur un organe déterminé ou une fonction immédiate comme la digestion ou la respiration.

Les médicaments prescrits en plus hautes dynamisations : 7, 9, 12, 15 ou 30 CH, ont probablement une action plus profonde, sur l'*état général*, une maladie ancienne, les plus hautes étant généralement réservées aux troubles nerveux, qu'il s'agisse du psychisme, du sommeil ou du système neuro-végétatif. Théoriquement, plus on veut atteindre un objectif profond, concernant l'hérédité, le terrain d'un malade, plus il est nécessaire, quelquefois, d'agir avec les hautes dynamisations.

Dans des pays autres que la France où les dynamisations sont limitées aux trentièmes centésimales, on peut prescrire des médicaments homéopathiques en dilutions dites KORSAKOVIENNES (nom de l'inventeur d'une technique particulière) : ces médicaments sont alors présentés en deux cents, mille, dix mille, cinquante mille et même cent millièmes dilutions. Ces dilutions ont l'inconvénient d'échapper à toute appréciation réelle. Elles ont cependant montré leur efficacité clinique. Elles ont aussi l'avantage de donner, dans certains cas, des résultats meilleurs parce que plus profonds. Mais il s'agit de situations plutôt rares... et il est possible, si nécessaire, de touver un moyen de dépasser les 30 CH en les faisant elles-mêmes dynamiser à nouveau. On peut faire une préparation dite magistrale, indiquant par exemple des granules obtenus avec une quinzième dynamisation d'une 30 CH.n. Mais ceci est affaire de prescripteur... et de pharmacien.

# Phosphorique (constitution)

Voir *constitutions*.

Nous avons vu ce que cette constitution représente sur le plan morphologique. Il faut savoir en plus que, dans l'esprit de Léon Vannier, elle représentait également la **prédisposition caractéristique à la tuberculose**. Il avait d'ailleurs ajouté à la conception hahnemannienne des trois diathèses que nous avons citées plus haut, une quatrième qui était précisément le *tuberculinisme*. Il considérait donc que les personnes présentant cette constitution typologique représentaient à la fois le résultat et le terrain favorable de l'intoxination tuberculinique.

Ces conceptions ne sont pas indispensables à une pratique homéopathique très correcte, car elles sont venues s'ajouter un peu théoriquement à la règle homéopathique pure que donnait l'*Organon*. Beaucoup d'homéopathes considèrent cependant qu'il s'agit-là d'un perfectionnement de la méthode.

# Pluralisme homéopathique

Voir *homéopathie, écoles diverses*.

C'est une façon de prescrire les remèdes homéopathiques : au lieu de ne donner qu'un seul médicament destiné à couvrir l'ensemble des symptômes présentés par un malade, comme le faisait Hahnemann et comme essaient de le faire les *unicistes*, les pluralistes en donnent plusieurs.

Ceci se produit dans deux cas de figure différents.

Certains praticiens, peu sûrs d'eux-mêmes et souvent pris par le temps, prescrivent en alternance deux ou trois remèdes destinés à couvrir chacun un groupe différent de symptômes.

D'autres le font systématiquement en fonction de conceptions particulières de la maladie : ils considèrent que, dans tous les cas de maladie, aiguë ou chronique, il convient de donner un remède dit de *drainage*, destiné à favoriser l'élimination des toxines engendrées par l'état de maladie; il faut aussi donner un *médicament adapté à la constitution* du malade car la réaction organique en sera ainsi favorisée; il est important, enfin, de donner un *médicament diathésique*, celui qui neutralisera le mieux les éléments constitutionnels de maladie ancienne ou héréditaire qui fait que tout sujet est considéré soit comme *psorique*, comme *sycosique*, *syphilitique* ou *tuberculinique*. Chacune de ces prescriptions tient évidemment compte des symptômes caractéristiques du malade et de sa maladie.

# Pratique de l'homéopathie par les non-médecins

Tout le monde peut avoir recours à l'homéopathie.

Un particulier peut parfaitement acheter sans ordonnance et absorber ou faire absorber par ses proches des médicaments homéopathiques. Tout comme il peut acheter et prendre un certain nombre d'autres médicaments délivrés, eux aussi, sans ordonnance, par les pharmaciens.

Il existe de nombreux *vétérinaires* qui soignent les animaux par la méthode homéopathique avec succès. Mais en réalité, ceux-là ont une formation médicale très voisine de celle des médecins... humains.

Certains *dentistes* s'intéressent à l'homéopathie pour tenter de traiter des états pathologiques de la bouche, des gencives et des dents dont ils savent qu'ils ne relèvent pas seulement des soins locaux.

Et enfin, il y a des gens qui prétendent guérir leurs congénères sans avoir étudié la médecine. Il en a toujours existé et il en existera probablement toujours (voir *homéopathie et médecines douces*). Certains d'entre eux associent souvent l'homéopathie à leur technique propre : iridoscopie, radiesthésie, magnétisme, astrologie, etc. Ils ont la prudence de donner des remèdes qu'ils considèrent en tout cas non dangereux. L'homéopathie est là pour les satisfaire.

Les vétérinaires et les dentistes, admis dans nos écoles d'homéopathie, ainsi que les pharmaciens qui veulent en savoir plus sur les médicaments qu'ils distribuent, se sentent généralement obligés de s'instruire, comme le font les médecins, de cette technique thérapeutique particulière.

Les autres, particuliers et guérisseurs, apprennent la

méthode soit par habitude de pratique familiale, soit par études dans des livres achetés en librairie, soit d'instinct ou en fonction de la réponse d'un pendule ou de quelqu'appareil électronique de détection. Si la valeur des médecins diplômés est déjà difficile à apprécier, celle de ces marginaux d'un système déjà marginal est encore bien plus difficile à évaluer.

Il est vrai que **le risque d'intoxication est nul**.

Il peut se produire des réactions quelquefois pénibles; elles ne sont en tout cas pas dangereuses si le «praticien» fait preuve d'un minimum de prudence.

**Le vrai danger est d'agir par défaut** : c'est-à-dire de donner une thérapeutique mal maîtrisée pour des cas de maladie plus sérieux qu'il n'y paraît au premier abord, donc de faire perdre du temps au malade alors qu'il devrait recourir à une autre thérapeutique efficace.

Un médecin a appris à connaître les signes inquiétants chez les malades, et il sait les méthodes thérapeutiques qui conviennent le mieux, même s'il est homéopathe. Il peut se tromper, comme tout le monde... mais il a moins de chances de se tromper qu'un non-médecin. Il faut donc être extrêmement prudent lorsqu'on confie sa santé à l'un d'eux, même si c'est une personne de la famille. Tels sont les risques de l'auto-médication, et il convient donc d'être vigilant.

Nous en reparlerons avec les exemples cliniques que je présenterai plus loin dans ce travail.

# Principe de similitude

Voir *homéopathie, son principe*.

# Psore

Voir *diathèses*.

# Réaction thérapeutique

La prise d'un médicament homéopathique n'est pas toujours aussi inoffensive qu'on le croit en général.

Lorsqu'un médicament est tout à fait adapté à un malade, sa prise peut être suivie d'une aggravation de son état. On dit qu'il y a **aggravation thérapeutique**. Elle précède généralement la guérison, comme si, au moment de son action, il y avait addition des symptômes de la maladie et de ceux du médicament.

Il est difficile d'expliquer ce phénomène, mais il pourrait s'agir d'une sorte de résonance biologique provoquant une exagération des mécanismes immunitaires.

Quoi qu'il en soit, l'aggravation a été souvent observée par les praticiens et celle-ci a été la motivation principale de l'augmentation progressive des dynamisations des médicaments. En atténuant de plus en plus la quantité du remède, Hahnemann pensait diminuer les chances d'avoir quelque ennui chez le malade.

Ce qu'il faut savoir, c'est que, à part les cas de maladies particulièrement graves et dangereuses, ces aggravations sont *passagères* et plutôt *bénignes*. Elles sont même souvent considérées par le médecin comme un excellent signe quant à la justesse de sa prescription.

Les malades ou leur entourage ne sont pas toujours du même avis, mais il suffit souvent de les prévenir ou de les rassurer avec conviction. Après quelques heures dans les cas aigus, quelques jours dans les maladies chroniques récentes, quelques semaines pour les plus invétérées, l'amélioration se dessine et la guérison est probable.

■ **Les cas dans lesquels il faut craindre véritablement une aggravation** sont ceux où l'évolution spontanée est déjà près d'être mortelle ou très grave : une pneumopathie chez un vieillard, avec cyanose, insuffisance respiratoire; un état agonique; une psychose avec tendance suicidaire par exemple. Ces cas-là sont rarement soignés homéopathiquement, mais ils l'étaient il y a quelques dizaines d'années. Les praticiens devaient connaître la possibilité d'aggravation mortelle et prescrire des remèdes à action parcellaire, et non pas générale comme ils auraient dû le faire dans des situations moins dangereuses.

## Recherche scientifique en homéopathie

L'idée directrice de la thérapeutique homéopathique étant de considérer que l'*observation* est essentielle, l'explication des phénomènes étant accessoire, on voit mal ce que la recherche scientifique pourrait lui apporter.

Observer, interroger un malade ou son entourage, ne demande que de l'attention, de la méthode et de la compréhension.

Observer et interroger un sujet en expérimentation de médicament, ne nécessite pas d'autres moyens ni de qualités, s'il s'agit de récolter le même genre de symptômes que ceux qui peuvent se produire en cas de maladie.

Les symptômes de la maladie sont explorés par les mêmes moyens paracliniques quelle que soit la thérapeutique ensuite adoptée; en ce sens, la recherche médicale officielle apporte à l'homéopathe les mêmes possibilités qu'à l'allopathe, mais rien de plus en ce qui concerne la thérapeutique.

Il n'en reste pas moins que les homéopathes ont essayé et essaient encore de comprendre et de **faire comprendre leur technique sur le plan scientifique**. Par le fait même qu'ils ne sont que des marginaux, ils n'ont pas les moyens de faire un travail très efficace en ce sens. Les praticiens n'ont ni le temps, ni le personnel, ni le matériel, ni les fonds indispensables actuellement pour mettre en jeu une recherche acceptable par leurs confrères hospitalo-universitaires.

Les laboratoires pharmaceutiques, devenus plus riches depuis que la mode de l'homéopathie s'est développée, consacrent une partie de leurs revenus à ce but. Mais, au regard de ce qu'il faudrait faire, c'est insuffisant.

Il faut tout de même savoir que, grâce à eux, *on a pu montrer de façon précise que les dilutions infinitési-*

*males étaient actives sur les plantes et sur les animaux.* Sans entrer dans le détail de cette recherche, le type d'expériences pratiquées jusqu'à maintenant est le suivant : on intoxique une culture d'algue ou de plante (ou un lot de souris) avec un produit donné, et ensuite on introduit, dans le milieu de culture ou dans l'alimentation d'une moitié des lots en expérimentation, une dynamisation homéopathique du même toxique. En étudiant la « guérison » des plantes ou des souris ainsi traitées par rapport aux non-traitées, on peut juger de l'action de ce « traitement ». Les résultats se sont toujours montrés positifs.

C'est là un début de preuve d'activité théorique de substances très diluées, mais on est encore très loin d'avoir prouvé l'activité thérapeutique des remèdes homéopathiques en général, dans la maladie de l'homme.

Il faudrait qu'un contrôle soit admis, en milieu hospitalier, c'est-à-dire effectué par des cliniciens officiels, avec tous les moyens dont ils disposent pour juger de l'état de santé d'un malade et de l'évolution de sa maladie.

Ce contrôle est envisagé actuellement. Il n'est pas encore commencé. Il semble que ce ne sera pas facile, car les malades que l'homéopathie peut prendre en charge ne sont pas les mêmes que ceux que l'on traite habituellement dans les hôpitaux. Les « grands malades » resteront certainement sous la responsabilité exclusive des médecins officiels, avec leurs moyens thérapeutiques propres. Les autres malades, s'ils ne sont pas considérés comme relevant de thérapeutiques classiques, sont considérés comme « fonctionnels », psychosomatiques, en fait comme de « non malades ». Chez eux, les examens divers et les tests de maladie s'étant révélés pratiquement négatifs, la thérapeutique à leur appliquer relève du médecin de famille.

C'est évidemment sur ceux-là que se feront les expérimentations homéopathiques. Mais comment pouvoir juger réellement des résultats obtenus lorsqu'il n'y a plus de critères biologiques enregistrables et mesurables qui le prouveront ?

Il semble que les protocoles d'expérimentation seront

difficiles à établir, et les résultats difficiles à interpréter.

L'autre difficulté qui s'ajoutera à celle-ci consistera à rassembler des lots suffisants de malades comparables, pour étudier, en double aveugle, des résultats thérapeutiques effectués dans une moitié de ces lots par homéopathie; et dans l'autre moitié par des placebos.

## Symptômes homéopathiques

Un symptôme n'est jamais qu'une expression de l'anomalie provoquée par une maladie chez un individu.

Si l'on parle de symptômes « homéopathiques », cela veut simplement dire qu'il s'agit d'une manifestation « utilisable » par un médecin homéopathique pour trouver la correspondance avec un médicament.

Comme il est toujours important, en ce cas, d'**individualiser** un malade, de déterminer ce qui lui est personnel, de préciser ce qui est différent, chez lui, de ce qui se produit chez tous ceux qui sont atteints de la même maladie, le symptôme homéopathiquement important consistera donc soit en une *modalité particulière de réaction* dans l'expression d'un trouble normal, soit il sera différent de celui auquel on s'attend. En cas de diarrhée, par exemple, il est normal d'observer des selles fréquentes, mais l'homéopathe tiendra compte de leur horaire, de leur couleur, de leur odeur, de leur aspect franchement liquide, ou simplement alimentaire, pâteux, muqueux, mousseux, etc.

Par ailleurs, l'individualisation consiste à prendre en compte les manifestations induites par la maladie **au niveau de l'état général, de l'état psychologique et de l'ensemble des fonctions de l'organisme**. Ces manifestations sont généralement de peu d'intérêt pour établir le diagnostic de la maladie, donc pour soigner le malade lorsqu'il s'agit d'allopathie. Elles sont essentielles pour l'homéopathe qui détermine le choix de son remède, parmi un nombre d'autres quelquefois très important.

Voir aussi *maladie et malade*.

# Sycose

Voir *diathèses*.

C'est l'une des trois maladies diathésiques imaginées par Hahnemann pour expliquer l'existence des maladies chroniques. Ses observations cliniques l'avait amené à rassembler sous ce terme les **maladies susceptibles de provoquer des excroissances diverses** : verrues, loupes, polypes, kystes, etc, pour lesquelles il pensait qu'il existait une origine commune, probablement vénérienne, découlant de ce que l'on savait des urétrites blennorragiques. La cause véritable de cette pathologie n'a pas été confirmée par les découvertes faites ultérieurement par la recherche médicale moderne.

La conception théorique de cette « maladie » continue d'être enseignée et admise par beaucoup d'homéopathes.

# Syphilis

Voir : *diathèses*.

Autre maladie mentionnée par Hahnemann comme responsable d'états chroniques.

Celle-ci était la mieux définie à son époque. Mais encore était-elle rendue responsable de beaucoup de manifestations qui ne lui étaient pas réellement attribuables. On considérait que c'était elle qui provoquait toutes les malformations génétiques observées chez les nouveaux-nés, ainsi que celles qui apparaissaient au cours de la vie. Tout ce qui déformait le corps, le visage ou les membres était suspecté de syphilis.

Ici, comme dans le cas de la sycose — le terme syphilis ayant été remplacé par celui de *LUÈSE* — et sachant qu'on ne peut effectivement pas superposer la conception hahnemannienne et la syphilis véritable, on continue de considérer comme diathèse ce qui induit les **malformations** héréditaires ou acquises, de quelque nature qu'elles soient.

# Terrain pathologique

On exprime souvent sous ce nom un ensemble de notions très mal définies, qui représente ce que nous avons en nous d'inné, ou de profond, et qui fait que l'on réagit de telle ou telle manière à la maladie ou aux agressions. Comme si la maladie était une plante dont la croissance et la vitalité dépendent d'un terrain biologique, analogue au terrain que l'on a dans son jardin. Il y a effectivement de bonnes terres et de mauvaises terres dans une même commune, selon le hasard des acquisitions et de l'héritage.

Malheureusement, s'il est relativement facile de déterminer la composition chimique d'une terre, il est plus difficile de découvrir les éléments exacts qui font qu'un individu a un terrain biologique meilleur ou plus mauvais qu'un autre.

Ce qui reste sous-entendu, en général, lorsqu'on utilise ce terme médicalement, c'est ce que l'on estime être le plus profond de l'individu, sur quoi il semblerait important d'agir pour qu'il se porte mieux, pour qu'il cesse d'être trop souvent malade, pour qu'il se trouve, en un mot, dans un état de santé excellent.

■ **Pour modifier ce terrain**, les possibilités de la médecine allopathique sont relativement réduites : elle y contribue certainement à titre préventif, par les règles d'hygiène et de diététique qu'elle a scientifiquement établies; par les vaccinations mises au point par les bactériologistes; par certains moyens biologiques comme les gamma-globulines destinées à renforcer les processus immunitaires naturels, l'interféron contre certaines maladies virales. Mais il reste beaucoup à faire.

L'homéopathie prétend faire mieux en établissant ce qu'elle désigne sous le nom de **traitement de fond**, c'est-à-dire une thérapeutique s'adressant à ce qui semble être le plus intime, le plus profond d'un individu, et qui représente sa personnalité bio-psychologique constitutionnelle.

Pour la comprendre, *les homéopathes en trouvent*

*l'indication dans les symptômes mêmes de la maladie* ou de l'état pré-pathologique. Le terrain, pour eux, est signifié par des tendances profondes comme la frilosité ou l'intolérance à la chaleur, le rythme nyctéméral (la meilleure forme le matin, dans la journée, ou le soir et la nuit), les désirs et les aversions alimentaires qui correspondent certainement à un besoin, les réactions aux climats, aux saisons, la façon d'être vêtu, de se couvrir, les comportements dans le sommeil, face aux différents événements de la vie, etc.

Tout ceci est considéré comme *symptôme* et peut donc correspondre à des symptômes semblables, observés lors de l'expérimentation de médicaments. A ce moment, le médicament devient traitement de fond.

C'est évidemment une conception théorique qui ne correspond pas, actuellement, à des phénomènes mesurables scientifiquement. Elle semble avoir été souvent vérifiée dans le passé par l'usage clinique des homéopathes. Ceux-ci ont observé que des personnes malades, atteintes de troubles chroniques, réversibles, se trouvaient transformées au point de se considérer comme guéries, c'est-à-dire en bonne santé, après avoir eu une médication adaptée à leur personne.

Des maladies allergiques (type de maladie de terrain), des maladies rhumatismales, des infections traînantes et répétées (colibacilloses, sinusites, angines à répétition, etc.) ont été guéries par l'homéopathie. Ce n'est pas toujours vrai, car ce sont toujours des cas d'espèce et souvent difficiles à aborder. Mais il semble que l'on puisse faire confiance à l'expérience de ceux qui en ont rapporté les observations... à moins d'être décidé à douter de tout.

# Tuberculinisme

Voir *homéopathie* : écoles diverses.

# Typologie homéopathique

Voir : *constitutions*.

# Types sensibles

Dès le début des expérimentations médicamenteuses effectuées par les homéopathes, et de l'application thérapeutique des premiers remèdes utilisés, on a remarqué que les médicaments n'avaient pas la même activité chez tous les sujets.

Pour certains d'entre eux, il apparaissait nettement que les sujets en expérimentation qui réagissaient le mieux, et les malades qui guérissaient le plus vite, présentaient des caractères généraux ou psychologiques particuliers. Ils avaient un certain « type de sensibilité », et les caractères qui définissaient ce type entrèrent pratiquement dans la symptomatologie d'ensemble de ces médicaments.

Il est impossible ici d'en donner la liste, ni même un simple exemple. Disons seulement qu'il est tout à fait classique de parler de sujets de type SULFUR, LYCOPODIUM ou CALCAREA, ou bien de femmes PULSATILLA, SEPIA ou LACHESIS, du nom des remèdes qui symbolisent ces types. Mais encore faut-il être très prudent et ne pas se laisser influencer par ce genre d'observation sommaire. Elle doit être confirmée par d'autres caractéristiques propres aux médicaments. Sinon, il faut l'abandonner pour prendre en compte des symptômes plus importants existant par ailleurs.

C'est de cette réalité expérimentale qu'est née peu à peu la conception des *constitutions* (voir page 18). Elle comporte certainement une part de vérité mais, comme pour les types sensibles, il existe, à mon avis, trop d'exceptions dans un système qui réduit les typologies à un nombre trop réduit de possibilités morphologiques. Il n'est pas impossible d'intégrer certains signes morphologiques à la matière médicale de tel ou tel médicament, si l'expérience a montré que les malades présentant ces signes y étaient particulièrement sensibles. Mais ces signes ne doivent être considérés que comme étant secondaires puisque non expérimentaux. A mon sens, ils ne peuvent être utilisés qu'en dernier ressort, lorsque l'on hésite entre plusieurs remèdes et qu'il faut quelque signe supplémentaire pour se décider.

Si, par exemple, dans un cas donné, beaucoup de symptômes généraux fonctionnels et locaux amènent à hésiter, dans la prescription, entre CALCAREA CARBONICA et CALCAREA PHOSPHORICA, je prescrirai de préférence le premier à un malade musclé et plutôt gros; et je donnerai le second au patient longiligne et maigre. Mais là encore, il ne s'agit que de symptômes d'observation et non plus de théorie générale établie avant l'étude de l'ensemble symptomatique.

# Unicisme

Voir *homéopathie : écoles diverses*.

# Unitaires

C'est la présentation, sous forme de teinture-mère, granules ou globules, comportant une dynamisation d'un seul remède défini dans la nomenclature d'un laboratoire.

La notion de *remède unitaire* s'oppose à celle de *mélange de médicaments prescrit par un médecin dans une formule dite magistrale* ainsi qu'à celle de *complexe homéopathique*, qui est une sorte de spécialité faite à l'avance, par un laboratoire, en vue du traitement d'une maladie ou d'un syndrome indiqué sur le conditionnement.

# Vaccinations

Cette question comporte deux volets :
— vaccination et homéopathie;
— vaccinations par homéopathie.

■ **Vaccinations et homéopathie** : il semble qu'il y ait eu, pendant longtemps, opposition entre les deux, les homéopathes accusant généralement les vaccinations d'être plus nuisibles qu'utiles. A l'extrême, de nombreux praticiens accusaient les vaccinations d'être dangereuses pour la santé des enfants et estimaient qu'il était criminel de les pratiquer.

Il est d'ailleurs vrai qu'il existe des cas officiellement reconnus de complications vaccinales graves et même mortelles : surtout à la suite de vaccinations antivarioliques. Il y a un pourcentage reconnu de risque d'encéphalite vaccinale. Il est très minime, mais il existe. Les autres vaccinations : anti-tétanique, anti-diphtérique, anti-poliomyélitique, sont moins dangereuses, quoique l'on ait également observé des complications locales ou générales à la suite de ces injections préventives.

En dépit de ces risques connus, les autorités responsables de la santé publique, en France, ont rendu obligatoires certaines vaccinations, parce que les risques des maladies qu'il s'agissait d'éviter étaient infiniment plus grands que les risques propres des vaccinations.

□ *La variole* avait fait suffisamment de dégâts tout au long du XVIII$^e$ siècle pour rendre obligatoire la vaccination jennerienne (du nom de son inventeur Edward Jenner). Elle a été pratiquée systématiquement en France pendant cent ans environ. La maladie n'existe plus, même sur le plan mondial, car les mêmes règles ont été appliquées à peu près par tous les Etats. C'est maintenant une maladie historique, et depuis quelques années, on a pu décider de ne plus vacciner.

□ *Le tétanos* existe encore, mais il est actuellement certain que les seuls cas que l'on peut observer se produisent chez des non-vaccinés ou chez des sujets dont la vaccination n'a pas été entretenue depuis longtemps. Or, cette maladie est épouvantable et extrêmement dangereuse. Personnellement j'ai vu des cas pendant la dernière guerre, dans la population civile soumise aux bombardements. Les soldats, vaccinés, n'en ont pas été atteints, même avec les blessures les plus graves.

☐ *La diphtérie* a été une maladie terrible de l'enfance, il y a quelque quarante à cinquante ans. Je l'ai vu tuer un grand nombre de petits malades, soit de formes toxiques, soit de laryngite croupale. C'étaient des morts affreuses et pratiquement inexorables dès le moment où la maladie était déclarée. Une petite moitié en guérissait, mais de toute façon, la maladie était longue et les convalescences difficiles. Actuellement, il est impossible de montrer à des étudiants des cas de diphtérie. Cette maladie n'existe plus dans nos pays. Mais elle existe encore dans certaines parties du monde. On n'a donc pas encore décidé de cesser les vaccinations.

Ceci étant, les risques actuels des vaccinations obligatoires restantes étant très minimes, et les risques de réapparition de cas nouveaux n'étant pas encore totalement éliminés, je pense personnellement que les raisons invoquées par mes prédécesseurs homéopathes ne sont plus valables et qu'il est préférable de vacciner.

Je crois cependant qu'il n'est pas logique de vacciner les nourrissons très jeunes, comme on le préconise quelquefois, sauf dans les cas de mise en collectivité comme les crèches ou les garderies. Si un enfant vit en famille, il ne me semble pas nécessaire de vacciner contre TETANOS + DIPHTERIE + POLIO avant l'âge d'un an. C'est alors seulement que l'enfant risque de se blesser et de rencontrer un plus grand nombre d'enfants autres que ceux de sa famille.

☐ En ce qui concerne le *B.C.G.* qui n'est pas un vaccin à proprement parler, mais qui est destiné à provoquer une micro-primo-infection tuberculeuse par inoculation d'une culture de bacille bovin atténué (*B*acille *C*almette *G*uerin), on peut être plus réservé. Son inoculation est également obligatoire en France. Elle ne l'est pas dans tous les pays et cependant la tuberculose est en régression partout. Ce qui voudrait dire que la vaccination B.C.G. n'y est pour rien ou pour peu de chose. La statistique est difficile à faire.

Les pouvoirs publics, conscients de cet état de chose, sont peu sévères pour exiger cette inoculation avant l'âge scolaire... et encore, ce n'est pas le cas dans toutes les écoles. Je pense donc qu'il faut temporiser le plus longtemps possible avant d'en arriver là, sauf dans les cas où les risques de tuberculose sont précis : malade connu dans l'entourage familial, même s'il est considéré comme non contagieux et sous traitement; milieu social particulièrement suspect sur le plan de l'hygiène ou de la fréquentation (les cas les plus fréquents actuellement atteignent surtout les Africains et les Maghrébins).

### ■ Vaccinations homéopathiques

Officiellement, elles ne sont pas valables. Il existe cependant des médicaments faits à partir de cultures microbiennes ou de vaccins du commerce, qui, dilués et dynamisés, se présentent comme des vaccins homéopathiques : VACCINOTOXINUM, DIPHTEROTOXINUM, INFLUENZINUM, etc.

On peut supposer que la prise de ces médicaments, préparés selon la méthode homéopathique, protège l'organisme contre les maladies provoquées par le virus ou la toxine à partir desquels ils sont faits.

On peut le supposer, mais on ne peut pas le prouver : en effet, une vaccination officielle, effectuée avec les vaccins agréés et contrôlés (Pasteur ou Mérieux), provoque dans l'organisme l'apparition d'anti-corps qu'il est possible de doser. Ce sont d'ailleurs ces dosages, effectués chez des sujets vaccinés, qui ont montré la nécessité des espacements, des répétitions et des rappels de vaccins. Or, les vaccinations homéopathiques, prises par la bouche comme il est habituel de le faire, ne provoquent jamais l'apparition de ces anticorps.

S'il y a immunité, elle se passe sur un autre plan que l'on ne peut que supposer et jamais contrôler.

Les vaccinations homéopathiques contre les maladies encore indiquées par les règlements administratifs (ainsi que la vaccination antigrippale si souvent conseillée et pratiquée) ne pourront en tout cas être reconnues que si l'on arrive à prouver, au moins statistiquement, que les sujets vaccinés de cette façon sont nettement moins atteints que les non vaccinés.

J'ai éludé volontairement la question des vaccinations non obligatoires. Il s'agit de la vaccination anti-rougeoleuse, anti-rubéoleuse, anti-coquelucheuse et depuis peu anti-ourlienne.

Je ne pense pas qu'il soit logique de les pratiquer, sauf cas très particulier. Ces maladies, dans nos pays occidentaux, ne sont pas suffisamment graves pour qu'on prenne le risque de la vaccination. Par ailleurs la thérapeutique a fait suffisamment de progrès pour qu'elles puissent être soignées efficacement et rapidement. L'homéopathie fait merveille, elle aussi. S'il s'agit de familles soignées par homéopathie, les risques sont encore moins grands que dans les autres.

# DEUXIÈME PARTIE

# Dictionnaire des médicaments homéopathiques habituellement prescrits

Il ne sera pas question ici de présenter une sorte de matière médicale homéopathique, aussi simplifiée soit-elle. Il en existe de très nombreuses dans les librairies. Elles sont en vente libre et tout un chacun est admis à en faire l'acquisition s'il est curieux de savoir exactement en quoi cela consiste. Il y en a de relativement simples, ne comportant qu'un seul volume de dimension moyenne. Il en existe de très complètes en dix ou douze volumes de plus de 500 pages chacun.

Ces ouvrages sont destinés à des étudiants ou à des médecins plutôt qu'à des profanes, et en tout cas ils sont prévus pour faciliter une prescription thérapeutique à des malades.

On y indique souvent des symptômes très particuliers et des modalités d'amélioration ou d'aggravation curieuses, ainsi que des sensations dont on n'imagine même pas la possibilité. Les étudiants, pour comprendre tout cela, sont aidés par des maîtres, des confrères expérimentés. Ils leur donnent des exemples, ils leur présentent des observations relatant leur pratique personnelle. Ils se réfèrent à des journaux ou à des ouvrages dans lesquels ils trouvent des développements à ce qu'ils lisent dans leurs matières médicales. C'est ainsi que, peu à peu, ils apprennent à prescrire des traitements homéopathiques, tout en connaissant par ailleurs la nature, l'évolution et les risques des maladies.

Ce n'est donc pas la lecture d'un ouvrage de vulgarisation comme celui-ci qui peut permettre de connaître l'immense pharmacopée homéopathique... et encore moins son usage.

Mais il est également vrai qu'une famille ou un malade aime savoir comment on le soigne. Dans notre époque dite « médiatique », on déverse tant d'informations de toute sorte, sur tant de choses, et à tant de monde, qu'il est tout à fait naturel que les problèmes de santé ne soient pas exclus de ce système.

Or, si l'information médicale est assez largement assurée, sur les ondes, dans la presse et même sur les murs des villes, elle l'est beaucoup moins en ce qui concerne l'homéopathie. Les laboratoires pharmaceutiques habituels présentent les médicaments allopathiques avec un minimum d'explications imprimées sur la boîte, et, généralement, sur un petit papier inclus dans le conditionnement : on y trouve en tout cas la composition du remède, souvent indiquée par des noms chimiques presque impossibles à lire; on y lit quelquefois la quantité et le moment des prises du médicament; et enfin, les précautions à prendre éventuellement en ce qui concerne d'autres médicaments ou certains aliments.

Rien de tel pour les remèdes homéopathiques. Tous les tubes sont semblables, seul le nom diffère. Un certain mystère entoure le médicament homéopathique. Il est justifié en partie, car aucun d'entre eux ne présente une seule indication thérapeutique : pour bien faire, il faudrait que chacun comporte la relation de ce qu'on trouve sur lui dans une matière médicale complète. Le plus souvent, plusieurs pages n'y suffiraient pas. Cela ne pourrait que dérouter le malade, sinon le décourager. Si le médecin prescripteur n'a pas pris la peine d'expliquer à son malade le pourquoi de sa prescription, il ne le trouverait certainement pas dans une notice de ce genre.

Je n'indiquerai ici que ce qui pourrait éventuellement être inscrit, en simplifiant au maximum, pour savoir :
☐ quelle est la nature du médicament, sa composition;
☐ quelles sont ses propriétés toxiques ou expérimentales principales;
☐ quelles sont ses indications les plus habituelles;
☐ quels sont les médicaments qui lui sont complémentaires ou comparables;
☐ quels sont ceux qui l'antidotent, qui contrarient son action.

On trouvera peut-être, ici, **l'explication du choix qui a été fait par le médecin,** parmi les possibilités qui lui viennent à l'esprit comme on le constatera dans la troisième partie de ce livre : l'étude sommaire de quelques maladies.

On trouvera aussi cette curieuse notion de **complémentarité** et d'**incompatibilité** entre les remèdes d'une prescription.

Ces mots n'ont pas la même signification en homéopathie et en pharmacologie classique.

■ **Complémentarité** signifie uniquement que deux ou plusieurs remèdes peuvent se *succéder* efficacement dans la suite d'un traitement. Ils seront alors indiqués en fonction d'une nouvelle symptomatologie qui va probablement apparaître après l'application du premier médicament. Mais il n'est pas toujours bon de les associer au même moment, car on constate souvent que le même médicament peut à la fois être complémentaire d'un autre, et aussi incompatible ou antidote du précédent. Ayant une action voisine, il est très capable d'annuler le bienfait obtenu avec le précédent, au lieu d'augmenter ce bienfait.

La complémentarité sous-entend donc toujours une notion d'activité analogue mais seulement dans le temps, et à condition de ne la mettre en jeu que lorsque l'activité du remède précédent est tout à fait terminée.

■ Le mot **antidote** a, lui aussi, une signification différente de celle qu'on lui donne en toxicologie classique. L'antidote, dans ce cas, est la substance qui annule l'effet d'un poison. En homéopathie, la notion de toxicité étant exclue, l'antidote n'est compris que comme une substance qui *annule* l'effet d'un médicament pris antérieurement. On voit alors la double indication :

— médicament qui *antidote* la substance étudiée, qui détruit son effet;

— médicament antidoté par tel ou tel autre qu'il faut alors éviter de prescrire dans un délai court après le premier, sous peine de voir son action supprimée.

■ Le mot **incompatible** ne veut pas dire non plus que la conjugaison des deux médicaments ainsi définis est dangereuse pour le malade, mais simplement que leur prescription commune annule l'effet de chacun. La notion d'incompatibilité rejoint donc la notion d'antidotie.

## Aconitum

■ **Nature** : son nom botanique complet est Aconitum napellus, « capuchon de Vénus ». C'est une renonculacée très toxique. Le médicament est obtenu par macération alcoolique de la plante entière, fraîche.

■ **Propriétés** : son principe actif, l'aconitine, agit surtout sur le système nerveux central : cerveau, bulbe et moelle; secondairement sur le système neuro-végétatif du cœur, du tube digestif, de la respiration.

■ **Indications** : dans les premières heures, lorsqu'un malade vient de subir une *agression violente et inattendue* : coup de froid surtout par grand froid sec, coup de chaleur en été, maladie fébrile à début brutal, choc émotionnel (frayeur, colère). La réaction étant toujours très spectaculaire avec affolement du pouls et peur de mourir, angoisse. Exemple : crise de faux-croup, chez un enfant, survenant au milieu de la nuit.

■ **Complémentaires** : ARNICA, COFFEA, SULFUR.

■ **Antidotes** : BELLADONNA, BERBERIS, COFFEA, NUX VOMICA, PARIS, SULFUR.

## Aesculus

■ **Nature** : nom complet : Aesculus hippocastanum, « marron d'Inde ». Famille des hippocastanées. Le remède est fait à partir du fruit.

■ **Propriétés** : les principes actifs agissent sur la sphère veineuse, déterminant un ralentissement de la circulation, puis une dilatation de la paroi vasculaire.

■ **Indication** : les cas dans lesquels il existe une *stase veineuse* au niveau d'un organe (foie, rectum), d'un membre (varices) ou d'une muqueuse (gorge, appareil génital féminin), avec ou sans dilatation veineuse, mais en général avec sensation de plénitude, de battements, de piccotements ou de sécheresse brûlante.

■ **Complémentaires ou voisins** : ALOE, COLLINSONIA,

HAMAMELIS, NUX VOMICA.
■ **Antidotes :** NUX VOMICA.

## *Aethusa cynapium*

■ **Nature :** végétal; famille des ombellifères, nommé aussi « petite ciguë » ou « faux persil ». Macération alcoolique de la plante entière.
■ **Propriétés :** plante toxique pour le système nerveux central, le tube digestif, accessoirement pour l'appareil lymphatique et la peau.
■ **Indications :**
☐ Lorsqu'il existe une association entre des *troubles digestifs* sévères, avec vomissements alimentaires (lait en particulier), même bilieux, et *diarrhée* cholériforme avec coliques et ténesme; mais aussi une profonde atteinte générale, de type toxique. (Le type en est le choléra infantile, dit aussi « toxicose ».)
☐ Plus rarement dans certains états de *fatigue intellectuelle* (préparation d'examens).
☐ Dans des cas d'*herpès*, d'intertrigo.
■ **Complémentaires ou voisins :** ANTIMONIUM CRUDUM, IPECA, CALCAREA CARBONICA.
■ **Antidotes :** OPIUM et acides végétaux.

## *Agaricus*

■ **Nature :** végétal, champignon de la famille des agaricacées; nom botanique : Agaricus muscarius, nom vulgaire : amanite tue-mouche. Macération alcoolique de champignon frais, entier.
■ **Propriétés :** toxique mais généralement non mortel comme certaines autres amanites, il agit surtout sur le système nerveux central, sur l'intestin et la peau. Il peut provoquer délire, spasmes musculaires, paralysies, diarrhée, etc.

■ **Indications :**
☐ Lorsque, dans une maladie, il existe des *spasmes localisés* (tics des paupières, du visage, des membres; mouvements anormaux de type choréique appelés vulgairement « danse de Saint-Guy »; tremblements). *Etats délirants* très voisins de ceux provoqués par l'ivresse alcoolique (mais aussi avec sursauts ou spasmes musculaires).
☐ Sur la peau, il est indiqué pour les *érythèmes pruriants* analogues à celui que donnent les engelures des mains ou des pieds en hiver.

■ **Complémentaires :** CALCAREA CARBONICA; il est comparable à CIMICIFUGA, STRAMONIUM, TARENTULA.

■ **Antidotes :** CAMPHORA, COFFEA, PULSATILLA, RHUS TOXICODENDRON.

## *Agnus castus*

■ **Nature :** végétal; famille des verbénacées, nom commun « le gattilier ». Préparation à partir des feuilles et des baies fraîches en macération alcoolique.

■ **Propriétés :** traditionnellement utilisé pour atténuer les désirs sexuels ainsi que les fonctions génitales, masculines ou féminines.

■ **Indications :** *vieillissement prématuré*; *impuissance*, atonie sexuelle, avec ou sans maladie génitale concomitante.

■ **Comparables :** CONIUM, LYCOPODIUM, SELENIUM.

■ **Antidotes :** CAMPHORA, NATRUM MURIATICUM.

## *Ailanthus glandulosa*

■ **Nature :** végétal; son nom commun est le « vernis du Japon »; famille des cimarubacées; préparation à partir des fleurs, en début de floraison, mises en macération alcoolique avant dilutions successives.

■ **Propriétés :** localement : irritation des muqueuses;

mais aussi action toxique générale avec dépression nerveuse grave, paralysies partielles, troubles circulatoires avec cyanose, pouls faible, difficulté respiratoire.
■ **Indications** : dans des maladies aiguës graves et tout particulièrement dans les *scarlatines* dites malignes, certaines *angines* ulcéreuses, gangréneuses, etc.
■ **Comparables :** ARSENICUM, ARUM TRIPHYLLUM, BAPTISIA, MURIATICUM ACIDUM, NITRICUM ACIDUM.
■ **Antidotes :** NUX VOMICA, RHUS TOXICODENDRON.

## *Allium cepa*

■ **Nature :** végétal; de la famille des liliacées. C'est le vulgaire oignon commun. Préparation à partir de bulbes murs de la variété rouge en macération alcoolique.
■ **Propriétés :** irritation élective des muqueuses des voies respiratoires supérieures et des yeux. Mais aussi action flatulente sur les muqueuses intestinales. Enfin, il peut agir sur les nerfs sensitifs (facial, nerfs sectionnés ou traumatisés) y déterminant des névralgies.
■ **Indications :**
☐ Dans les *coryzas* avec larmoiement, éternuements, écoulement nasal aqueux mais irritant la lèvre supérieure et le bord des narines. Les yeux cuisent et brûlent mais les larmes ne sont pas irritantes pour les paupières; ce coryza a tendance à « descendre » sur le larynx, y déterminant une toux sèche, déchirante, incitant le malade à porter les mains sur sa gorge quand il tousse.
☐ Moins souvent il est indiqué dans certaines *coliques* flatulentes.
☐ Ainsi que dans les douleurs ressenties dans les *moignons d'amputation*.
■ **Complémentaires :** PHOSPHORUS, PULSATILLA, SARSAPARILLA, THUYA. Voisins : ARSENICUM, IODUM, BROMIUM, EUPHRASIA, GELSEMIUM.
■ **Antidotes :** ARNICA, CHAMOMILLA, NUX VOMICA, VERATRUM ALBUM, THUYA.

## Aloe

■ **Nature :** végétal de la famille des liliacées; nom botanique : Aloe socrotina, c'est l'aloès des pays chauds et méditerranéens. Préparation à partir du suc épaissi et desséché, issu des feuilles après scarification. Cette substance très amère et de mauvaise odeur est souvent utilisée pour tenter de dissuader les enfants de se ronger les ongles.

■ **Propriétés :** il provoque une irritation des muqueuses intestinales, du rectum et du foie avec catarrhe gélatineux. Il provoque une stase veineuse de l'ensemble des organes pelviens avec tendance aux hémorroïdes.

■ **Indications :**

☐ *Coliques* flatulentes, diarrhées, entérocolites, dysenteries, avec la caractéristique de provoquer des selles incontrôlées, une sorte d'incontinence rectale, immédiatement après avoir bu ou mangé.

☐ *Hémorroïdes* avec incontinence fécale, même de selles normales. Prolapsus rectal, veines hémorroïdaires procidentes.

■ **Complémentaires :** AESCULUS, COLCHICUM, GAMBOGIA, NUX VOMICA, SULFUR.

■ **Antidotes :** CAMPHORA, LYCOPODIUM, NUX VOMICA, OPIUM, SULFUR.

## Alumina

■ **Nature :** minéral; c'est l'oxyde d'aluminium, ou alumine. Il existe à l'état presque pur dans les pierres précieuses comme le saphir et le rubis. Insoluble, il se prépare après trois triturations centésimales dans du sucre de lait.

■ **Propriétés :** action sur les muqueuses avec inhibition des sécrétions (sécheresse); sur le système nerveux : parésies médullaires; anémie; asthénie.

■ **Indications :** sur des sujets fatigués, anémiés, dénutris.

☐ Peut être indiqué dans des cas de *paraplégies*, de myélites.
☐ Mais plus souvent dans des *maladies digestives* : pharyngites, gastrites, dyspepsies, toujours avec constipation atonique (selles sèches, sans besoin).
☐ *Dermatoses sèches* avec prurit à la chaleur du lit.
■ **Complémentaires :** BRYONIA, GRAPHITES, OPIUM, PLUMBUM.
■ **Antidotes :** BRYONIA, CAMPHORA, CHAMOMILLA, IPECA.

## *Ambra grisea*

■ **Nature :** animal; c'est l'ambre gris, c'est-à-dire une concrétion intestinale du cachalot, Physeter macrocephalus. Le médicament est obtenu à partir d'une macération alcoolique de broyat de concrétions séchées.
■ **Propriétés :** action élective sur le système nerveux central et tout particulièrement sur le psychisme, sur lequel il a une action dépressive puis maniaco-dépressive avec alternances de torpeur et de surexcitation.

Par ailleurs il provoque des manifestations d'éréthisme cardiaque avec battements artériels violents, ressentis jusque dans les extrémités; tendance aux hémorragies : épistaxis, métrorragies.

Le signe mental le plus caractéristique est la difficulté de supporter la collectivité, les réunions de société, d'être avec les autres, de se montrer (l'enfant est incapable d'aller à la selle en présence d'une personne, même familière).

■ **Indications :** surtout dans des états de *dépression nerveuse* avec tendance maniaco-dépressive et hystérique.
■ **Comparables :** CIMICIFUGA, ASA FOETIDA, CASTOR EQUI, IGNATIA, LILIUM TIGRINUM, PHOSPHORUS.
■ **Antidotes :** CAMPHORA, COFFEA, NUX VOMICA, PULSATILLA, STAPHYSAGRIA.

## *Ammonium carbonicum*

■ **Nature :** minéral; c'est le carbonate d'ammonium, dit aussi alcali volatil. D'odeur très forte, il a longtemps servi sous le nom de « sel d'Angleterre » pour réanimer les femmes sensibles qui perdaient facilement connaissance. Préparation après trois triturations centésimales dans du sucre de lait.
■ **Propriétés :** action irritante sur les muqueuses et sur la peau.
■ **Indications :**
☐ Agit surtout chez les femmes délicates *s'évanouissant facilement*, éventuellement hystériques, ou déprimées.
☐ Pour toutes sortes d'affections surtout *génito-urinaires* ou *respiratoires*.
■ **Relation :** ANTIMONIUM TARTARICUM, CARBO VEGETABILIS, LACHESIS, NUX VOMICA.
■ **Antidotes :** ARNICA, CAMPHORA, CALCAREA CARBONICA, HEPAR SULFUR, SULFUR.

## *Anacardium*

■ **Nature :** végétal; famille des térébinthacées. Nom botanique : Anacardium orientale, nom vulgaire : « fève de Malac ». Préparation par macération du fruit sec de cette plante tropicale des Indes.
■ **Propriétés :** toxique pour le système nerveux central, pour le tube digestif et pour la peau. Au point de vue nerveux, il agit sur le psychisme de façon dépressive, et aussi sur les fonctions sensorielles. Au niveau digestif, c'est surtout l'estomac qui est concerné. Sur la peau : éruptions papulo-vésiculeuses.
■ **Indications :**
☐ *Dépressions nerveuses* et même *névroses* franches, avec fatigabilité très importante, sensation d'épuisement, perte de mémoire, et surtout grande irritabilité avec impulsions irrésistibles à devenir grossier; grande irréso-

lution, perte totale de confiance en soi, impression constante d'être déchiré entre deux volontés contradictoires.

Besoin de manger. Tout va mieux après les repas. Même d'éventuelles douleurs d'estomac.

☐ Herpès, urticaire s'il est associé à des troubles nerveux. *Névrodermites*.

■ **Comparables** : ARGENTUM NITRICUM, AURUM, IGNATIA, KALIUM PHOSPHORICUM, LILIUM TIGRINUM, LYCOPODIUM, NATRUM MURIATICUM, NUX VOMICA, PLATINUM, RHUS TOXICODENDRON.

■ **Antidotes** : COFFEA, CLEMATIS, CROTON TIGLIUM, RANONCULUS, RHUS TOXICODENDRON.

## *Anthracinum*

■ **Nature** : animal, c'est la sécrétion des pustules malignes accompagnant le « charbon des brebis ». Préparation par triple trituration centésimale dans du sucre de lait avant d'effectuer les dilutions suivantes.

■ **Propriétés** : la maladie en question provoque des lésions cutanées gangréneuses du tissu cellulaire avec inflammation périphérique très dure et lymphangite; ces lésions locales s'accompagnent d'un état général très grave par dissémination du microbe dans le sang.

■ **Indications** : *plaies infectées*, piqûres septiques, suppurations graves : *abcès*, *phlegmons*, quelle qu'en soit la localisation, avec réactions fébriles générales plus ou moins graves. Tout spécialement utilisé dans les *furoncles* et les *anthrax*.

■ **Comparables** : ARSENICUM, LACHESIS, PYROGENIUM, TARENTULA CUBENSIS.

■ **Antidotes** : APIS, CAMPHORA, CARBO VEGETABILIS, LACHESIS, KREOSOTUM, PULSATILLA.

## Antimonium crudum

■ **Nature :** minéral; c'est un trisulfure d'antimoine dit encore sulfur noir d'antimoine. Première préparation liquide en 3 CH, obtenue par dilution au centième de la deuxième trituration centésimale hahnemannienne.

■ **Propriétés :** centre d'action sur l'estomac, avec ralentissement fonctionnel par dépression de l'innervation pneumo-gastrique. Les muqueuses digestives et respiratoires présentent un état catarrhal avec exagération des sécrétions muqueuses.

La peau est très concernée par ce médicament : lésions d'impétigo et troubles trophiques des ongles. Verrues.

■ **Indications :**

☐ *Syndromes digestifs* de type : embarras gastriques, chez de gros mangeurs, gourmands de condiments, de salades, de vinaigre, la caractéristique étant une langue très blanche, comme si elle était recouverte d'un enduit laiteux.

☐ *Syndromes cutanés* chez des sujets plutôt obèses, avec éruptions croûteuses, impétigineuses; ou état plus chronique avec verrues cornées, callosités, pieds sensibles, talalgies, déformations des doigts à type de rhumatisme goutteux... chez des sujets habituellement dyspeptiques.

■ **Complémentaires :** SULFUR, SCILLA. Comparer : IPECA, ANTIMONIUM TARTARICUM, GRAPHITES, PULSATILLA, SULFUR.

■ **Antidotes :** CALCAREA CARBONICA, HEPAR SULFUR, MERCURIUS.

## Antimonium tartaricum

■ **Nature :** minéral; c'est l'antimonio-tartrate acide de potassium ou tartre stibié. Autre dénomination : Tartarus emeticus. Sel soluble, la première dilution homéopathique délivrée est la $3^{me}$ DH.

■ **Propriétés :** sur le système nerveux sympathique : il

provoque nausées et vomissements pouvant aller jusqu'à un tableau de toxicose, avec dyspnée asphyxique.

Sur les muqueuses respiratoires et digestives, il provoque de très importantes sécrétions muqueuses et même des ulcérations (estomac).

Sur la peau, il provoque des ulcérations pustuleuses varioliformes.

■ **Indications :**
☐ Toute *maladie respiratoire* comportant à la fois des mucosités très abondantes, mais aussi un état asphyxique, et une atteinte profonde de l'état général.
☐ Toute *maladie digestive* accompagnée de vomissements et de nausées violentes avec le même état de grande fatigue, voire cholériforme.
☐ Il a été un remède de la *variole* lorsque ces symptômes de gravité existaient.

■ **Complémentaires :** BARYTA CARBONICA, IPECA.
Comparables : AETHUSA, ANTIMONIUM CRUDUM, CARBO VEGETABILIS, OPIUM, VERATRUM ALBUM.

■ **Antidotes :** PULSATILLA, SEPIA.

## *Apis mellifica*

■ **Nature :** animal; les premières dilutions sont faites après trituration de l'abeille entière dans du sucre de lait. Autre nom : Apium virus ou venin d'abeille.

■ **Propriétés :** ce venin provoque une inflammation aiguë du tissu cellulaire sous la peau, ou sous une muqueuse; dans tous les cas, l'œdème inflammatoire est important.

Il a par ailleurs une action neuro-toxique plus générale dans certains cas jusqu'à déterminer une symptomatologie méningée, des paralysies et des convulsions. Il peut provoquer une atteinte rénale et hémolytique.

■ **Indications :** toutes maladies capables de provoquer un *œdème inflammatoire :* maladies de peau (en premier lieu piqûres d'insectes) ou allergies; maladies de gorge avec œdème particulièrement violent; néphrites aiguës;

pleurésies; affections cérébro-méningées, œdème cérébral traumatique, etc.
■ **Complémentaires :** ARNICA, BARYTA, MERCURIUS CYANATUS, NATRUM MURIATICUM. Comparables : GRAPHITES, HELLEBORUS, LACHESIS, NATRUM MURIATICUM, PULSATILLA.
■ **Antidotes :** CARBOLIC ACIDUM, CAMPHORA, IPECA, LACHESIS, LEDUM, NATRUM MURIATICUM, PLANTAGO.

## *Apomorphinum*

■ **Nature :** végétal; c'est un des composants chimiques de la morphine, mais très différent dans son action particulière. Il est extrait chimiquement de l'opium total et isolé, puis dilué successivement selon la technique homéopathique.
■ **Propriétés :** vomitif puissant, immédiatement après ingestion.
■ **Indications :** tous *vomissements violents* survenant sans nausées préalables ni douleurs, mais avec état presque syncopal, grande faiblesse. Dans les cas où tous les autres médicaments antivomitifs ont échoué.
■ **Comparables :** OPIUM, IPECA, ANTIMONIUM TARTARICUM.
■ **Antidotes :** inconnus.

## *Argentum* ou *Argentum metallicum*

■ **Nature :** minéral; c'est l'argent métallique pur. Il est préparé par trituration centésimale dans du sucre de lait, par trois fois avant les dilutions alcooliques suivantes.
■ **Propriétés :** tout à fait comparables à celles d'ARGENTUM NITRICUM.
■ **Indications :**
☐ Plus particulièrement dans les *migraines nerveuses*.

☐ Dépressions nerveuses avec douleurs dorsales particulièrement violentes, tremblement des jambes, faiblesse des genoux.
☐ Encore plus pour certaines *laryngites* très douloureuses avec aphonie.

■ **Complémentaires** et **Antidotes :** comme pour ARGENTUM NITRICUM.

## Argentum nitricum

■ **Nature :** minéral; c'est un sel soluble d'argent : le nitrate d'argent. La première dilution liquide homéopathique est la 1$^{ère}$ CH.

■ **Propriétés :** action externe : utilisé classiquement en collyre comme désinfectant, et en état naturel comme caustique pour détruire certains polypes.

Action interne : sur le système nerveux central avec dépression psychique, accompagnée de fébrilité, de précipitation dans l'action, d'émotivité exagérée par anticipation (allant jusqu'à la diarrhée); phobies : agoraphobie et claustrophobie.

Ulcérations muqueuses : estomac, entérocolites, etc.

■ **Indications :**
☐ *Maladies locales :* yeux, conjonctivites phlycténulaires, ophtalmies avec suppurations importantes et photophobie; ulcères d'estomac, aérophagies, gastrites.
☐ *Maladies générales :* névroses, phobies, trac, vertiges et maladies nerveuses diverses.

■ **Complémentaires :** NATRUM MURIATICUM. Comparables : ARGENTUM METALLICUM, GELSEMIUM, LYCOPODIUM, NATRUM MURIATICUM.

■ **Antidotes :** NATRUM MURIATICUM. Incompatible : COFFEA.

## Arnica

■ **Nature :** végétal; plante des montagnes; nom botanique : Arnica montana. Préparation par macération de la plante fraîche totale.

■ **Propriétés :** il agit sur les capillaires en provoquant des extravasations sanguines, des ecchymoses, des hémorragies si la peau est lésée.

Action interne : il donne des sensations de meurtrissure, de courbatures analogues à celles que l'on éprouve à la suite de traumatismes. Il peut provoquer un état de congestion cérébrale avec torpeur et coma.

■ **Indications :**

☐ *Traumatismes* de toutes sortes. Il peut être utilisé en teinture-mère localement sur les lésions fermées. Le plus souvent par la bouche, pour : coups, blessures de toutes sortes, accidents. Complémentaire de toute autre thérapeutique locale réparatrice ou réanimatrice, il peut aider à la guérison de toutes lésions : des plus simples « bleus » ou « bosses », jusqu'aux fractures du crâne et aux suites opératoires les plus importantes.

☐ Les situations cliniques dans lesquelles il existe la *sensation de courbature :* après surmenage sportif, travail excessif, maladie fébrile, etc.

■ **Complémentaires :** ACONITUM, CALCAREA CARBONICA, HYPERICUM, IPECA, NATRUM SULFURICUM, RHUS TOXICODENDRON, SULFURICUM ACIDUM, VERATRUM ALBUM.

■ **Antidotes :** ACONITUM, ARSENICUM, CAMPHORA, CHINA, IGNATIA, IPECA.

## Arsenicum album

■ **Nature :** minéral, c'est l'acide arsénieux ou anhydride arsénieux. Autre nom quelquefois utilisé : Metallum album. Soluble, la première dilution est la $3^{ème}$ DH.

■ **Propriétés :** très toxique à doses pondérales même

minimes, il agit sur tout l'organisme y déterminant des lésions inflammatoires et nécrosantes. Toutes les parties de l'organisme sont atteintes : en premier lieu le système digestif, puis respiratoire, puis circulatoire, puis rénal et enfin nerveux. Tout ceci s'accompagne d'anémie grave, d'asthénie profonde et souvent d'hémorragies.

■ **Indications :**

☐ Très nombreuses dans toutes sortes de maladies dans lesquelles il existe des symptômes de gravité (ou des risques d'aggravation) qui se traduisent par une *agitation anxieuse*, une vague peur de mourir, une peur insurmontable de rester seul, une aggravation de tous les symptômes pendant la nuit.

☐ Lorsqu'il existe des *sensations de brûlures* profondes, soulagées par les applications chaudes, alors que le malade est très frileux.

■ **Complémentaires :** ALLIUM SATIVA, CARBO VEGETABILIS, NATRUM SULFURICUM, PHOSPHORUS, PULSATILLA, PYROGENIUM, THUYA.

■ **Antidotes :** CAMPHORA, CHINA, FERRUM, GRAPHITES, HEPAR SULFUR, IODUM, IPECA, NUX VOMICA, TABACUM, VERATRUM ALBUM.

# *Artemisia vulgaris*

■ **Nature :** végétal; c'est une composée, voisine d'Abrotanum, d'Absinthia et du Semen contra. Préparation à partir de la macération alcoolique des racines fraîches.

■ **Propriétés :** action toxique convulsivante, comme toutes les autres plantes de la même famille.

■ **Indications :** surtout dans certains cas d'*épilepsie*, après traumatismes ou d'origine nerveuse, la caractéristique étant l'accompagnement des crises par des transpirations abondantes et de mauvaise odeur. Valable aussi pour des *spasmes musculaires localisés :* tics, chorée, coliques, etc.

■ **Comparable :** CICUTA, CINA, APIS, HELLEBORUS, BUFO.

■ **Antidotes :** les mêmes, et aussi CAMPHORA, NUX VOMICA.

## *Arum triphyllum*

■ **Nature :** végétal; de la famille des aroïdées, c'est une plante vivace de Virginie, cultivée chez nous comme plante ornementale « l'arum ». Préparation du médicament par macération des racines fraîches, puis dilutions successives.

■ **Propriétés :** le suc de cette plante a une action extrêmement irritative sur les muqueuses, accompagnée d'un symptôme caractéristique : le malade éprouve un besoin constant de se gratter, d'arracher les peaux de ses lèvres et des bords de son nez. Les muqueuses le plus souvent concernées sont celles du nez, de la gorge et du larynx.

■ **Indications :**
□ *Coryza* fluent avec écoulement très irritant pour le pourtour des narines et des lèvres supérieures.
□ *Laryngites* avec voix incertaine, de tonalité changeante, et même aphonie complète après avoir trop crié, chanté ou parlé; après refroidissement.
□ Plus rarement *diarrhée* avec stomatite, avec lèvres très enflammées, couvertes de peaux, saignantes.

■ **Complémentaires :** NITRICUM ACIDUM, SULFURICUM ACIDUM.

■ **Antidotes :** ACETICUM ACIDUM, BELLADONNA, PULSATILLA.

## *Asa foetida*

■ **Nature :** végétal; Scrula asa foetida, de la famille des ombellifères; originaire de l'Inde et de l'Asie mineure. Préparation à partir d'une gomme-résine obtenue par incision des racines de la plante, macération alcoolique et dilutions.

■ **Propriétés** : toxique nervin, il provoque des spasmes musculaires et des convulsions hystériformes. Ensuite : troubles vasculaires, nécroses osseuses du tibia particulièrement, mais aussi de différents autres tissus.

■ **Indications** :

☐ *Troubles nerveux :* hystérie; aérophagie; troubles de la ménopause. Difficultés de la lactation chez des femmes particulièrement nerveuses.

☐ Périostites, ostéites, nécroses, ulcères suppurants, gangrènes.

■ **Comparables** : ARSENICUM, AURUM, IGNATIA, KALIUM IODATUM, MOSCHUS, VALERIANA.

■ **Antidotes** : CAUSTICUM, CAMPHORA, CHINA, MERCURIUS, PULSATILLA.

# *Aurum*

■ **Nature** : minéral; c'est l'or. Autre dénomination : Aurum metallicum. La première dilution homéopathique liquide est la 4$^{me}$ CH, obtenue par dilution au centième de la troisième trituration centésimale hahnemannienne.

■ **Propriétés** : action élective sur les os, le système nerveux central, les glandes, le tube digestif et le système cardio-vasculaire. Nécroses osseuses, ostéites. Il détermine un état congestif général par « engorgement » circulatoire, c'est-à-dire ralentissement des échanges, et sur le plan psychique un état dépressif de type mélancolique (jusqu'aux idées de suicide).

■ **Indications** :

☐ Depuis les *périostites* les plus simples jusqu'aux nécroses osseuses les plus graves.

☐ Souvent indiqué dans les *mastoïdites*, les infections traînantes des *oreilles*.

☐ Médicament important des *syphilis* invétérées (avant les antibiotiques).

☐ *Angine de poitrine*; insuffisances cardiaques; hypertension avec pléthore.

☐ *Rhumatisme chronique*.

☐ *Dépressions nerveuses.*
■ **Complémentaires :** SYPHILINUM. Comparable à : ASA FOETIDA, GLONOÏNUM, KALIUM IODATUM, KALIUM PHOSPHORICUM, NATRUM MURIATICUM, PLATINUM, SEPIA.
■ **Antidote :** BELLADONNA, CHINA, COFFEA, CUPRUM, MERCURIUS, PULSATILLA, SPIGELIA.

## *Baptisia*

■ **Nature :** végétal; Baptisia tinctoria, ou indigo sauvage, est de la famille des légumineuses. Préparation par macération alcoolique des racines fraîches.
■ **Propriétés :** toxique local sur les muqueuses sur lesquelles il peut provoquer des ulcérations; toxique général avec grande fatigue, prostration extrême.
■ **Indications :** dans des cas aigus généralement très graves : fièvres typhoïdes, septicémies, grippes infectieuses, etc. dans lesquels il existe une *fièvre élevée* avec prostration, délire, hébétude, visage rouge sombre, très mauvaise haleine, sécheresse de la bouche avec soif constante.
■ **Comparables :** AILANTHUS, ARSENICUM, ARNICA, ECHINACEA, GELSEMIUM, PYROGENIUM.
■ **Antidotes :** CAMPHORA.

## *Baryta carbonica*

■ **Nature :** minéral; c'est le carbonate de baryum, insoluble. La préparation est faite en solution après trois triturations centésimales dans du sucre de lait.
■ **Propriétés :** activité principale sur le système lymphatique, les glandes en général et la nutrition. Il a une action dépressive sur le système endocrinien : thyroïde, hypophyse et testicules ou ovaires.

Action hypertensive sur le système circulatoire. Athéromes.

Action catarrhale sur les bronches et les poumons.

## Indications

☐ *État général :* dans tous les cas où il existe un *retard évolutif* de la croissance ou de l'intelligence chez l'enfant, ou une régression précoce chez l'adulte. Vieillissement précoce; apparition précoce d'artériosclérose. Toutes affections déterminant des hypertrophies ganglionnaires générales.

☐ *Affections de la gorge :* avec hypertrophie des amygdales, dans les cas aigus autant que chroniques.

## Complémentaires : ANTIMONIUM TARTARICUM, DULCAMARA, PSORINUM, SILICEA, SULFUR.

## Antidotes : ANTIMONIUM TARTARICUM, BELLADONNA, CAMPHORA, DULCAMARA, ZINCUM.

# *Belladonna*

## Nature : végétal; de la famille des solanacées. Nom botanique : Atropa belladonna. Préparation par macération de la plante fleurie, entière, fraîche.

## Propriétés : toxique, son principe actif est l'atropine. Son action est d'ordre neurologique, sur le système sympathique et sur le système nerveux central. Elle paralyse le nerf « vague » avec tachycardie, dilatation des capillaires, dilatation de la pupille; spasmes des muscles de la gorge, des sphincters, etc., diminution des sécrétions muqueuses.

Sur le système nerveux central : excitation cérébrale, délire puis coma, ou convulsions; hyperesthésie sensorielle.

## Indications

☐ Dans les *états aigus* ou *suraigus :* avec *rougeur, chaleur, douleur*, battements congestifs, localement ou sur l'ensemble du corps (scarlatines).

☐ Dans toutes les *inflammations localisées :* abcès, phlegmons, otites, conjonctivites, angines, bronchopneumopathies, dans lesquelles on trouve des symptômes locaux d'inflammation aiguë, avec réactions caractéristiques de ce médicament sur le plan psychique et

vago-sympathique. Pupilles dilatées.
■ **Complémentaires :** CALCAREA CARBONICA, HEPAR SULFUR, MERCURIUS.
■ **Antidotes :** CAMPHORA, COFFEA, HEPAR SULFUR, HYOSCYAMUS, OPIUM, PULSATILLA, SABADILLA.

## Berberis

■ **Nature :** végétal de la famille des berbéridées. Nom botanique : Berberis vulgaris, nom vulgaire : épine-vinette. Préparation par macération d'écorce sèche des racines.
■ **Propriétés :** perturbe le métabolisme de l'acide urique, d'où apparition de phénomènes rhumatismaux de type « goutteux ». Il agit à partir du foie et des reins où il peut aussi provoquer l'apparition de lithiase (calculs hépatiques et urinaires).
■ **Indications :**
☐ Dans les états aigus ou chroniques dans lesquels se manifestent des crises de *goutte*, des *coliques* néphrétiques ou hépatiques.
☐ Dans tous les cas où il existe de violentes *douleurs lombaires*, élançantes et s'irradiant dans plusieurs directions. On observe généralement chez ces malades la présence d'un gros foie.
■ **Complémentaires :** MAGNESIA MURIATICA. Comparables : BENZOICUM ACIDUM, LYCOPODIUM, SARSAPARILLA, SOLIDAGO.
■ **Antidotes :** BELLADONNA, CAMPHORA.

## Borax

■ **Nature :** minéral; c'est le borate de soude, ou tétraborate disodique. Natrum boricum. Soluble, la première dilution homéopathique est la 1$^{re}$ CH.
■ **Propriétés :** son action est surtout ressentie sur les muqueuses : irritation pouvant aller jusqu'à l'ulcération,

spécialement dans la bouche, mais aussi au niveau de l'intestin, des muqueuses génitales et oculaires.

Il peut aussi avoir une action interne plus profonde sur le plan psychique (phobies) et sur le plan rénal (néphrites).

■ **Indications :**
☐ Surtout dans les *stomatites*, les *aphtoses*.
☐ Mais aussi dans les *syndromes vertigineux*, dans le mal des transports.
• Chez des *sujets nerveux*, anxieux, sursautant au moindre bruit soudain.

■ **Complémentaires :** ARUM TRIPHYLLUM, CINA, GRAPHITES, HEPAR SULFUR, LYCOPODIUM, PHOSPHORUS.

■ **Antidote :** CHAMOMILLA, COFFEA.

## *Bovista*

■ **Nature :** végétal, le Lycoperdon bovista est la vesse de loup, champignon très répandu en France dans les prairies. Famille des lycoperdacées. Préparation par trituration du champignon complet à maturation.

■ **Propriétés :** non toxique, l'expérimentation a montré une action circulatoire, digestive, cutanée et muqueuse. Sa principale caractéristique est de donner des sensations de gonflement, d'enflure : de la tête, du ventre, du cœur, de toute autre partie du corps.

■ **Indications :**
☐ *Maux de tête* chroniques, migraines.
☐ *Troubles digestifs* divers, gastriques ou intestinaux avec sensation de gonflement intestinal.
☐ *Troubles génitaux* chez la femme.

■ **Comparables :** APIS, BELLADONNA, CALCAREA CARBONICA, MAGNESIA CARBONICA, SABINA, SEPIA.

■ **Antidotes :** CAMPHORA.

## Bromium

■ **Nature :** minéral, c'est un métalloïde, voisin de l'iode et du fluor, très volatil. Préparation par solution alcoolique, puis dilutions successives.
■ **Propriétés ;** très irritant pour les muqueuses respiratoires, surtout laryngées et trachéales. Secondairement il agit sur les glandes lymphatiques en y provoquant inflammation et induration.
■ **Indications :** coryza, rhume des foins, laryngites, bronchites... asthme.
• Chez des personnes sujettes aux migraines et présentant des ganglions nombreux. La principale caractéristique étant l'*intolérance à la chaleur humide*, à la chaleur en général; le bord de mer (ou la pleine mer) convient bien.
■ **Comparables :** ARNICA, BARYTA CARBONICA, CHLORUM, HEPAR SULFUR, IODUM, PHOSPHORUS, SPONGIA.
■ **Antidotes :** AMMONIUM CARBONICUM, CAMPHORA.

## Bryonia

■ **Nature :** végétal de la famille des cucurbitacées. Nom botanique : Bryonia alba, nom vulgaire : vigne blanche, ou navet du diable, ou bryone. Préparation par macération de la racine, qui ressemble à un gros navet.
■ **Propriétés :** son action se manifeste surtout sur les muscles, les tendons; mais aussi sur les séreuses et les muqueuses digestives et respiratoires. Sur le plan général, il a une action dépressive avec prostration, sensation de fatigue.
■ **Indications :** maladies aiguës de toutes sortes, à la deuxième période ou dans des cas pour lesquels l'évolution est progressive et lente. Lorsqu'il existe des atteintes inflammatoires des muscles, des séreuses ou des muqueuses digestives ou respiratoires.
□ Dans tous les cas, sa grande caractéristique est

*l'aggravation de tous les symptômes par le mouvement* (douleurs, fièvre, fatigue générale). Pour éviter cette aggravation, le malade comprime de lui-même la région douloureuse et fait le moins possible de mouvements. Les muqueuses sont sèches. La soif est habituellement très vive.

☐ Souvent indiqué dans beaucoup d'*affections respiratoires, intestinales* et *rhumatismales.*

■ **Complémentaires :** ALUMINA, LYCOPODIUM, NATRUM MURIATICUM, RHUS TOXICODENDRON.

■ **Antidotes :** ACONITUM, ALUMINA, CAMPHORA, CHAMOMILLA, CHELIDONIUM, CLEMATIS, IGNATIA, MURIATICUM ACIDUM, NUX VOMICA, PULSATILLA, RHUS TOXICODENDRON, SENEGA.

## *Bufo rana*

■ **Nature :** animal, c'est le crapaud commun; le médicament est préparé à partir du contenu des glandes situées le long de son dos, par trituration dans du sucre de lait pour les trois premières centésimales.

■ **Propriétés :** ce « venin de crapaud » contient deux substances toxiques : l'une analogue à la digitaline, donc agissant sur le cœur; l'autre analogue à l'adrénaline, agissant donc sur le système sympathique. L'ensemble irrite la peau.

■ **Indications :**

☐ *Phénomènes spasmodiques* allant jusqu'à l'épilepsie.

☐ *Inflammations locales* avec traînées de lymphangites. Chez des sujets ayant une certaine excitation sexuelle et une sensation de « gros cœur ».

☐ *Dermatoses vésiculeuses* (zona), érysipèle, phlegmons, certains panaris.

■ **Comparables :** ANTHRACINUM, APIS, CANTHARIS, LACHESIS, PYROGENIUM.

■ **Antidotes :** LACHESIS, SENEGA.

## Cadmium

■ **Nature :** produit chimique; c'est en réalité Cadmium sulfuratum, le sulfure de cadmium. Préparation par trituration centésimale dans du sucre de lait par trois fois avant les dilutions suivantes dans de l'alcool.
■ **Propriétés :** toxique, il provoque des vomissements très violents accompagnés de sang, d'efforts épouvantables, de nausées persistantes.
■ **Indications :** dans toutes les maladies accompagnées de *vomissements* particulièrement violents, après les autres médicaments antivomitifs s'ils n'ont pas agi suffisamment : depuis les vomissements de la grossesse aux maladies les plus graves comme la fièvre jaune.
■ **Comparables :** IPECA, TABACUM, AETHUSA, ARSENICUM, VERATRUM ALBUM.
■ **Antidotes :** CAMPHORA, NUX VOMICA.

## Calcarea carbonica

■ **Nature :** minéral; c'est en réalité le Calcarea ostrearum, c'est-à-dire du calcaire d'huître. Il contient 85 % de carbonate de calcium, mais également d'autres éléments chimiques et organiques. Préparation après deux triturations au centième dans du sucre de lait.
■ **Propriétés :** par son ion *calcium*, il conditionne tout le développement et la vie des os. Lorsque son métabolisme est troublé, il peut apparaître soit de l'hypocalcémie, soit de l'hypercalcémie.

L'hypercalcémie occasionne des troubles spasmodiques (spasmophilie), des troubles trophiques (ongles, cheveux), des troubles sanguins (anémie, hémorragies).

L'hypocalcémie traduit une fuite anormale du calcium avec décalcification osseuse, hypotonie générale, fatigue, mollesse de tous les tissus.
■ **Indications :**
☐ Dans de très nombreux états chroniques dans lesquels

il existe une *diminution de toutes les défenses*, une perte de vitalité. Il y a déminéralisation sans amaigrissement le plus souvent, et même quelquefois surcharge pondérale par hypothyroïdie et réaction hypertrophique de l'appareil lymphatique.

☐ Dans des cas de décalcification, d'ostéomalacie, de rachitisme. Mais aussi dans de nombreuses maladies ou états fonctionnels au long cours dans lesquels la calcémie est anormale.

■ **Complémentaires :** BARYTA CARBONICA, BELLADONNA (dans les crises aiguës), LYCOPODIUM, RHUS TOXICODENDRON, SILICEA, SULFUR (suit bien SULFUR et précède LYCOPODIUM).

■ **Antidotes :** CAMPHORA, IPECA, NITRICUM ACIDUM, NUX VOMICA, SULFUR.

## Calcarea fluorica

■ **Nature :** c'est le fluorure de calcium, substance dangereuse, insoluble. Préparation par trituration préalable en 2 CH dans du sucre de lait.

■ **Propriétés :** par son ion *calcium*, il intervient dans l'ossification générale. Mais par son ion *fluor*, il se trouve être particulièrement important dans la localisation du calcium au niveau des dents et de la surface des os. Cet élément joue aussi un rôle dans la constitution des fibres élastiques, dans la composition du sang et du lait.

■ **Indications :**

☐ *Maladies osseuses* dans lesquelles il existe des épaississements périostés, des exostoses, des tumeurs osseuses.

☐ Troubles de la *dentition :* caries nombreuses, et précoces; abcès, fistules, déchaussement et affections chroniques des gencives.

☐ Toutes *lésions inflammatoires* qui prennent une dureté « de pierre ».

• Considéré comme particulièrement indiqué pour tous

les sujets présentant une laxité articulaire exagérée, ou considérés comme hérédo-syphilitiques, ou porteurs de la diathèse luétique.
- **Complémentaires :** RHUS TOXICODENDRON.
- **Antidote :** aucun.

## Calcarea phosphorica

- **Nature :** minéral, c'est le phosphate neutre de calcium; insoluble, non toxique. Préparation soluble après double trituration centésimale dans du sucre de lait.
- **Propriétés :** il a autant d'importance que le carbonate de calcium (CALCAREA CARBONICA) dans la constitution des os et dans le métabolisme général du calcium. Par son ion *phosphore* il a, en plus, un rôle important dans le fonctionnement du système nerveux central où il contribue à assurer un certain tonus, une certaine excitabilité (opposée à celle du carbone dans CALCAREA CARBONICA); il est aussi un facteur activant de la croissance osseuse chez l'enfant et le jeune.
- **Indications :** surtout dans des *états chroniques*.
  
  ☐ *Troubles de la croissance* avec retard de fermeture des fontanelles, hypocalcification des os du crâne chez les nourrissons, retard de la dentition.
  
  ☐ Beaucoup de troubles ou de maladies dans lesquels les sujets déminéralisés présentent des troubles de la phosphatémie, généralement avec amaigrissement, irritabilité nerveuse, algies diverses, sueurs nocturnes.
  
  ☐ A été pendant longtemps caractéristique de la diathèse tuberculinique, ou phosphorique décrite par Nebel et Léon Vannier.
- **Complémentaires :** HEPAR SULFUR, RUTA, SULFUR.
- **Antidote :** aucun.

## Calendula

■ **Nature :** végétal; de la famille des composacées. Nom botanique : Calendula officinalis. C'est le « souci » des jardins. Préparation par macération alcoolique des sommités fleuries.

■ **Propriétés :** considéré par la tradition populaire comme principal vulnéraire, c'est-à-dire souverain dans la guérison de toutes les blessures. Les expérimentations homéopathiques et cliniques ont confirmé son action cicatrisante dans les plaies les plus vilaines avec lacérations tissulaires et infection surajoutée.

■ **Indication :**

☐ *Localement* en teinture-mère pour panser les *plaies infectées*, les *brûlures*, les *engelures*.

☐ *Par la bouche*, en dilutions homéopathiques, après plaies traumatiques ou opératoires, ulcérations, gangrène, cancers, déchirures musculaires ou ligamentaires, névralgies post-traumatiques.

■ **Comparables :** ARNICA, ARSENICUM, BELLIS PERENNIS, HAMAMELIS, HEPAR SULFUR, HYPERICUM, LEDUM, NUX VOMICA, PHOSPHORUS, RHUS TOXICODENDRON, RUTA, SILICEA, SYMPHYTUM.


## Camphora

■ **Nature :** végétal de la famille des lauriers. Cultivé au Japon. Nom botanique : Laurus camphora. Préparation à partir de l'huile volatile retirée de la plante, séchée et cristallisée.

■ **Propriétés :** action dépressive sur le système nerveux central avec refroidissement général, état syncopal pouvant aller jusqu'au coma ou aux convulsions.

Action sur le cœur : ralentissement du pouls. Ralentissement de la respiration. Il antidote tous les remèdes végétaux.

■ **Indications :**
☐ Tous les états dans lesquels il y a brusquement *refroidissement et perte des forces :* début de rhume ou de grippe avec cette sensation de grande fatique, mains et pieds glacés, mal de tête martelant à la nuque.
☐ Tout *état syncopal* avec collapsus cardiaque, pouls incomptable, perte de connaissance, froid de marbre. Dans des situations accidentelles ou dans des maladies comme le choléra.
■ **Complémentaires :** ARSENICUM, CANTHARIS, CARBO VEGETABILIS, CUPRUM, SECALE.
■ **Antidotes :** OPIUM, DULCAMARA, PHOSPHORUS.

## *Cantharis*

■ **Nature :** animal; c'est la mouche espagnole : Cantharis vesicatoria. Préparation par trituration de l'insecte entier desséché.
■ **Propriétés :** médicament couramment utilisé dans la fabrication des « vésicatoires », emplâtres révulsifs, qui produisaient sur la peau une véritable brûlure avec formation de volumineuses vésicules qu'il fallait ensuite panser.
A l'intérieur, il provoque une inflammation génito-urinaire, digestive et laryngée pouvant aller jusqu'à la gangrène.
■ **Indications :** surtout dans des maladies génito-urinaires, digestives ou cutanées dans lesquelles il existe une très violente *sensation de brûlure.*
☐ *Pharyngites* ou *angines* violentes avec spasmes pharyngés. Spasmes laryngés.
☐ *Colites*, dysenteries.
☐ *Excitation sexuelle* masculine ou féminine.
☐ Surtout affections des *reins* ou de la *vessie*.
☐ *Dermites* vésiculeuses.
☐ Dans le traitement des *brûlures*.
■ **Complémentaires :** CAMPHORA, CANNABIS SATIVA, CAPSICUM.

■ **Antidotes :** ACONITUM, CAMPHORA, APIS, KALIUM NITRICUM, PULSATILLA.

## *Cannabis sativa*

■ **Nature :** végétal, c'est le chanvre textile; famille des cannabinées. Préparation après macération alcoolique des sommités fleuries.

■ **Propriétés :** action toxique sur le système nerveux, voisine mais très inférieure à celle du *chanvre indien* (dont on extrait le hachisch).

Surtout action inflammatoire sur les muqueuses génito-urinaires.

■ **Indications :**
□ Surtout dans certaines *cystites* aiguës et chroniques; dans les *urétrites* (certaines « chaudes-pisses »).
□ *Dépression intellectuelle*, sensation que le temps passe trop lentement, que les voix entendues viennent de très loin, etc.

■ **Comparables :** CANTHARIS, CAPSICUM, CROCUS, HYOSCYAMUS, PETROSELINUM, SARSAPARILLA.

■ **Antidotes :** CAMPHORA, MERCURIUS.

## *Capsicum annuum*

■ **Nature :** végétal, famille des solanacées, c'est le poivre de Cayenne. Préparation par trituration des fruits desséchés, puis dilutions.

■ **Propriétés :** action très irritative sur les muqueuses : digestive, respiratoire et urinaire. En profondeur, il détermine une hypotonie musculaire et peut aller jusqu'à la nécrose des os de la face et tout particulièrement du rocher.

■ **Indications :** chez des *sujets plutôt gros et mous*, redoutant tout effort, au visage trop rouge, déprimés, avec sédentarité qui les rend malades à l'occasion de tout

changement de vie (mal du pays).
☐ Plus souvent indiqué dans des cas aigus de *mastoïdite* menaçante après otite.
☐ Mais aussi dans certaines stomatites, dyspepsies, dysenteries, cystites.

■ **Complémentaires** : NATRUM MURIATICUM dans les états chroniques.

■ **Antidotes** : CALADIUM, CAMPHORA, CHINA, CINA, SULFURICUM ACIDUM.

## Carbo animalis

■ **Nature** : animal; c'est le charbon préparé à partir de cuir de bœuf frais, non tanné, brûlé sur des charbons ardents jusqu'à ce qu'il ne flambe plus; le résidu est trituré par trois fois en dilutions centésimales dans du sucre de lait, et ensuite en dilutions successives dans de l'alcool.

■ **Propriétés** : non toxique, il a été expérimenté sur des sujets sains : son action est très voisine du charbon végétal : CARBO VEGETABILIS, avec cependant une action plus marquée sur le système lymphatique.

■ **Indications** : dans des états où l'on peut observer à la fois une atteinte profonde de l'*état général :* épuisement, cyanose, encombrement veineux par insuffisance cardiaque, et de nombreux *ganglions durs* (tableau clinique semblable à celui des cancéreux au stade terminal).

■ **Comparables** : ARSENICUM, IODUM, CALCAREA FLUORICA, CARBO VEGETABILIS, CONIUM, SILICEA.

■ **Antidotes** : ARSENICUM, CAMPHORA, NUX VOMICA.

## Carbo vegetabilis

■ **Nature** : végétal, c'est du charbon de bois obtenu par combustion partielle de bois en vase clos. Autre dénomination : carbo ligni. Insoluble. Préparation liquide après double trituration au $1/100^e$ dans du sucre de lait.

■ **Propriétés :** c'est du carbone presque pur. A l'état de charbon de bois, il n'a pas d'action aux doses pondérales sinon comme absorbant des gaz. En dilution, il semble agir comme en combinaison acide (acide carbonique) ou oxygénée (oxyde de carbone). D'où : cyanose, hémorragies passives, atteinte bulbaire avec collapsus, tendance à la syncope et même au coma. En tout cas, grande fatigue générale. Froid.

■ **Indications :**

☐ *Etats aigus :* stade terminal des *maladies les plus graves* avec asphyxie, sueurs froides, désir d'être éventé, désir d'air. Convalescence de maladies.

☐ *Etats chroniques :* dans tout les cas où il y a *épuisement*, avec baisse de la chaleur interne, hyposphyxie, respiration superficielle et plus rapide, œdèmes des jambes par circulation veineuse insuffisante. Ongles bleus.

☐ Syndromes de *dyspepsie* atonique avec gaz intestinaux, fermentation chez des sujets faibles, très débiles. Céphalées occipitales du matin. Hémorragies noires.

■ **Complémentaires :** CHINA, DROSERA, KALIUM CARBONICUM, PHOSPHORUS.

■ **Antidotes :** ARSENICUM, CAMPHORA, COFFEA, LACHESIS, FERRUM.

## *Carduus marianus*

■ **Nature :** végétal; c'est une variété de chardon : le chardon Marie (voisin de l'artichaut). Préparation par macération alcoolique des racines fraîches.

■ **Propriétés :** action sur le foie, et particulièrement sur le lobe gauche du foie, où il provoque une hypertrophie et une insuffisance de la circulation veineuse dans cet organe.

■ **Indications :** congestion du *foie*, surtout du lobe gauche; hépatites; jaunisses; calculs biliaires, coliques hépatiques; insuffisances hépatiques avec hémorroïdes, varices, douleurs thoraciques.

■ **Comparables :** BERBERIS, BRYONIA, CALCAREA CAR-

BONICA, CHELIDONIUM, LYCOPODIUM, PODOPHYLLUM.
■ **Antidotes :** CAMPHORA, NUX VOMICA.

## *Castor equi*

■ **Nature :** animal; c'est une maladie du pied du cheval, une sorte de verrue desquamante se formant à la face interne de la jambe, près du sabot. Préparation par trituration des squames, puis dilutions, mais souvent utilisée en teinture-mère.
■ **Indications :** surtout dans les *crevasses des seins* pendant l'allaitement (pommade) et aussi dans certains cas de *verrues* rebelles.
■ **Comparables :** aucun.
■ **Antidotes :** aucun.

## *Caulophyllum*

■ **Nature :** végétal; famille des berbéridées; voisin de CIMICIFUGA; préparation après macération alcoolique des racines fraîches.
■ **Propriétés :** essentiellement sur l'utérus, y provoquant une diminution d'action de la musculature. Secondairement, action sur les petites articulations.
■ **Indications :** pendant la *grossesse* et l'*accouchement* : lorsqu'il existe des douleurs utérines spasmodiques, intermittentes, irradiées dans les jambes pendant la grossesse; des douleurs irrégulières et inefficaces pendant l'accouchement.
■ **Comparables :** BELLADONNA, BRYONIA, CIMICIFUGA, HELONIAS, MAGNESIA MURIATICA.
■ **Antidotes :** CAMPHORA, COFFEA.

## Causticum

■ **Nature** : minéral; c'est une préparation imaginée par Hahnemann, qui n'a pas de correspondance dans la pharmacopée classique. C'est un distillat d'un mélange de chaux calcinée et de sulfate de potassium : liquide limpide, incolore qui sert de teinture-mère pour les dilutions suivantes à partir de la 1$^{re}$ dilution décimale (DH).

■ **Propriétés** : par ses différents composants, il agit sur le système nerveux périphérique avec apparition de spasmes, tremblements, convulsions... puis parésies et paralysies locales. Sur un plan plus général, il peut irriter les muqueuses et la peau (herpès), la muqueuse respiratoire (larynx), le rectum, les articulations.

■ **Indications** : toutes les situations pathologiques dans lesquelles il y a tendance aux *parésies*, puis *contractures* et *ankylose*.

☐ Paralysies faciales; parésies des membres, du larynx, de la vessie, des bronches, du myocarde. Contractures et ankylose des membres : tendons et articulations.

• *Sujets en général amaigris*, fatigués, déprimés, avec peur de l'obscurité, affectés par des chagrins anciens et prolongés.

■ **Complémentaires :** CARBO VEGETABILIS, COLOCYNTHIS GRAPHITES, LACHESIS, PETROSELINUM, STAPHYSAGRIA.

■ **Antidotes :** ASA FŒTIDA, COLOCYNTHIS, DULCAMARA, GUAIACUM, NUX VOMICA.

## Chamomilla

■ **Nature** : végétal de la famille des composacées. Nom botanique : Chamomilla matricaria, nom vulgaire : matricaire ou camomille allemande. Préparation par macération de la plante entière fraîche et fleurie.

■ **Propriétés** : action surtout sur le système nerveux central où il provoque une hypersensibilité à la douleur et une forte irritabilité psychique pouvant aller jusqu'aux convulsions. Action sur le tube digestif avec dyspepsie et coliques violentes. Action sur les muqueuses respiratoires de type catarrhal avec spasmes.

■ **Indications :**
☐ *Générales :* dans tous les cas (fébriles en particulier chez l'enfant) où il existe une *intolérance à la douleur* traduite par des phénomènes spasmodiques, ou de violentes colères avec réactions de défense exagérées (frappe, hurle).
☐ *Locales :* poussées dentaires chez le nourrisson, avec ou sans bronchite, avec ou sans diarrhées. *Troubles des règles* avec douleurs menstruelles insupportables. Accouchements insupportablement douloureux.

■ **Complémentaires :** BELLADONNA, MAGNESIA CARBONICA, SANICULA. Comparer avec : CINA, ANTIMONIUM CRUDUM, COFFEA, COLOCYNTHIS, STAPHYSAGRIA.

■ **Antidotes :** ACONITUM, ALUMINA, BORAX, CAMPHORA, COCCULUS, COFFEA, COLOCYNTHIS, CONIUM, IGNATIA, NUX VOMICA, PULSATILLA.

## *Chelidonium*

■ **Nature :** végétal; c'est une papavéracée. Nom botanique : Chelidonium majus. Nom vulgaire : grande chélidoine, herbe à verrues. Préparation par macération de la plante fraîche entière et fleurie.

■ **Propriétés :** action particulière sur le foie; à partir de là se manifestent des troubles gastro-hépato-intestinaux avec hypertrophie hépatique, surtout du lobe droit. Accessoirement s'ensuit un état dépressif analogue à celui que provoquent les narcotiques. Sur la peau, apparition d'herpès; sur les reins : néphrites.

■ **Indications :**
☐ Essentiellement les *affections hépatiques* avec augmentation du volume du lobe droit du foie et surtout douleurs nettement situées à la pointe de l'omoplate droite, tant dans les états aigus que chroniques. Il peut s'y ajouter de l'ictère, de la lithiase (calculs), des migraines, et les troubles digestifs dyspeptiques habituels.
☐ Plus rarement, c'est un remède du *rhumatisme* de l'épaule droite, de certains *prurits*, de certaines *verrues*.

■ **Complémentaires :** BRYONIA, LYCOPODIUM, MERCURIUS, DULCAMARA.

■ **Antidotes :** ACONITUM, CHAMOMILLA, les acides, le vin, le café.

## China

■ **Nature :** végétal de la famille des rubiacées. Nom botanique : China officinalis ou Rubra, encore nommé Cinchona succirubra, c'est le quinquina rouge. Préparation par macération de l'écorce sèche, puis dilutions successives.

■ **Propriétés :** principe actif principal : la quinine, qui est toxique à certaines doses. Elle provoque dans un premier temps un état de surexcitation « fébrile » qui se transforme ensuite en état dépressif, pouls lent et faible, diminution des facultés sensorielles de l'audition et de la vue. Anémie, tendance aux hémorragies, congestion du foie et de la rate.

■ **Indications :** dans tous les états de *grande fatigue*, de faiblesse générale de type anémique, surtout s'ils résultent d'hémorragies, de suppurations prolongées, de ponctions d'ascite, d'un accouchement difficile après une grossesse troublée.

• Surtout s'il s'y ajoute une hyperesthésie à la douleur ou au simple contact, et des symptômes d'insuffisance hépatique ou une grosse rate. Augmentation du cholestérol dans le sang. Tendance aux hémorragies (du nez en particulier).

■ **Complémentaires :** CALCAREA PHOSPHORICA, CARBO VEGETABILIS, KALIUM CARBONICUM, FERRUM.

■ **Antidotes :** ARSENICUM, CALCAREA CARBONICA, CHAMOMILLA, COFFEA, FERRUM, HELLEBORUS, IODUM, MERCURIUS, SULFUR, VERATRUM ALBUM.

## Chlorum

■ **Nature :** produit chimique pur, c'est un métalloïde : le chlore; corps gazeux, très volatil. Il est soluble dans l'eau et préparé à partir de cette solution.

■ **Propriétés :** très irritant pour les voies respiratoires : son inhalation provoque une suffocation par spasme de

la glotte. Il a aussi une action, sur le système nerveux cérébro-spinal, d'excitation spasmodique.
■ **Indications** : surtout dans les *laryngites* suraiguës, les laryngites striduleuses avec arrêt de la respiration en inspiration, pouvant aller jusqu'à la syncope.
■ **Comparables** : ARSENICUM, IODUM, BROMIUM, CUPRUM, LACHESIS, SPONGIA.
■ **Antidotes** : LYCOPODIUM, PLUMBUM.

## *Cicuta virosa*

■ **Nature** : végétal de la famille des ombellifères. C'est la ciguë d'eau, nommée aussi quelquefois « persil des fous ». Préparation par macération de la plante fraîche entière.
■ **Propriétés** : toxique pour le système nerveux central : cerveau et bulbe; il y provoque un état d'excitation spasmodique avec convulsions accompagnées surtout d'opisthotonos (contracture de la colonne vertébrale en arrière).

Sur la peau, il peut provoquer des lésions ressemblant à l'impétigo, au psoriasis, à l'eczéma avec éruptions pustuleuses.
■ **Indications** :
☐ Dans les *convulsions*, l'épilepsie... le tétanos; dans certaines *commotions* cérébrales, dans certaines *méningites*.
☐ *Éruptions* avec croûtes épaisses, jaune vif.
■ **Comparables** : AETHUSA, BELLADONNA, CUPRUM, HYDROCIANICUM ACIDUM, HYPERICUM, NATRUM SULFURICUM, NUX VOMICA.
■ **Antidotes** : ARNICA, COFFEA, OPIUM, TABACUM.

## *Cimicifuga*

■ **Nature** : végétal de la famille des renonculacées. Nom botanique : Actaea racemosa ou Cimicifuga racemosa. Nom commun : actée à grappe. Préparation par macé-

ration alcoolique des racines fraîches de la plante.
■ **Propriétés** : action sur le système nerveux central avec phénomènes spasmodiques, crampoïdes (hystériformes) au niveau périphérique et dépression morale, névrose.

Action génitale féminine avec dysfonctionnement utéro-ovarien allant de la simple dysménorrhée jusqu'aux métrites, ovarites, etc. Terrain rhumatismal.
■ **Indications** : *syndromes névrotiques*, dépressions, céphalées chroniques associées généralement avec des *troubles génitaux* féminins de toutes sortes, y compris pendant des grossesses, à l'occasion de fausses-couches, à la ménopause.
• Chez des personnes de tempérament rhumatismal ou sujettes aux crampes.
■ **Complémentaires** : AGARICUS, CAULOPHYLLUM, IGNATIA, NATRUM MURIATICUM, PULSATILLA, SPIGELIA.
■ **Antidotes** : ACONITUM, BAPTISIA.

## Cina

■ **Nature** : végétal de la famille des composées. Nom botanique : Artemisia maritima. Nom vulgaire : Semen contra. Préparation par macération alcoolique des capitules floraux séchés.
■ **Propriétés** : action sur le système nerveux central avec apparition de spasmes et de convulsions, surtout des extenseurs; hyper-réflectivité motrice; irritabilité psychique importante; manifestations somatiques réflexes sur la respiration, les sphincters, les pupilles (mydriase).
■ **Indications** : tous états, aigus ou chroniques, dans lesquels il existe des *manifestations fonctionnelles exagérées :* toux nerveuse, coqueluche accompagnée de convulsions, coliques nerveuses, strabisme spasmodique, insomnies et même convulsions fébriles. Syndromes vermineux.
■ **Complémentaires** : ANTIMONIUM CRUDUM, CHAMOMILLA, LYCOPODIUM, SILICEA, SPIGELIA.
■ **Antidote** : ARNICA, CAMPHORA, CAPSICUM, CHINA.

## Cocculus indicus

■ **Nature :** végétal; de la famille des ménispermées. Nom botanique : Anamirta cocculus. Nom vulgaire : coque du levant (originaire des Indes). Préparation par macération alcoolique du fruit sec de la plante.
■ **Propriétés :** toxique par la picrotoxine, elle agit sur le système nerveux central : bulbe et cervelet, avec apparition de vertiges, puis manifestations d'incoordination, de tétanisation, puis de paralysie.
■ **Indications :** tous états aigus ou chroniques dans lesquels apparaît un syndrome associant *vertiges et nausées*. Depuis le simple mal de mer, ou le mal des transports jusqu'à des maladies nerveuses plus précises : névroses, épilepsie, chorée, méningites, etc. ou affections digestives, génitales féminines, grossesse.
■ **Complémentaires :** PETROLEUM, TABACUM.
■ **Antidotes :** CAMPHORA, CHAMOMILLA, CUPRUM, IGNATIA, NUX VOMICA.


## Coccus cacti

■ **Nature :** animal; insecte de la famille des hémiptères-coccidées. Nom commun : cochenille du Mexique. Préparation par macération alcoolique de l'insecte femelle desséché.
■ **Propriétés :** il provoque une inflammation très intense des muqueuses de la gorge et des voies respiratoires, avec apparition de manifestations spasmodiques (toux). Accessoirement il agit sur les reins et les organes génitaux féminins.
■ **Indications :**
□ Surtout dans les *toux spasmodiques* comme la coqueluche, mais aussi dans toute affection du larynx ou des voies respiratoires accompagnée de toux violente, occasionnant de grands efforts d'expulsion d'un mucus abondant et visqueux.

☐ *Leucorrhées* avec pertes irritantes, très filandreuses, visqueuses.

■ **Comparables :** BERBERIS, CORRALIUM, DROSERA, KALIUM BICHROMICUM, SARSAPARILLA.

## Coffea

■ **Nature :** végétal de la famille des rubiacées. Nom complet Coffea arabica ou Coffea cruda. Préparation par trituration et macération de la graine fraîche du caféier.

■ **Propriétés :** action toxique sur le système nerveux central avec excitation des fonctions cérébrales et de la motricité; sur le système sensoriel, il provoque une hyperexcitabilité (audition, douleurs de toutes sortes); excitation cardiaque.

■ **Indications :** dans tous les cas où il existe à la fois une *excitation psychique* avec idéation exagérée, hypersensibilité aux émotions, joies exagérées et aussi hypersensibilité à la douleur, intolérance aux bruits, aux contacts.

☐ *Insomnies* avec hypersensibilité surtout aux moindres bruits, idées surabondantes, afflux de projets, hypersensibilité de la peau.

■ **Complémentaires :** ACONITUM, BELLADONNA, CHAMOMILLA, GELSEMIUM, IGNATIA, NUX VOMICA.

■ **Antidotes :** tous les complémentaires ci-dessus + MERCURIUS, PULSATILLA, SULFUR, TABACUM.

## Colchicum

■ **Nature :** végétal de la famille des liliacées. Nom botanique : Colchicum automnale. C'est le colchique des prés. Préparation par macération du bulbe seul.

■ **Propriétés :** action toxique surtout sur le tube digestif, causant des vomissements et des coliques très violentes. Par la suite il agit sur les reins et surtout sur le

métabolisme de l'acide urique; avec prostration, crampes puis collapsus.
■ **Indications :**
☐ Dans certaines *entéro-colites* particulièrement douloureuses et épuisantes, avec tout particulièrement dégoût à la vue même des aliments et à leur odeur.
☐ *Rhumatisme goutteux* avec aggravation par le mouvement, le toucher, la nuit, le froid humide, l'automne.
■ **Complémentaires :** ARSENICUM, SPIGELIA.
■ **Antidotes :** BELLADONNA, CAMPHORA, COCCULUS, NUX VOMICA, PULSATILLA, SPIGELIA.

## *Collinsonia*

■ **Nature :** végétal; le Collinsonia canadensis est de la famille des labiées; préparation après macération alcoolique des racines fraîches.
■ **Propriétés :** action sur le rectum où il provoque l'apparition d'hémorroïdes, et sur les organes génitaux féminins.
■ **Indications :**
☐ Essentiellement dans les cas d'*hémorroïdes* saignantes, avec prurit, sensations d'échardes dans le rectum, de brûlure avec constriction.
☐ *Prolapsus de la matrice.*
■ **Comparables :** AESCULUS, ALOE, GRAPHITES, HAMAMELIS, PAEONIA, SEPIA.
■ **Antidotes :** NUX VOMICA.

## *Colocynthis*

■ **Nature :** végétal; de la famille des cucurbitacées. Nom botanique : Citrullus colocynthis, ou Cucumis colocynthis, c'est la coloquinte. Préparation par macération de la pulpe desséchée du fruit de cette plante.
■ **Propriétés :** action principale sur le tube digestif :

effet purgatif avec coliques. Secondairement, il peut provoquer des phénomènes algiques au niveau du trijumeau, du sciatique et du nerf crural.

■ **Indications :** cas aigus et chroniques dans lesquels il existe des manifestations très douloureuses et paroxystiques, ou douloureuses et spasmodiques.

□ *Entéro-colites*, surtout avec douleurs abdominales très violentes améliorées en se pliant en deux et en exerçant une forte pression sur le ventre.

□ *Névralgies sciatiques* avec douleurs irradiées à la hanche, derrière le genou et au pied.

• Sujets au tempérament coléreux, que leur colère rend malades.

■ **Complémentaires :** CAUSTICUM, MERCURIUS.

■ **Antidotes :** CAMPHORA, CAUSTICUM, CHAMOMILLA, COFFEA, OPIUM, STAPHYSAGRIA.

## *Conium maculatum*

■ **Nature :** végétal; c'est la grande ciguë; famille des ombellifères; elle est voisine de CICUTA VIROSA et d'AETUSA CYNAPIUM; préparation après macération alcoolique de la plante fraîche entière à la floraison.

■ **Propriétés :** toxique, c'est le poison qui fut utilisé pour exécuter Socrate. Il agit surtout sur le système nerveux cérébro-spinal, provoquant une paralysie progressive avec tremblements, incoordination, vertiges, hyperesthésie. Dans les intoxications chroniques, il provoque des indurations ganglionnaires multiples et volumineuses.

■ **Indications :**

□ *Neurasthénie, paralysies ascendantes*; vertiges par anémie cérébrale; impuissance masculine avec hyperexcitabilité; atrophie des seins; troubles provoqués par la continence sexuelle (célibataires, veuves).

□ *Indurations* tissulaires et particulièrement ganglionnaires; adénomes et cancer des seins.

■ **Comparables :** BARYTA CARBONICA, CALCAREA FLUORICA, CARBO ANIMALIS, KALIUM BROMATUM, PHYTOLACCA.

■ **Antidotes :** COFFEA, DULCAMARA, NITRICUM ACIDUM.

## Crocus

■ **Nature :** végétal; c'est le Crocus sativus, d'où est extrait le safran. Famille des iridées. Préparation après macération des racines fraîches.

■ **Propriétés :** provoque des hémorragies dans la sphère génitale féminine; secondairement excitation nerveuse; troubles vaso-moteurs; troubles de l'accomodation de la vue.

■ **Indications :** *méno- et métrorragies*, menaces d'avortement avec écoulement de sang noir comme du goudron et caillots en longs filaments; chez des femmes à tendance hystérique qui ont la sensation qu'elles ont dans leur ventre un être vivant; grossesse nerveuse.

■ **Comparables :** CHINA, IGNATIA, NUX MOSCHATA, PLATINA, SABINA, SEPIA.

■ **Antidotes :** ACONITUM, BELLADONNA, OPIUM.

## Crotalus horridus

■ **Nature :** animal; c'est un venin de serpent de la famille des vipéridés; préparation par solutions alcooliques de ce venin et dilutions successives.

■ **Propriétés :** hémolyse sanguine, hémorragies; toxique pour les nerfs, l'intestin et le foie.

■ **Indications :** toutes *maladies infectieuses* graves avec hémorragies et hépatite. Œdèmes inflammatoires, lymphangites, gangrènes.

• Caractéristique clinique : *aggravation pendant le sommeil*; impossibilité de se coucher sur le côté droit.

■ **Comparables :** ARSENICUM, CADMIUM, LACHESIS, PHOSPHORUS, TARENTULA CUBENSIS.

■ **Antidotes :** LACHESIS.

## Croton tiglium

■ **Nature :** végétal; de la famille des euphorbiacées, originaire de l'Inde et de la Chine. Préparation par macération alcoolique des racines de la plante.
■ **Propriétés :** action purgative sur la muqueuse du gros intestin; sur la peau : éruptions vésiculo-pustuleuses; accessoirement, action sur la glande mammaire.
■ **Indications :**
☐ Dans certaines *diarrhées* avec expulsion en jet explosif de matières liquides.
☐ *Eruptions* surtout dans la région génitale (masculine ou féminine).
☐ *Douleurs mammaires*, irritation des mamelons pendant l'allaitement.
■ **Comparables :** ALOE, GAMBOGIA, GRATIOLA, PODOPHYLLUM, RHUS TOXICODENDRON, SULFUR.
■ **Antidotes :** ANACARDIUM, ANTIMONIUM TARTARICUM, CLEMATIS, RANUNCULUS, RHUS TOXICODENDRON.

## Cubeba

■ **Nature :** végétal; c'est aussi le « poivre de cubeba »; famille des piperacées; préparation par macération alcoolique du fruit séché, puis dilutions successives.
■ **Propriétés :** irritation catarrhale de toutes les muqueuses : nez, gorge, estomac, intestin, mais son lieu d'élection est la muqueuse urinaire de l'urètre.
■ **Indications :** surtout dans les *gonorrhées* après que les premiers symptômes aient été améliorés par d'autres remèdes sans être complètement guéris.
■ **Comparables :** COPAIVA, CAPSICUM, CANTHARIS, TEREBINTHINUM, CANNABIS SATIVA.
■ **Antidotes :** CAMPHORA, NUX VOMICA, COFFEA.

## Cuprum

■ **Nature** : minéral; c'est le cuivre métallique, Cuprum metallicum. Préparation par dilution alcoolique de la troisième trituration hahnemannienne dans du sucre de lait.

■ **Propriétés** : l'action de l'ion *cuivre* est observée surtout à travers celle de ses sels comme l'acétate ou le sulfate de cuivre. Cette action est toxique pour le tube digestif avec apparition de gastro-entérites spasmodiques, coliques violentes; mais aussi sur le système nerveux et l'état général avec épuisement profond, crampes, convulsions (état cholériforme).

■ **Indications** : il a été un grand remède du *choléra morbus* dans les épidémies encore récentes du XIXe siècle. Il reste indiqué dans tous les cas dans lesquels on observe *spasmes*, crampes ou convulsions musculaires toujours très douloureuses.

□ Diarrhées, toux spasmodiques (coqueluche), crampes musculaires etc. Convulsions fébriles.

■ **Complémentaires** : ARSENICUM, MAGNESIA PHOSPHORICA, SECALE, VERATRUM ALBUM, CALCAREA CARBONICA.

■ **Antidotes** : BELLADONNA, CHAMOMILLA, CHINA, CONIUM, CICUTA, DULCAMARA, HEPAR SULPUR, IPECA, MERCURIUS, NUX VOMICA.

## Cyclamen

■ **Nature** : végétal; nom botanique : Cyclamen europæum, de la famille des primulacées; préparation après macération alcoolique des racines récoltées au printemps.

■ **Propriétés** : sur le cerveau, il provoque de violents maux de tête; il est toxique pour le tube digestif où il provoque vomissements et diarrhée; chez les femmes, il trouble les règles.

■ **Indications** : surtout dans les *migraines* accompagnées de troubles de la vue et de vertiges et aussi d'irrégularités menstruelles ou de troubles digestifs.
■ **Comparables** : CHINA, FERRUM, IGNATIA, IRIS, NATRUM MURIATICUM, PULSATILLA.
■ **Antidotes** : CAMPHORA, COFFEA, PULSATILLA.

## *Cypripedium*

■ **Nature** : végétal; de la famille des orchidées; préparation par macération alcoolique des racines récoltées en automne.
■ **Propriétés** : action calmante voisine de celle de la valériane. Il a surtout été utilisé dans les médecines traditionnelles; il n'a pas subi d'expérimentation homéopathique complète.
■ **Indications** :
Surtout pour les *enfants nerveux* qui se réveillent dans la nuit en pleine forme et qui veulent jouer au lieu de dormir.
□ Egalement dans les *convalescences* de maladies prolongées avec surexcitation nerveuse, tremblements, agitation des jambes.
■ **Comparables** : AMBRA GRISEA, IGNATIA, KALIUM BROMATUM, VALERIANA, COFFEA.
■ **Antidotes** : RHUS TOXICODENDRON.

## *Digitalis*

■ **Nature** : végétal de la famille des scrofulariacées. Nom botanique : Digitalis purpurea. Nom vulgaire : gant de Notre-Dame. Préparation par macération alcoolique des feuilles de deuxième année.
■ **Propriétés** : toxique par la digitaline, qui est son principal alcaloïde; agit sur le système circulatoire par excitation du pneumo-gastrique, ce qui ralentit d'abord le

rythme cardiaque, puis l'accélère et détermine de l'arythmie. Il se produit par ailleurs augmentation de la tension artérielle, puis affaissement. Œdèmes. Secondairement, l'intoxication digitalique provoque aussi de la diarrhée et des vomissements.

■ **Indications :**
□ Toutes les manifestations d'*insuffisance cardiaque*, particulièrement avec pouls lent, hyposystolie, puis asystolie. Œdèmes, cyanose.
□ Les *troubles hépatiques* semblables à ceux qui peuvent apparaître à l'occasion des défaillances cardiaques : ictère, insuffisance hépatique (avec pouls lent).
□ *Insuffisance rénale.*
□ *Décollement de rétine, hémorragies passives,* de sang noir.

■ **Comparables :** ADONIS, APOCYNUM, ARSENICUM, CONVALLARIA, CRATAEGUS, LACHESIS, PHOSPHORUS.

■ **Antidotes :** APIS, CAMPHORA, CALCAREA CARBONICA, NUX VOMICA, NITRIC ACIDUM, OPIUM.

## *Dioscorea*

■ **Nature :** végétal; c'est la plante qui produit l'igname; famille des asparaginées; préparation par macération alcoolique des racines fraîches, puis dilutions.

■ **Propriétés :** toxique, il provoque d'abord des nausées et des spasmes douloureux du plexus solaire, de l'acidité gastrique et de la diarrhée. Ces mêmes spasmes douloureux paroxystiques peuvent se produire dans tout autre organe creux : matrice, uretères, vésicule, etc.

■ **Indications :** tout tableau de *douleurs internes paroxystiques,* survenant par crises très violentes : surtout intestinales, mais aussi aérophagie, gastralgies, coliques hépatiques; la caractéristique de ces douleurs étant d'être *améliorées par le mouvement* et aggravées en se penchant en avant et en étant couché.

■ **Comparables :** BELLADONNA, BRYONIA, CHAMOMILLA, COLOCYNTHIS, MAGNESIA CARBONICA, MAGNESIA

PHOSPHORICA.

■ **Antidotes :** CAMPHORA, CHAMOMILLA.

# *Drosera*

■ **Nature :** végétal de la famille des droséracées; plante carnivore. Nom botanique : Drosera rotundifolia. Préparation par macération alcoolique de plantes totales, fraîches, de plusieurs espèces : Drosera longifolia, Drosera intermedia avec le Drosera rotundifolia.

■ **Propriétés :** action surtout sur l'arbre respiratoire au niveau laryngo-trachéo-bronchique où il détermine une irritation très vive avec toux spasmodique. Il peut aller jusqu'à provoquer des lésions pulmonaires semblables à celles de la tuberculose (chez le chat), avec atteintes ganglionnaires et caries osseuses.

■ **Indications :** états aigus et chroniques.

☐ Surtout *coqueluche* avec modalités nocturnes particulières : quintes, vomissements par la toux, douleurs thoraciques telles que le malade comprime son thorax avec ses mains. Toux aboyantes.

☐ Dans les *états chroniques,* le tableau ressemble à la tuberculose avec adénites, manifestations osseuses ou articulaires chez des malades fatigués, déprimés, instables, se sentant persécutés.

■ **Complémentaires :** BELLADONNA, COCCUS CACTI, CORALLIUM, CUPRUM, IPECA, NUX VOMICA, RUMEX, TUBERCULINUM, SULFUR.

■ **Antidote :** CAMPHORA.

# *Dulcamara*

■ **Nature :** végétal de la famille des solanacées. Nom botanique : Solanum dulcamara. Nom vulgaire : la douce-amère ou morelle grimpante. Préparation par macération des jeunes tiges feuillées.

■ **Propriétés :** action sur le système nerveux viscéral avec ralentissement cardiaque et respiratoire; sur les membres : douleurs rhumatoïdes; sur les muqueuses respiratoires et digestives : inflammations catarrhales; sur la peau : éruptions variées.

■ **Indications :** cas aigus et chroniques.

• En tout cas, toujours chez des *sujets hypersensibles à l'humidité*. Ils sont tombés malades par froid humide, ou pour s'être mouillés, ou pour habiter des logements ou des régions humides, ou pour s'être refroidis après une transpiration. Les manifestations cliniques peuvent alors être situées dans n'importe quelle partie de l'organisme. Même les éruptions sont aggravées par les bains ou par l'eau.

□ *Verrues* planes, jusque sous les ongles.

■ **Complémentaires :** BARYTA CARBONICA, CALCAREA CARBONICA, NATRUM SULFURICUM.

■ **Antidotes :** CAMPHORA, CUPRUM, IPECA, KALIUM CARBONICUM, MERCURIUS.

## *Echinacea*

■ **Nature :** végétal de la famille des composées, genre Rudbeckia. Nom botanique : Echinacea angustifolia ou Rudbeckia angustifolia. Préparation par macération alcoolique de la plante entière fraîche.

■ **Propriétés :** action très déprimante de l'ensemble de l'organisme tel qu'on peut la voir dans les états infectieux les plus graves. L'expérience clinique a montré qu'il pouvait accélérer les suppurations.

■ **Indications :** cas aigus ou subaigus dans lesquels il existe un *état infectieux général* (septicémie, typhoïde, scarlatines malignes, etc.) ou *local* (adénites, phlegmons, lymphangites, morsures de serpent, gangrène, etc.). S'il existe en plus un état de *confusion*, un état d'épuisement, une élocution lente, des courbatures, des frissons.

■ **Comparables :** ANTHRACINUM, ARNICA, ARSENICUM, BAPTISIA, BRYONIA, CARBO VEGETABILIS, HEPAR SULFUR, LACHESIS, PYROGENIUM, RHUS TOXICODENDRON.

## Erigeron

■ **Nature :** végétal; de la famille des composées, groupe des astéroïdes. Préparation après macération alcoolique de l'ensemble de la plante fraîche.
■ **Propriétés :** action hémorragique universelle, mais particulièrement sur l'utérus.
■ **Indications :** *toutes hémorragies :* traumatiques, gingivales, nasales, bronchiques; mais particulièrement les hémorragies génitales féminines : métrorragies, si elles sont accompagnées de miction douloureuse et d'une irritation de l'anus.
■ **Comparables :** CANTHARIS, COLCHICUM, IPECA, MILLEFOLIUM, TEREBINTHINUM.
■ **Antidote :** pas signalé (ni nécessaire).

## Eupatorium perfoliatum

■ **Nature :** végétal de la famille des composées. Autre nom : Eupatorium glandulosum. Préparation par macération alcoolique de la partie aérienne, fleurie, fraîche. Nom vulgaire : herbe à la fièvre.
■ **Propriétés :** action sur l'appareil locomoteur avec état rhumatoïde, endolorissement des muscles et des os. Sur le système digestif, il détermine des symptômes de congestion et d'insuffisance hépatique. Inflammation catarrhale des voies respiratoires.
■ **Indications :** toutes les maladies, plutôt aiguës profondes, ressenties dans les os. On note en plus une *douleur des globes oculaires* qui sont très sensibles à la pression. *Grande soif* d'eau froide.
■ **Comparables :** APIS, ARNICA, BRYONIA, CHELIDONIUM, CHINA, MERCURIUS, NUX VOMICA, PHYTOLACCA, PODOPHYLLUM, PYROGENIUM, RHUS TOXICODENDRON.
■ **Antidotes :** ARNICA, CAMPHORA, BRYONIA, NUX VOMICA.

# Euphrasia

■ **Nature :** végétal de la famille des scrofulariacées. Nom botanique : Euphrasia officinalis. Nom vulgaire : casse-lunettes. Préparation par macération alcoolique de la plante fraîche entière.

■ **Propriétés :** action irritante de la muqueuse des yeux et du nez avec inflammation catarrhale. Les manifestations oculaires dominent toutes les autres. Quelques manifestations digestives, génitales sont secondaires.

■ **Indications :** toutes les affections dans lesquelles il existe une *inflammation oculaire* avec larmoiement, irritant les paupières et la peau qui se trouve au contact des larmes ou des sécrétions oculaires.

□ *Coryza* dans lequel l'écoulement nasal reste banal, non irritant.

□ *Toux* accompagnée de larmoiement, surtout le jour, stoppée la nuit.

□ *Coqueluche* ou toute autre affection respiratoire.

■ **Complémentaires ou comparables :** APIS, ARNICA, ARSENICUM, ALLIUM CEPA, MERCURIUS, NATRUM MURIATICUM, PULSATILLA, SABADILLA.

■ **Antidotes :** CAMPHORA, CAUSTICUM, PULSATILLA.


# Ferrum

■ **Nature :** minéral; c'est le fer métallique : Ferrum metallicum. Préparation des dilutions après trois triturations centésimales dans du sucre de lait.

■ **Propriétés :** le fer a un rôle physiologique important dans la constitution de l'hémoglobine et dans la composition du sang. Lorsqu'il vient à manquer à la suite d'hémorragies ou de fuite métabolique (ou par carence alimentaire), il se crée un état d'anémie dite « ferriprive » dont le nom ancien était « la chlorose ».

Il peut se trouver en excès dans certains états « pléthoriques » avec hyperglobulie, souvent associée à de

l'hypertension et tendance aux hémorragies.
■ **Indications :**
☐ Dans tous les cas dans lesquels on peut constater un état d'*anémie hypochrome* (diminution de l'hémoglobine) ou *ferriprive* (diminution du fer globulaire et du fer sérique).
☐ Mais aussi dans les cas de *pléthore sanguine*.
• Dans les deux cas, on observe une instabilité vasomotrice avec alternances de congestion et de pâleur.
■ **Complémentaires :** ALUMINA, CHINA, HAMAMELIS.
■ **Antidotes :** ARSENICUM, ARNICA, BELLADONNA, CHINA, HEPAR SULFUR, IPECA, PULSATILLA, SULFUR, VERATRUM ALBUM.

## *Ferrum phosphoricum*

■ **Nature :** minéral; c'est le phosphate de fer, ou phosphate ferrique, sel soluble. Préparation par solutions hydriques successives.
■ **Propriétés :** les mêmes que celle du fer métallique, avec action supplémentaire de l'ion *phosphore* qui ajoute à sa tendance hémorragique et à l'intensité de son action. FERRUM est plus souvent utilisé dans les cas chroniques, alors que FERRUM PHOSPHORICUM se trouve plus souvent indiqué dans des cas aigus.
■ **Indications :** toutes les maladies fébriles dont les symptômes sont un peu voisins de ceux d'ACONITUM, donc dans la *première période des maladies infectieuses,* mais lorsque *le sujet est plutôt faible et pâle* (à l'inverse d'ACONITUM dont le type sensible est plutôt un sujet robuste, vigoureux).
■ **Comparables :** ACONITUM, BELLADONNA, CAUSTICUM, CHINA, CALCAREA PHOSPHORICA, FERRUM, GELSEMIUM, IPECA, PHOSPHORUS, PULSATILLA, VERATRUM ALBUM.
■ **Antidotes :** les mêmes que pour FERRUM.

## Fluoricum acidum

■ **Nature** : produit chimique soluble, très caustique, qui attaque même le verre. Préparation après solution hydrique et dilutions centésimales successives.
■ **Propriétés** : existant à doses minimes dans certains sels naturels, il provoque des troubles de l'ossification, surtout des dents, mais aussi des tissus veineux.
■ **Indications :**
□ Surtout dans les *caries dentaires* précoces chez les enfants ou récidivantes chez tout le monde.
□ Très utile aussi pour les *varices*, les « *chutes d'organes* », mais seulement chez des sujets hyperactifs, jamais en repos, ayant toujours trop chaud, qui se plongeraient constamment dans l'eau froide.
■ **Comparables** : AURUM, CALCAREA FLUORICA, HAMAMELIS, IODUM, LYCOPODIUM, SILICEA.
■ **Antidote** : SILICEA.

## Gelsemium

■ **Nature** : végétal de la famille des loganiacées. Nom botanique : Gelsemium sempervirens. C'est le « jasmin toujours vert ». Préparation par macération alcoolique des racines fraîches de la plante.
■ **Propriétés** : action surtout sur le système nerveux central : d'abord excitation avec tremblements, crampes, incoordination; ensuite phase parétique avec prostration, lourdeur insurmontable des membres, paralysies vraies.
Sur le plan mental, il provoque un état d'émotivité exagérée.
■ **Indications :**
□ Dans des *états aigus*, généralement *fébriles*, dans lesquels domine la fatigue générale, la prostration et des manifestations nerveuses paralytiques (il a été un excellent remède de poliomyélite). Souvent indiqué dans certaines grippes très déprimantes.

□ Dans les *cas chroniques* : plutôt dans les cas d'hyper-émotivité (trac des examens), dans certaines migraines occipitales, diarrhées émotives, tremblements émotifs, etc.

■ **Complémentaires :** SEPIA. Comparables : ARGENTUM NITRICUM, BAPTISIA, BRYONIA, COFFEA, IGNATIA.

■ **Antidotes :** ATROPINE, CHINA, COFFEA, DIGITALIS.

## *Glonoïnum*

■ **Nature :** produit chimique; c'est la nitro-glycérine, l'explosif violent bien connu; préparation après dilutions préalables dans de l'alcool.

■ **Propriétés :** expérimenté par Hering, en dynamisation, il a révélé une activité particulière dans la circulation artérielle : brusques vaso-dilatations. Particulièrement dans la tête.

■ **Indications :** surtout dans les *coups de chaleur*, avec violente congestion de la tête.

■ **Comparables :** AURUM, BELLADONNA, MELLILOTUS.

■ **Antidotes :** ACONITUM, CAMPHORA, COFFEA, NUX VOMICA.

## *Graphites*

■ **Nature :** minéral; c'est aussi Carbo mineralis, ou plombagine, (la mine de crayon). Préparation par dilution alcoolique après deux triturations centésimales dans du sucre de lait.

■ **Propriétés :** en tant que carbone, il a une certaine action générale dans la nutrition comme le carbone végétal (voir ce mot). Mais il est surtout utilisé pour son action superficielle sur la peau où il produit toutes sortes d'éruptions : herpès, eczéma, ulcérations, suppurations, etc.

■ **Indications :** toujours dans des états chroniques :

☐ soit dans des *syndromes généraux* avec obésité, insuffisance thyroïdienne, anémie, déminéralisation;
☐ soit dans des *syndromes digestifs* avec dyspepsie, flatulences, constipation;
☐ soit dans des *syndromes dermiques* : eczéma, intertrigo, herpès, troubles de cicatrisation, rétractions fibreuses.
■ **Complémentaires :** ARSENICUM, CAUSTICUM, FERRUM, HEPAR SULFUR, LYCOPODIUM.
■ **Antidotes :** ACONITUM, ARSENICUM, NUX VOMICA.

## *Hamamelis*

■ **Nature :** végétal de la famille des hamamelidées, c'est Hamamelis virginica. Préparation après macération de l'écorce des tiges et des racines.
■ **Propriétés :** utilisé traditionnellement dans les traumatismes et les hémorragies, son action a été confirmée par les expérimentations, précisant son effet dans les hémorragies veineuses : c'est « l'aconit des veines ».
■ **Indications :** tous les cas d'*hémorragies veineuses* de sang noir, passives, après contusions, blessures lacérées, écrasements musculaires; varices, phlébites, hémorroïdes.
■ **Comparables :** AESCULUS, ARNICA, CALCAREA FLUORICA, CALENDULA, LEDUM, PULSATILLA.
■ **Antidotes :** ARNICA, CAMPHORA, CHINA, PULSATILLA.

## *Helleborus*

■ **Nature :** végétal de la famille des renonculacées. Nom botanique : Helleborus niger. C'est la rose de Noël. Préparation par macération alcoolique de la plante entière, fraîche.
■ **Propriétés :** toxique pour le système nerveux central : il inhibe les facultés intellectuelles et sensorielles avec une première phase d'excitation puis de paralysie. Action

secondaire sur le cœur qu'il ralentit; sur le rein dont il diminue puis supprime la fonction; sur le tube digestif qu'il paralyse.

■ **Indications** : états aigus et chroniques dans lesquels *le psychisme est très inhibé*.

☐ *Maladies aiguës* avec réaction ou inflammation méningo-encéphalitique, commotions cérébrales, convulsions. Ainsi que toutes les maladies infectieuses plus générales accompagnées de manifestations de ce type.

☐ *Maladies chroniques :* épilepsie, urémie, néphrites graves, paralysies musculaires.

• Un important symptôme concomitant est la *diminution des urines*.

■ **Complémentaires** : ZINCUM. Comparables : APIS, ARSENICUM, NATRUM MURIATICUM, IODOFORM, OPIUM.
■ **Antidotes** : CAMPHORA, CHINA.

## *Helonias*

■ **Nature** : végétal, Helonias dioica est une vératrée de la famille des mélanthacées. Préparation après macération alcoolique des racines.

■ **Propriétés** : action surtout sur l'utérus et sur les reins. Il provoque d'abord un état congestif, puis un arrêt des fonctions.

■ **Indications** :

☐ Dans les *aménorrhées*, les *dysménorrhées*, les hémorragies utérines, toutes les affections de la matrice accompagnées de la sensation d'avoir un utérus douloureux et meurtri.

☐ Dans certaines *néphrites*. La malade est en tout cas toujours irritable, elle a besoin de bouger, il faut absolument qu'elle s'occupe, ce qui la soulage.

■ **Complémentaires** : ALETRIS, APIS, ARSENICUM, CHINA, CIMICIFUGA, FERRUM, SEPIA, PULSATILLA.
■ **Antidotes** : LILIUM TIGRINUM, CAMPHORA, PULSATILLA.

# Hepar sulfur

■ **Nature :** minéral complexe nommé Hepar sulfuris calcareum ou foie de soufre calcaire. Préparation par chauffage au rouge d'un mélange de soufre et de calcaire d'huître. Insoluble; la première dilution soluble est obtenue après deux triturations au centième de la poudre obtenue dans du sucre de lait.

■ **Propriétés :** par le fait qu'il est composé de deux minéraux très importants dans les métabolismes biologiques de tout notre organisme, on a observé, dans les expérimentations, que son action était profonde dans de nombreux cas.

■ **Indications :**

☐ Dans tous les *processus infectieux* à tendance suppurative survenant chez des sujets fragiles, se défendant mal, mais aussi hypersensibles, nerveux, irritables, frileux.

☐ Dans des maladies plus générales avec atteinte lymphatique, maladies catarrhales, respiratoires ou digestives. Laryngites récidivantes. Dyspepsies.

■ **Complémentaires :** CALENDULA, IODUM, SILICEA.
■ **Antidotes :** ACETICUM ACIDUM, ARSENICUM, BELLADONNA, CHAMOMILLA, SILICEA.

# Hydrastis

■ **Nature :** végétal de la famille des renonculacées. Nom botanique : Hydrastis canadensis. Préparation par macération des racines et du rhizome de la plante.

■ **Propriétés :** action sur les muqueuses où il provoque des sécrétions épaisses; action d'inhibition sur l'appareil digestif : foie, intestin, côlon; action générale dépressive, amaigrissante. Tropisme : glande mammaire.

■ **Indications :**

☐ Toutes *affections catarrhales* avec sécrétions épaisses, visqueuses, filandreuses : nez, gorge, appareil génital, intestin.

☐ Généralement associé avec des *troubles digestifs*, avec constipation opiniâtre, inappétence, sensation de creux dans l'estomac.

☐ Il a été un remède de cancer du sein.

■ **Complémentaires :** CHELIDONIUM, CHINA, KALIUM BICHROMICUM.

■ **Antidotes :** SULFUR.

# *Hyoscyamus*

■ **Nature :** végétal de la famille des solanées. Nom botanique : Hyoscyamus niger. C'est la jusquiame noire. Préparation par macération alcoolique de la plante entière fleurie, fraîche.

■ **Propriétés :** plante toxique, elle agit surtout sur le système nerveux central, y produisant du délire, des spasmes, puis des convulsions (action très voisine de celle de la belladone). Elle provoque aussi la dilatation pupillaire, la sécheresse de la bouche. Elle provoque plutôt moins de symptômes congestifs que la belladone et plus de symptômes mentaux.

■ **Indications :**

☐ Surtout dans des états aigus : dans tous les cas où il existe du *délire*, des hallucinations (délirium tremens); des sursauts musculaires, des *convulsions* locales ou générales.

☐ Secondairement, troubles de la vision (strabisme); toux nerveuses, sèches, persistantes; excitation sexuelle; insomnies nerveuses.

■ **Comparables :** AGARICUS, APIS, BELLADONNA, CANTHARIS, COFFEA, DROSERA, IGNATIA, LACHESIS, OPIUM, PLATINUM, RHUS TOXICODENDRON, STRAMONIUM.

■ **Antidotes :** ACETICUM ACIDUM, BELLADONNA, CITRICUM ACIDUM, CHINA, STRAMONIUM.

# Hypericum

■ **Nature :** végétal de la famille des hypericinées. Nom botanique : Hypericum perforatum; c'est le millepertuis. Préparation à partir de la plante fraîche, fleurie, entière.

■ **Propriétés :** action essentiellement sur le système nerveux périphérique : moelle et nerfs sensitifs, provoquant hypersensibilité et hyper-réflectivité.

■ **Indications :** traditionnellement considéré comme l'« Arnica des nerfs » par l'action bienfaisante qu'il a sur les blessures nerveuses.

□ Il est indiqué chaque fois qu'il existe un *traumatisme nerveux*, que la lésion soit ouverte ou fermée; mais tout particulièrement dans les parties du corps les plus riches en terminaisons sensitives : les doigts, la main, les ongles, les orteils, le coccyx, les parties génitales, le cerveau et la moelle épinière. Tout particulièrement dans les écrasements, les plaies dilacérées des doigts et de la main.

■ **Comparables :** ARNICA, CALENDULA, LEDUM, MAGNESIA PHOSPHORICA, RUTA, STAPHYSAGRIA.

■ **Antidotes :** ARSENICUM, CHAMOMILLA, SULFUR.

# Ignatia

■ **Nature :** végétal de la famille des loganiacées. Nom botanique : Ignatia amara. Nom vulgaire : fève de Saint-Ignace. Préparation par macération alcoolique du fruit, (fève arrivée à maturité).

■ **Propriétés :** son principe actif étant la strychnine, elle agit de façon très voisine de celle de NUX VOMICA (voir ce mot), avec contractures et spasmes musculaires des muscles striés ou lisses, atteinte neuro-psychique avec surexcitation, hyperesthésie, etc.

IGNATIA diffère quelque peu de NUX VOMICA en ce sens que dans son cas les symptômes psychiques prennent le pas sur les symptômes périphériques.

■ **Indications :** cas aigus et chroniques dans lesquels il existe des *manifestations nerveuses ou réflexes exagérées, changeantes et souvent contradictoires*.

☐ Toute *maladie aiguë* dans laquelle le malade réagit de façon paradoxale et inattendue, différente de ce qui serait logique. Hystérie. Spasmes.

☐ *Etats dépressifs* (souvent après chagrin ou contrariété), avec sautes d'humeur, soupirs déchirants, bâillements incoercibles, hypersensibilité aux odeurs, aversion pour le café, le tabac. Aggravation par la consolation.

■ **Complémentaires :** AURUM, NATRUM MURIATICUM, PHOSPHORICUM ACIDUM.

■ **Antidotes :** ACETICUM ACIDUM, ARNICA, COCCULUS, CHAMOMILLA, PULSATILLA.


## *Iodum*

■ **Nature :** minéral; c'est un métalloïde, produit simple, soluble dans l'alcool (teinture d'iode). Préparation à partir de cette teinture officinale.

■ **Propriétés :** action essentielle sur la glande thyroïde, accessoire sur les autres glandes endocrines et même lymphatiques. Il est important dans la nutrition générale, l'assimilation des albumines. Il agit secondairement sur le cœur, augmentant son rythme, abaissant la tension artérielle; sur les séreuses et les muqueuses il provoque une inflammation de type catarrhal; sur la peau il peut provoquer des inflammations urticariennes, acnéiques ou purpuriques.

■ **Indications :** surtout dans des états chroniques dans lesquels il y a *amaigrissement*, malgré un gros appétit, avec hyperactivité physique, besoin d'action et de grand air (signes d'hyperthyroïdie).

☐ Dans les cas de *lymphatisme* avec adénopathie, *hypertrophie des amygdales*.

☐ Dans des cas de *palpitation*, de tachycardie, d'insuffisance cardiaque.

■ **Complémentaires :** BADIAGA, LYCOPODIUM.

■ **Antidotes :** ANTIMONIUM TARTARICUM, APIS, ARSENI-

CUM, BELLADONNA, CAMPHORA, CHINA, COFFEA, HEPAR SULFUR, OPIUM, PHOSPHORUS, SPONGIA, SULFUR.

## *Ipeca*

■ **Nature** : végétal du Brésil, de la famille des rubiacées. Nom botanique : Cephaelis ipecacuanha. Préparation par macération des racines sèches de la plante.

■ **Propriétés** : action particulière en deux points de l'organisme : tube digestif et appareil respiratoire. Il provoque nausées et vomissements d'une part, inflammation catarrhale des voies respiratoires d'autre part. Il favorise accessoirement les hémorragies.

■ **Indications** : cas aigus, subaigus et chroniques dans lesquels il existe à la fois *inflammation muqueuse et spasmes :*

☐ *maladies gastro-intestinales* avec nausées constantes, vomissements et quelquefois diarrhée;

☐ *maladies respiratoires* avec sécrétions bronchiques et spasmes respiratoires (asthme, broncho-pneumopathies dyspnéisantes).

• Dans les deux cas, il peut s'y ajouter une tendance hémorragique. De toute façon, l'*état nauséeux* est présent sans que la langue soit chargée ou saburrale, sans que les vomissements diminuent l'état nauséeux.

■ **Comparables** : AETHUSA, ANTIMONIUM CRUDUM, ANTIMONIUM TARTARICUM, DROSERA, MILLEFOLIUM, NUX VOMICA, PULSATILLA.

■ **Antidotes** : ARNICA, ARSENICUM, CHINA, NUX VOMICA, TABACUM.


## *Iris versicolor*

■ **Nature** : végétal; c'est l'iris bigarré, de la famille des iridacées. Préparation après macération des racines fraîches.

■ **Propriétés** : toxique digestif, il provoque vomissements et diarrhée, augmente les sécrétions salivaires, biliaires, pancréatiques. Pancréatite toxique. Il congestionne le corps thyroïde. Sur la peau, il provoque des éruptions pustuleuses, surtout au cuir chevelu, autour de la bouche et des éruptions psoriasiformes aux coudes et aux genoux.

■ **Indications** :

☐ Hyperacidité gastrique, aigreurs, vomissements acides; pendant la grossesse, avec ou sans diarrhée alors très irritante autour de l'anus.

☐ Migraines d'origine digestive, avec dyspepsie acide.

• Caractéristique : une salivation abondante, des transpirations profuses.

■ **Comparables** : ARSENICUM, IPECA, MERCURIUS, NATRUM MURIATICUM, NUX VOMICA, SANGUINARIA.

■ **Antidote** : NUX VOMICA.

## Jalapa

■ **Nature** : végétal; de la famille des convulvacées; plante du Mexique. Préparation après trituration des racines dans du sucre de lait.

■ **Propriétés** : traditionnellement utilisé comme purgatif, il provoque en effet des coliques douloureuses avec selles liquides.

■ **Indications** : ce médicament dilué s'est trouvé particulièrement utile chez les jeunes enfants calmes pendant le jour, mais agités et hurlant toute la nuit. Valable même si l'enfant n'a pas de diarrhée, quelle que soit la cause de son agitation. Dans ses moments d'*agitation nocturne*, l'enfant se contorsionne dans tous les sens, ses membres sont agités.

■ **Comparables** : ARSENICUM, CHINA, COLOCYNTHIS, CUPRUM, RHEUM.

■ **Antidotes** : NUX VOMICA, CAMPHORA, COFFEA.

## *Kalium bichromicum*

■ **Nature :** minéral; c'est le chromate acide de potassium. Kalium bichromicum ou Kalii dichromas. Soluble, préparation par dilution à partir de la I$^{re}$ DH.
■ **Propriétés :** produit toxique, caustique pour les muqueuses où il produit des inflammations avec excrétion pseudo-membraneuse, puis ulcérations. Toxique aussi pour le foie, les reins et le système locomoteur : articulations, périoste, ligaments.
■ **Indications :**
☐ Toutes les *affections des muqueuses* dans lesquelles on constate une sécrétion d'abord visqueuse, puis pseudo-membraneuse, puis des ulcérations rondes, taillées à pic : otites suppurées, angines membraneuses ou ulcéreuses, diphtérie, ulcères gastro-duodénaux; rhinite, laryngites chroniques.
☐ Accessoirement, *rhumatisme* articulaire, lumbago, sciatiques.
■ **Complémentaires :** ARSENICUM, PHOSPHORUS, PSORINUM.
■ **Antidotes :** ARSENICUM, LACHESIS, PULSATILLA.


## *Kalium carbonicum*

■ **Nature :** minéral; c'est le carbonate de potassium, ou carbonate dipotassique. Soluble, il se prépare par dilutions à partir de la I$^{re}$ DH.
■ **Propriétés :** sous cette combinaison avec le carbone, le potassium est un élément essentiel du métabolisme de l'eau. Il joue un rôle équilibrant du sodium, mais quelquefois il peut dépasser ce rôle et provoquer des kaliémies dangereuses. L'alcalose qu'il engendre entraîne de graves perturbations métaboliques.
■ **Indications :**
☐ Dans les *troubles métaboliques aigus du potassium*, il vaut toujours mieux rétablir les équilibres ioniques

de sang par des perfusions contrôlées.

□ Dans les *états chroniques*, il sera possible de traiter homéopathiquement des malades hypokaliémiques pour leur *asthénie* permanente, leur anémie étant souvent accompagnée de dyspepsie flatulente, de troubles hépatiques, d'insuffisance cardiaque avec œdèmes de la face qui paraît bouffie, surtout au niveau des paupières supérieures, rachialgies, lumbago, rhumatismes divers...

■ **Comparables :** BRYONIA, CARBO VEGETABILIS, CHINA, GRAPHITES, LYCOPODIUM, NATRUM MURIATICUM, SEPIA.

■ **Antidotes :** CAMPHORA, COFFEA.

## Kalium chloricum

■ **Nature :** produit chimique, c'est le chlorate de potasse, à ne pas confondre avec le chlorure de potassium, KALIUM MURIATICUM en homéopathie. Soluble, il se prépare à partir d'une solution hydrique, puis par dilutions successives.

■ **Propriétés :** il provoque à l'état pur des ulcérations et une inflammation de la bouche.

■ **Indications :** les *stomatites aphteuses ou virales*; ainsi que beaucoup d'affections organiques dans différentes parties du corps qui s'accompagnent de lésions buccales, souvent avec un très mauvais état général.

■ **Comparables :** KALIUM MURIATICUM, CAUSTICUM, BORAX, SULFURICUM ACIDUM.

■ **Antidote :** MERCURIUS.

## Kalium iodatum

■ **Nature :** produit chimique; c'est l'iodure de potassium, sel soluble dans l'eau ou préparé à partir de trois triturations centésimales dans du sucre de lait.

■ **Propriétés :** toxique avec action préférentielle sur le système lymphatique : ganglions. Sur les muqueuses :

sécrétions claires irritantes; sur la peau : éruptions en forme d'acné.
■ **Indications :**
☐ KALIUM IODATUM a été beaucoup utilisé, tant en allopathie qu'en homéopathie, pour toutes les formes de *syphilis*.
☐ En fait, il trouve encore son indication dans les affections comportant : *coryzas chroniques* avec ou sans sinusites, *douleurs osseuses* surtout nocturnes, adénopathies multiples, etc., avec modalités particulières d'aggravation par la chaleur, et pendant la nuit; amélioration par l'air frais, le mouvement.
■ **Complémentaires :** AURUM, IODUM, MERCURIUS, PHYTOLACCA, SYPHILINUM.
■ **Antidotes :** HEPAR SULFUR, NITRICUM ACIDUM.

## *Kalium muriaticum*

■ **Nature :** minéral; c'est le chlorure de potassium, celui des sels de potasse qui se trouve dans le sang circulant. Soluble, il est préparé à partir de la 1$^{re}$ DH.
■ **Propriétés :** il est le mieux situé pour équilibrer les métabolismes du sodium qui existe aussi à l'état de chlorure dans nos humeurs. Il joue un rôle très important dans le métabolisme de l'eau, donc dans l'apparition des œdèmes.
■ **Indications :** tous les cas, plutôt chroniques, dans lesquels il existe des phénomènes de *rétention hydrique* :
☐ soit par inflammation locale (deuxième période des inflammations);
☐ soit par trouble fonctionnel, cardiaque ou rénal;
☐ soit par trouble métabolique : cellulite.
• Il provoque sur les muqueuses des sécrétions fibrineuses, épaisses (gorge, catarrhe tubaire).
■ **Comparables :** BRYONIA, GRAPHITES, HYDRASTIS, KALIUM BICHROMICUM, MERCURIUS, PULSATILLA.
■ **Complémentaire :** CALCAREA SULFURICA.

## Kalmia latifolia

■ **Nature :** végétal; c'est le laurier des montagnes, de la famille des rhododendrées. Préparation par macération alcoolique des feuilles fraîches de la plante en fleur.
■ **Propriétés :** toxique, il produit des douleurs des membres et des articulations, puis une sorte de paralysie accompagnée de ralentissement du pouls.
■ **Indications :** dans les crises de *rhumatisme* avec atteinte cardiaque (ou menace), les douleurs des membres changeant rapidement de place, passant des membres supérieurs aux inférieurs, avec douleurs thoraciques au niveau du cœur, douleurs oculaires en bougeant les yeux.
■ **Comparables :** BRYONIA, CIMICIFUGA, DIGITALIS, PULSATILLA, RHODODENDRON, SPIGELIA.
■ **Antidotes :** ACONITUM, BELLADONNA, SPIGELIA.

## Kreosotum

■ **Nature :** végétal; c'est le produit de distillation d'un goudron de hêtre obtenu par dépôt des fumées de ce bois (ces mêmes fumées étant celles qui sont destinées à la conservation de viandes ou de poissons). Soluble dans l'alcool, il constitue ainsi la teinture-mère de ce médicament.
■ **Propriétés :** en dehors de son action conservatrice, il a un effet caustique sur les muqueuses digestives et urinaires depuis la simple inflammation jusqu'aux ulcérations. Action toxique plus générale sur le sang et l'état général.
■ **Indications :**
☐ *Cas aigus d'inflammation des muqueuses* des gencives, de la bouche (stomatites), des yeux (blépharo-conjonctivites, kératites), diarrhées, affections respiratoires (laryngites, bronchite, tuberculose).
☐ *Cas chroniques :* hémogénie (tendance aux hémorra-

gies), leucorrhées irritantes, etc.
- Dans tous les cas, il existe des *excrétions irritantes*, excoriantes et une *tendance aux hémorragies*.

■ **Complémentaires :** ARSENICUM, PHOSPHORUS, SULFUR.

■ **Antidote :** NUX VOMICA.

## Lac caninum

■ **Nature :** animal; c'est du lait de chienne, préparé après triturations centésimales dans du sucre de lait.

■ **Propriétés :** révélées uniquement par l'expérimentation de dilutions homéopathiques. Ce médicament agit surtout sur la gorge et l'appareil génital féminin, secondairement sur l'appareil locomoteur sous forme de douleurs rhumatismales.

■ **Indications :**
☐ Utilisé surtout dans les *angines*, les *stomatites*, la *diphtérie*;
☐ et dans les *affections génitales* de la femme : ovarites, métrites, mammites;
- mais avec des modalités particulières d'*alternance des troubles d'un côté à l'autre* des organes atteints, d'hypersensibilité au toucher, chez des sujets de tempérament hystérique ayant un désir particulier de sel.

■ **Comparables :** ANACARDIUM, APIS, BRYONIA, KALIUM BICHROMICUM, LACHESIS, MUREX, PULSATILLA.

■ **Antidotes :** CAMPHORA, LACHESIS, PULSATILLA.

## Lachesis

■ **Nature :** animal; c'est le venin du reptile de la famille des vipéridés : Lachesis trigonocephalus. Préparation par dilution alcoolique du venin.

■ **Propriétés :** action très toxique sur le système nerveux central avec phase d'excitation suivie d'une dépression profonde pouvant aller jusqu'au coma et à la mort. Dans la première phase, il existe une hyperesthésie superficielle et une suractivité cérébrale (loquacité), délirante par la suite.

Action également sur le sang : hémolyse (fonte des globules rouges), ecchymoses locales, hémorragies à distance, éruptions purpuriques. Localement, gonflement du tissu cellulaire, très douloureux, violacé.

■ **Indications** : tous les cas, aigus ou chroniques, dans lesquels il existe une *hyperesthésie superficielle* très importante (contact des vêtements, le moindre effleurement est insupportable); une association d'excitation cérébrale et de faiblesse générale; des accès vasomoteurs de type « bouffées de chaleur » ou hémorragiques (de sang noir).
• Caractéristiques particulières : prédominance des lésions locales *du côté gauche* (gorge, ovaire) et aggravation des symptômes généraux et locaux pendant le sommeil.

■ **Complémentaires** : HEPAR, LYCOPODIUM, NITRICUM ACIDUM, PHOSPHORUS.

■ **Antidotes** : ALUMINA, ARSENICUM, BELLADONNA, CALCAREA CARBONICA, CHAMOMILLA, COCCULUS, CARBO VEGETABILIS, COFFEA, HEPAR SULFUR, LEDUM, MERCURIUS, NITRICUM ACIDUM, NUX VOMICA.

## *Ledum palustre*

■ **Nature** : végétal de la famille des éricacées. Nom vulgaire : romarin sauvage. Préparation par macération alcoolique des rameaux feuillés de la plante fraîche.
■ **Propriétés** : action primaire sur le tube digestif où il provoque de la diarrhée. Action secondaire plus importante sur les articulations (inflammation de type rhumatismal) et sur le système vasculaire superficiel (dilatations veineuses, ecchymoses, éruptions diverses).
■ **Indications** :
☐ Dans certains cas de *rhumatisme* simple ou goutteux

à évolution ascendante (les membres supérieurs après les inférieurs), aggravés par la chaleur locale, en association avec des dermatoses eczématiformes.
□ Dans les traumatismes avec *ecchymoses* persistantes, surtout des paupières (œil au beurre noir) ou de l'œil lui-même (hémorragies de la chambre antérieure).
■ **Complémentaires :** APIS, ARNICA, BRYONIA, COLCHICUM, HYPERICUM, PULSATILLA, RHODODENDRON, SULFUR.
■ **Antidote :** CAMPHORA.

## Lobelia inflata

■ **Nature :** végétal; campanulacée préparée par macération de la plante fraîche.
■ **Propriétés :** toxique, voisine du tabac. Elle provoque des spasmes laryngés, une hypotension artérielle, une hypersécrétion de salive, des vomissements et de la diarrhée.
■ **Indications :** tous états dans lesquels *vomissements et nausées* dominent le tableau.
■ **Comparables :** ANTIMONIUM TARTARICUM, IPECA, NUX VOMICA, TABACUM, VERATRUM ALBUM.
■ **Antidote :** IPECA.

## Luesinum

■ **Nature :** animal (et même pathologique); c'est la sérosité d'un chancre syphilitique avant tout traitement. Autre nom : Syphilinum. Préparation après dilution de la sérosité pathologique dans de l'alcool à 90°.
■ **Propriétés :** il agit en tant que « vaccin » dans les cas de syphilis reconnue, acquise ou héréditaire, mais bien plus souvent supposée d'après l'histoire pathologique du malade ou de sa famille et de ce que l'on sait de cette maladie.

Le médicament dilué a été expérimenté et a donné des symptômes propres utilisables dans toute autre situation clinique.

■ **Indications :** en dehors des cas de *syphilis* — pour lesquels il existe généralement un traitement individualisé, et dans lesquels LUESINUM n'intervient que comme adjuvant —, sa prescription se trouvera indiquée dans les cas où :
- tout va plus mal la nuit : du coucher au lever du soleil;
- il y a tendance héréditaire et familiale à l'alcoolisme;
- douleurs osseuses profondes, toujours pires la nuit;
- aggravation pendant les orages.

■ **Complémentaires :** les nombreux remèdes qui ont été considérés comme ceux de la diathèse syphilitique : MERCURIUS en tête.

■ **Antidote :** aucun.

## *Lycopodium*

■ **Nature :** végétal de la famille des lycopodiacées. Nom botanique : Lycopodium clavatum. Préparation à partir des spores desséchées de la plante qui sont préalablement triturées dans du sucre de lait, et reprises en teinture alcoolique.

■ **Propriétés :** action centrée sur la fonction hépatique où il peut provoquer toutes les déficiences et lésions possibles. Secondairement, il agit aussi sur l'ensemble de l'organisme : nutrition, circulation sanguine, sytème nerveux central, peau et muqueuses.

■ **Indications :** surtout dans les états chroniques lorsqu'il existe des manifestations d'*insuffisance hépatique* : depuis la simple dyspepsie flatulente, jusqu'à l'ictère, la lithiase et même la cirrhose.
- Il correspond à un certain type de malade : *physiquement faible*, fatigable, peu dynamique (y compris sur le plan sexuel), mais par contre *brillant intellectuellement*. Il aura soit des manifestations secondaires de stase veineuse (varices, hémorroïdes), soit une fragilité de la gorge

(angines droites), soit des difficultés digestives gastro-intestinales.
■ **Complémentaires :** CALCAREA CARBONICA, CHELIDONIUM, IODUM, KALIUM CARBONICUM, LACHESIS, PULSATILLA.
■ **Antidotes :** ACONITUM, CAMPHORA, CAUSTICUM, CHAMOMILLA, GRAPHITES.

## *Magnesia carbonica*

■ **Nature :** minéral; sel insoluble de carbone : le carbonate de magnésie. Préparation par dilution alcoolique de la deuxième trituration au centième dans du sucre de lait.
■ **Propriétés :** par l'ion *magnésium*, son action est importante dans la fonction nucléaire des cellules, tout particulièrement au niveau du thymus, des muscles striés et de la moelle épinière. Il a un rôle dans le fonctionnement du système nerveux, jusqu'à avoir une action curarisante sur les plaques motrices des muscles.

A doses moyennes, il a un effet purgatif sur l'intestin.
■ **Indications :**
□ Dans des cas aigus et chroniques où l'on observe un état de *fatigue nerveuse*, avec hypersensibilité au contact et à la douleur. Névralgies de l'os malaire.
□ Dans des cas où il existe une *dyspepsie gastro-intestinale* avec fermentations acides, selles acides, diarrhée mousseuse et verte (décrite comme de l'écume de mare à grenouilles).
■ **Complémentaire :** CHAMOMILLA.
■ **Antidotes :** ARSENICUM, CHAMOMILLA, MERCURIUS, NUX VOMICA, PULSATILLA, RHEUM.

## Magnesia phosphorica

■ **Nature** : produit chimique; c'est le phosphate de magnésie, sel soluble, préparé à partir de la première solution hydrique centésimale du produit brut.
■ **Propriétés** : action surtout sur les cellules nerveuses, provoquant une excitation sensitive et motrice sous forme de spasmes douloureux.
■ **Indications** : toutes affections dans lesquelles existent des *phénomènes spasmodiques* et des *douleurs crampoïdes* ainsi que des *névralgies* : convulsions, tics, crampes, spasmes intestinaux, gastralgies, dysménorrhées.
• Modalités particulières : *aggravation par le froid*, amélioration par la chaleur locale, la pression.
■ **Comparables** : BELLADONNA, BRYONIA, CACTUS, CHAMOMILLA, COLOCYNTHIS, CUPRUM.
■ **Antidotes** : BELLADONNA, GELSEMIUM, LACHESIS.

## Medorrhinum

■ **Nature** : produit pathologique humain : pus d'écoulement urétral par gonococcie. Préparation après dilution de ce pus dans de l'alcool à 90°, puis atténuations successives au centième; première présentation en $3^{me}$ CH.
■ **Propriétés** : le gonocoque est responsable de l'urétrite ou de la vulvo-vaginite dite blennorragique, ainsi que de leurs complications (orchite chez les hommes, salpyngites, métrites, ovarites chez les femmes). Il existe souvent des aggravations locales de cette infection sous forme de végétations nommées vulgairement « crêtes de coq ». Hahnemann a considéré, de par ce fait, que le gonocoque, ou plutôt ce qu'il considérait comme le « miasme » responsable de la maladie locale génitale, l'était aussi de tout ce qui se manifestait dans l'organisme humain sous forme de proliférations cutanées, muqueuses ou organiques. Il le rendit responsable de la maladie

chronique qu'il désigna sous le nom de *sycose*.

Par ailleurs, le médicament dilué a été expérimenté chez des sujets sains et a montré une symptomatologie propre qui est devenue caractéristique du remède.

■ **Indications :**

☐ Dans tout état étiqueté *sycosique* par certains homéopathes : le médicament peut être indiqué en complément (ou en intercurrence) dans un traitement individualisé de cette « diathèse ».

☐ Dans toutes les *maladies chroniques* où il existe une *aggravation le jour plutôt que la nuit*; une intolérance au froid sec, au climat de montagne; une amélioration à la mer, en climat humide. Chez des sujets nerveux, irritables, répugnant à être touchés, émotifs, précipités dans leur comportement.

☐ Malades présentant de nombreux *grains de beauté* et souvent des verrues, des loupes, des kystes.

■ **Comparables :** tous les remèdes dits « sycotiques » dont le chef de file est THUYA.

■ **Antidote :** IPECA.

## *Mercurius*

■ **Nature :** minéral; c'est le mercure métallique, dit aussi « vif-argent ». Il est le plus souvent utilisé en homéopathie sous la forme MERCURIUS SOLUBILIS, qui est l'oxyde noir de mercure d'Hahnemann. Préparation soluble après deux triturations au centième du produit dans du sucre de lait.

D'autres préparations mercurielles sont utilisées, mais leur action est assez voisine de MERCURIUS SOLUBILIS. MERCURIUS VIVUS est préparé à partir du métal lui-même, MERCURIUS CORROSIVUS est le sublimé corrosif (chlorure mercurique); MERCURIUS CYANATUS est le cyanure de mercure (le plus toxique); MERCURIUS DULCIS est le calomel (chlorure mercureux); MERCURIUS PROTO-IODATUS est l'iodure mercureux.

■ **Propriétés :** le mercure est toxique par lui-même avec

inflammations de la bouche, des gencives, de l'ensemble du tube digestif, puis des reins, du cœur jusqu'à ce que mort s'ensuive : en 1 ou 2 jours dans les intoxications suraiguës, en 10 à 15 jours dans les cas aigus. Tous les tissus, tous les organes, tous les systèmes sont susceptibles d'être atteints par l'intoxication mercurielle.

■ **Indications** : les expérimentations homéopathiques ont montré qu'il existait un certain nombre de caractéristiques capables de distinguer cette intoxication de certaines autres aussi graves : *aggravation nocturne de tous les symptômes* et de l'état général; hypersécrétion des glandes digestives (salivation en particulier); tendance aux suppurations muqueuses et cutanées, aux ulcérations; mauvaises odeurs (haleine, sécrétions, suppurations); langue enflée, chargée et gardant l'empreinte des dents.

■ **Complémentaires** : ARSENICUM IODATUM, AURUM, HEPAR SULFUR, KALIUM IODATUM, NITRICUM ACIDUM, PHYTOLACCA, PODOPHYLLUM, SYPHILINUM.

■ **Antidotes** : AURUM, ASA FOETIDA, CHINA, DULCAMARA, HEPAR SULFUR, KALIUM IODATUM, KALIUM MURIATICUM, IODUM, MEZEREUM, NITRICUM ACIDUM, STAPHYSAGRIA, SULFUR, THUYA.

## *Mercurius corrosivus*

■ **Nature** : produit chimique; c'est le sublimé corrosif ou chlorure de mercure. Préparé par trituration centésimale dans du sucre de lait, puis dilutions.

■ **Propriétés** : très toxique pour les intestins, les reins et la vessie; il peut provoquer des ulcérations de toutes les muqueuses et des lésions dans tout l'organisme.

■ **Indications** : dans les *entérites* dysentériques (hémorragiques) et toutes les maladies infectieuses les plus graves, avec stomatite, lèvres noires, impossibilité d'avaler, brûlures internes, transpiration profuse.

■ **Comparables** : ARSENICUM, ARGENTUM NITRICUM, CAUSTICUM, LACHESIS, PHOSPHORUS.

■ **Antidotes** : SILICEA, MERCURIUS, SEPIA, LOBELIA.

## Mezereum

■ **Nature** : famille des daphnoïdées. Nom botanique : Daphne mezereum. Nom vulgaire : bois gentil. Préparation par macération alcoolique de l'écorce de tige de la plante.

■ **Propriétés** : action irritante sur la peau pouvant aller jusqu'à l'ulcération; sur les muqueuses oculaires, digestives, nasales, génitales; sur le système nerveux périphérique : névralgie.

■ **Indications** : on a dit que MEZEREUM était le « mercure végétal ».

☐ Il est le plus souvent indiqué dans les *maladies de peau* présentant des lésions vésiculeuses, se recouvrant ensuite de croûtes épaisses cachant un pus fétide et irritant.

☐ Ainsi que dans les *maladies internes* résultant de la suppression d'éruptions de ce genre (éruptions rentrées, eczémas rentrés), avec syndromes ganglionnaires, névralgiques, rhumatoïdes, etc.

• Mais toujours avec la caractéristique de l'*aggravation nocturne* et par la chaleur du lit, salivation, tendance à la diarrhée... comme MERCURIUS.

■ **Complémentaire** : MERCURIUS.

■ **Antidotes** : ACONITUM, BRYONIA, CALCAREA CARBONICA, KALIUM IODATUM, MERCURIUS, NUX VOMICA.


## Millefolium

■ **Nature** : végétal; c'est le millefeuille ou Achilea millefollium, famille des achilées. Préparation par macération alcoolique de la plante fraîche entière.

■ **Propriétés** : il provoque une congestion vasculaire et des hémorragies dans toutes les parties du corps, mais surtout au niveau de l'appareil génital féminin.

■ **Indications** : toutes *hémorragies* de sang rouge, brillant, fluide, non accompagnées d'angoisse ni de douleurs.

Epistaxis, hémoptysies, mais surtout métrorragies.
■ **Comparables :** CHINA, FERRUM PHOSPHORICUM, IPECA, PHOSPHORUS.
■ **Antidote :** AURUM MURIATICUM.

## *Murex*

■ **Nature :** animal; c'est un mollusque gastéropode : Murex purpurea, qui servait dans l'antiquité à fabriquer la teinture pourpre. Préparation par trituration centésimale dans du sucre de lait de l'animal frais écrasé.
■ **Propriétés :** reconnues par les expérimentations homéopathiques, elles sont voisines de celles de SEPIA, avec congestion des organes génitaux féminins et état général déprimé.
■ **Indications :** *dysménorrées, métrorragies*, métrites, prolapsus utérin accompagnés de surexcitation sexuelle, de sensation de vide au creux de l'estomac, d'une sensation douloureuse de la présence interne de l'utérus, de sensation que la matrice va sortir par en-bas, sensation améliorée en croisant les jambes.
■ **Comparables :** HELONIAS, HYOSCYAMUS, LILIUM TIGRINUM, ORIGANUM, PLATINUM, SEPIA.
■ **Antidotes :** NUX VOMICA, SEPIA, PULSATILLA.

## *Muriaticum acidum*

■ **Nature :** produit chimique; c'est l'acide chlorhydrique, le « fumant » du commerce. Préparation à partir des premières dilutions hydriques centésimales.
■ **Propriétés :** très caustique, très toxique, il brûle tout ce qu'il atteint jusqu'aux ulcérations les plus profondes.
■ **Indications :** tous *états infectieux* particulièrement graves (ou au stade terminal) *où il existe une extrême faiblesse* telle que le malade ne peut absolument pas rester même incliné dans son lit : il glisse constamment vers

le bas de ses oreillers. Il s'y ajoute habituellement des lésions de la bouche avec langue enflée et douloureuse, quelquefois ulcérée ou gangrénée; vomissements, diarrhée, etc. Sensations de brûlures internes; haleine fétide; sensibilité au moindre toucher.

■ **Comparables :** ARSENICUM, BAPTISIA, BORAX, CAUSTICUM, LACHESIS, MERCURIUS CORROSIVUS, NITRICUM ACIDUM, SULFURICUM ACIDUM.

■ **Antidotes :** BRYONIA, CAMPHORA.

## *Natrum muriaticum*

■ **Nature :** minéral; nom chimique : chlorure de sodium marin. C'est le sel marin. Préparation par solution, délivré à partir de la I$^{re}$ DH.

■ **Propriétés :** il a une action essentielle dans toute notre biochimie intérieure : en particulier dans le métabolisme de l'eau au niveau cellulaire et intercellulaire. Il est donc présent dans toutes nos fonctions, à tous les niveaux. Sa carence ou son excès peuvent se traduire dans l'ensemble de la nutrition générale ainsi que dans le fonctionnement de tous nos organes.

■ **Indications :** elles peuvent se présenter *dans de très nombreux cas*, aussi bien aigus que chroniques.

☐ Sa principale caractéristique se trouvera dans la présence : soit des phénomènes de *rétention d'eau* : œdèmes, diminution ou arrêt de la diurèse; soit *déshydratation*, dénutrition, amaigrissement, avec, dans ce cas, désir de sel et grand besoin de boire.

• Dénutrition et amaigrissement s'accompagnent d'un *gros appétit*, les aliments étant alors mal utilisés.

• Ces états s'accompagnent presque toujours de *modifications du psychisme* avec dépression, tristesse, avec une irritabilité particulière qui fait refuser la consolation et ruminer longuement les chagrins ou les douleurs.

☐ L'expérience clinique a montré que ce médicament convenait bien aux *suites de stress affectifs profonds* : perte de personnes chères, déceptions amoureuses, perte

de situation, etc.
■ **Complémentaires :** APIS, IGNATIA (plus souvent indiqué au début des stress), CAPSICUM, SEPIA, PHOSPHORICUM ACIDUM.
■ **Antidotes :** ARSENICUM, NUX VOMICA, PHOSPHORUS, SEPIA.

## *Natrum sulfuricum*

■ **Nature :** minéral; nom chimique : sulfate de sodium anhydre. Préparation par solution à partir de la première DH.
■ **Propriétés :** c'est classiquement un purgatif drastique. Son action principale est donc située dans le tube digestif. Mais il agit aussi sur les muqueuses respiratoires en augmentant les sécrétions habituelles.

En tant que sel de sodium, il a enfin une action sur le métabolisme général de cet ion et de son chlorure. Il peut donc modifier le terrain des malades de façon profonde.

■ **Indications :** dans des cas aigus aussi bien que chroniques.

☐ Dans de nombreux *troubles digestifs* avec diarrhée, quelquefois alternant avec constipation, hépatisme, mauvaises digestions avec acidité, flatulences.

☐ Dans des *affections bronchiques* (asthme, bronchopneumopathies). Grippe.

☐ Dans les *suites de traumatismes crâniens*, s'il y a eu œdème cérébral, commotion, suivis pendant longtemps de céphalées, de vertiges, etc. Cas aigus aussi.

• Dans beaucoup d'affections locales ou générales dans lesquelles il y a *aggravation ou causalité par l'humidité*, par le froid humide. Ces malades sont généralement déprimés, de très mauvaise humeur le matin. Tendance suicidaire dans les cas extrêmes.

■ **Complémentaires :** ARSENICUM, THUYA.
■ **Comparables :** ALOE, ARANEA DIADEMA, CHINA, DULCAMARA, RHUS TOXICODENDRON, THUYA.

## *Nitricum acidum*

■ **Nature :** produit chimique; c'est l'acide azotique, ou « vitriol ». Préparation par solution hydrique centésimale, utilisable homéopathiquement à partir de 3 CH.
■ **Propriétés :** très caustique, il détruit très rapidement tous les tissus organiques par son contact. Dilué, il conserve une action interne sur le tissu nerveux, le système lymphatique et les os.
■ **Indications :** *ulcérations et brûlures cutanées* de toutes sortes, mais particulièrement celles qui siègent à la limite d'une muqueuse et de la peau (fissure anale par exemple). Toutes maladies infectieuses aiguës ou chroniques atteignant profondément l'organisme, s'il y a quelque part des ulcérations, des nécroses muqueuses, cutanées, organiques ou osseuses; avec douleurs brûlantes violentes, sensations d'épines, d'échardes, chez des sujets déprimés, irritables, hypersensibles aux bruits, au froid, au toucher, aux secousses. Urine à odeur d'« urine de cheval ». Certaines verrues.
■ **Comparables :** ARSENICUM, BENZOICUM ACIDUM, HEPAR SULFUR, KREOSOTUM, MERCURIUS, THUYA.
■ **Antidotes :** ACONITUM, CALCAREA CARBONICA, CONIUM, HEPAR SULFUR, MERCURIUS, SULFUR.

## *Nux Moschata*

■ **Nature :** végétal; c'est la noix muscade du muscadier; famille des myristicacées; préparation par macération à la fois de la plante fraîche et de la noix muscade.
■ **Propriétés :** peu toxique, il produit cependant un état d'hébétude psychique, une diminution de la mémoire, une sécheresse des muqueuses et de la peau; dans la sphère génitale féminine : méno- et métrorragies, leucorrhées.
■ **Indications :**
☐ Dans certaines *névroses, neurasthénies, dépressions*

avec troubles psychosomatiques de type dyspeptique ou génital fonctionnel.

☐ Dans les troubles de la grossesse; quand il y a *tendance aux évanouissements*, perte de mémoire, état d'indifférence ou somnolence exagérée.

☐ *Muqueuses sèches sans soif*. Le malade croit que sa tête est augmentée de volume, que les objets sont plus éloignés qu'en réalité.

■ **Comparables** : ANACARDIUM, IGNATIA, GELSEMIUM, LACHESIS, LYCOPODIUM, OPIUM, PHOSPHORICUM ACIDUM.

■ **Antidotes** : CAMPHORA, GELSEMIUM, NUX VOMICA, OPIUM, VALERIANA.

## Nux vomica

■ **Nature** : végétal de la famille des loganiacées. Nom botanique : Strychnos nux vomica. Préparation par trituration et macération alcoolique de la semence sèche.

■ **Propriétés** : toxique. Son principe actif est la strychnine, qui est un poison du système nerveux central où il provoque une augmentation de la réflectivité, de l'hyperesthésie, des phénomènes tétaniformes dans tous les domaines : fonctionnels (avec prédilection pour le tube digestif) et généraux, mais sans atteinte des facultés psychiques.

■ **Indications** : aussi bien dans des cas aigus que chroniques.

☐ Dans de très nombreuses situations cliniques dans lesquelles on observe des phénomènes violents, spasmodiques, généralement associés avec des *troubles digestifs réflexes* : nausées, vomissements, acidité gastrique, constipation avec faux-besoins.

☐ Mais aussi avec quelques caractéristiques particulières : *aggravation de tous les symptômes le matin*, après les repas, par le froid sec. Le malade (fébrile) ne supporte pas d'être découvert; ne supporte pas le café, les épices, les médicaments en général.

- Convient particulièrement aux *sujets sédentaires* ou surmenés intellectuellement.
- **Complémentaires :** KALIUM CARBONICUM, SEPIA, SULFUR.
- **Antidotes :** ACONITUM, ARSENICUM, BELLADONNA, CAMPHORA, CHAMOMILLA, COCCULUS, COFFEA, EUPHORBIA, OPIUM, PULSATILLA, THUYA.

## *Oleander*

- **Nature :** végétal; c'est le laurier rose, de la famille des apocynées; préparation après macération alcoolique des feuilles fraîches.
- **Propriétés :** action dépressive du système nerveux; action semblable à celle de la digitaline sur le cœur; action digestive sur l'intestin où il provoque de la diarrhée; action sur la peau : éruptions eczématiformes.
- **Indications :**
  □ Il est le plus utilisé dans les *diarrhées* avec expulsion de selles alimentaires, beaucoup de gaz.
  □ Dans certains *eczémas* pruritants, suintant derrière les oreilles, à la nuque, au bord des cheveux.
- Toujours chez des sujets *affaiblis* intellectuellement, et physiquement; enfants amaigris, en état de marasme.
- **Comparables :** ALOE, ARGENTUM NITRICUM, ARSENICUM, CARBO VEGETABILIS, CHINA, GRAPHITES, PHOSPHORIC ACIDICUM.
- **Antidotes :** CAMPHORA, SULFUR.

## *Opium*

- **Nature :** plante de la famille des papavéracées. C'est le pavot : Papaver somniferum. Anciennement nommé *thebaïcum*. Préparation par macération alcoolique du suc obtenu par incisions de la capsule florale de la plante, puis dilutions.
- **Propriétés :** toxique, il a surtout une action sur le système nerveux central, provoquant dans un premier

temps une suractivité cérébrale et sensorielle, avec euphorie, puis sommeil de plus en plus profond, et coma. Myosis pupillaire. Par ailleurs, il diminue les sécrétions de toutes les muqueuses.

■ **Indications** : dans des cas aigus et chroniques dans lesquels il existe un état d'*engourdissement cérébral* avec diminution de la sensibilité douloureuse, affective et morale : congestion cérébrale avec état subcomateux ou comateux avec congestion du visage, respiration stertoreuse et ralentie; délirium tremens (alcoolisme); terreurs nocturnes (suites de frayeurs); toutes affections habituellement douloureuses, mais qui ne le sont pas; hypersomnie des bébés; constipation, parésie vésicale, météorisme intestinal après opération...

■ **Complémentaires :** ALUMINA, BRYONIA, BARYTA, PLUMBUM.

■ **Antidotes :** ACETICUM ACIDUM, BELLADONNA, CICUTA, CHAMOMILLA, COFFEA, CUPRUM, GELSEMIUM, IPECA, MERCURIUS, MURIATICUM ACIDUM, NUX VOMICA, PULSATILLA, VERATRUM ALBUM, ZINCUM.

## *Paeonia*

■ **Nature** : végétal; c'est la pivoine des jardins; de la famille des renonculacées; préparation par macération alcoolique des racines fraîches au printemps.

■ **Propriétés** : lieu d'action inflammatoire au niveau de l'anus, des veines qui entourent l'anus; action également sur la peau du périnée, des pieds, des orteils.

■ **Indications :**

☐ *Hémorroïdes* surtout, mais aussi fissures anales, fistules; avec douleurs d'échardes, pendant et longtemps après les selles, obligeant à se lever et à marcher. Hémorroïdes volumineuses, suintantes.

☐ Plus rarement pour certains *ulcères cutanés* chroniques.

☐ *Cauchemars*.

■ **Comparables :** AESCULUS, COLLINSONIA, HAMAMELIS, NITRICUM ACIDUM, RATANHIA.

■ **Antidotes :** ALOE, RATANHIA.

## Petroleum

■ **Nature :** minéral; c'est le pétrole (huile de la pierre) : Oleum petrae album. Préparation par dilution alcoolique, à partir de la première centésimale.

■ **Propriétés :** son action est particulièrement marquée sur la peau où il peut provoquer des vésicules, des fissures, des croûtes, des ulcérations.

Il agit aussi à l'intérieur sur le sang (anémie); sur le tube digestif (dyspepsie); sur les reins (albuminurie, néphrite, cystite), etc.

■ **Indications :** dans de nombreux cas chroniques dans lesquels il existe une association de *manifestations cutanées* (eczéma, psoriasis, fissures, croûtes, intertrigo, herpès, etc.) avec des *troubles viscéraux* (surtout urinaires ou gastro-intestinaux) et en plus, des *affections des muqueuses* ou des *rhumatismes*.

• Ces malades présentent quelques caractéristiques comme celles d'être sensibles au mal des transports, d'avoir une peau sèche ne supportant pas le froid de l'hiver (crevasses) et de ne pas supporter le chou ni la choucroute.

■ **Complémentaire :** SEPIA.

■ **Antidotes :** COCCULUS, NUX VOMICA.


## Petroselinum

■ **Nature :** végétal; c'est une ombellifère dite aussi Apium petroselinum; préparation à partir d'une macération alcoolique de la plante fraîche entière.

■ **Propriétés :** action sur l'appareil urinaire essentiellement, avec inflammation de la vessie, de l'urètre, des voies urinaires supérieures.

■ **Indications :** pour *toute affection urinaire*, depuis les calculs, les cystites, jusqu'aux urétrites et à la banale incontinence des urines : lorsqu'il existe des besoins brusques d'uriner, accompagnés de tiraillements, de démangeaisons au-dessus du pubis; pendant et après la miction, douleurs brûlantes dans le périnée et l'urètre. Brusque besoin d'uriner chez les enfants qui se mettent à sauter sur leurs pieds jusqu'à ce qu'ils puissent se soulager. Prostatisme.

■ **Comparables :** CANNABIS SATIVA, CANTHARIS, BERBERIS, CAUSTICUM, MERCURIUS.

■ **Antidotes :** CAMPHORA, NUX VOMICA.

## *Phosphoricum acidum*

■ **Nature :** produit chimique; c'est l'acide phosphorique des laboratoires de chimie. Préparation à partir d'une solution hydrique centésimale.

■ **Propriétés :** c'est un acide fort, très caustique pour tous les tissus organiques. A dose faible, il agit électivement sur le système nerveux; sur les reins, il provoque de la phosphaturie; sur le tube digestif, il donne de la diarrhée; il peut enfin provoquer des périostites et des ostéites nécrosantes.

■ **Indications :**

☐ *Etats dépressifs*, après contrariété ou chagrin grave, avec fatigue générale, prostration, indifférence pour tout, douleurs le long de l'épine dorsale, chute des cheveux qui blanchissent prématurément.

☐ Pour certaines *diarrhées* chroniques, indolores, contenant des particules non digérées, ne fatiguant pas, même si elles sont abondantes.

• Urines laiteuses. Douleurs osseuses dans la nuit. Périostites, ostéites.

■ **Comparables :** CHINA, IGNATIA, KALIUM BROMATUM, KALIUM PHOSPHORICUM, NATRUM MURIATICUM, PHOSPHORUS, PICRICUM ACIDUM, SEPIA, SILICEA.

■ **Antidotes :** CAMPHORA, COFFEA, STAPHYSAGRIA.

## Phosphorus

■ **Nature :** minéral; c'est un corps simple : le phosphore blanc. Soluble et instable. Préparation à partir d'une première solution au millième, on réalise ensuite deux dilutions centésimales. La première préparation du commerce est la 2$^{me}$ CH.

■ **Propriétés :** très toxique à l'état pur et pondéral, il existe dans l'organisme sous différentes formes associées dans le squelette, et dans le noyau de nombreuses cellules; dans le système nerveux en particulier. Dans les intoxications accidentelles ou professionnelles, il atteint l'organisme tout entier, mais plus particulièrement les os où il peut provoquer de graves ostéites (maxillaires surtout).

■ **Indications :** dans des affections aiguës aussi bien que chroniques : s'il existe un syndrome hémorragique, un *état de faiblesse* accompagné d'irritabilité, des localisations osseuses nécrosantes, des troubles de la croissance ou de l'ossification, des manifestations organiques ou fonctionnelles de toutes sortes chez des sujets (dits tuberculiniques), en tout cas plutôt faibles, minces, frileux, à poitrine étroite, très émotifs, peureux (de l'orage en particulier).

■ **Complémentaires :** ARSENICUM, CARBO VEGETABILIS, ALLIUM, CEPA, IPECA, LYCOPODIUM, SANGUINARIA.

■ **Antidotes :** CALCAREA CARBONICA, COFFEA, MEZEREUM, SEPIA, TEREBINTHINA.

## Phytolacca

■ **Nature :** végétal de la famille des phytolacées. Nom botanique : Phytolacca decandra. Raisin d'Amérique. Préparation par macération alcoolique de la plante entière fraîche, portant ses fruits. A partir de la teinture-mère.

■ **Propriétés :** action sur les muqueuses (spécialement

de la gorge) avec inflammation; sur les muscles, les tendons, il a également une influence inflammatoire; sur la peau, il favorise les cicatrisations. Inflammations mammaires. Il a été appelé, comme MEZEREUM, le « Mercure végétal ».

■ **Indications :**
☐ Maladies fébriles de *type grippal* avec douleurs de courbatures sur tout le corps, sensations de décharges électriques par endroits.

☐ *Angines* rouge foncé, très douloureuses, jusque dans les oreilles et à la racine de la langue en avalant; déglutition des liquides chauds impossible. La fièvre comporte toujours des courbatures.

☐ *Seins douloureux* pendant les règles. Inflammation des seins pendant un allaitement avec douleur irradiée à tout le corps pendant les tétées; les seins sont durs, tendus, engorgés.

■ **Comparables :** ARNICA, BARYTA CARBONICA, BRYONIA, CONIUM, DULCAMARA, EUPATORIUM PERFOLIATUM, KALIUM IODATUM, LAC CANINUM, MERCURIUS, RHUS TOXICODENDRON, SILICEA (son complémentaire).

■ **Antidotes :** BELLADONNA et MEZEREUM.

## *Platinum*

■ **Nature :** minéral; c'est le métal « platine ». Quelquefois nommé également Platina. Insoluble, il est préparé après trois triturations au centième dans du sucre de lait. C'est cette $3^{me}$ centésimale qui est reprise dans de l'alcool pour tenir lieu de teinture-mère.

■ **Propriétés :** son expérimentation sous forme de chlorure de platine, sur l'homme, a montré l'apparition de céphalées constrictives, une accélération du cœur avec angoisse et quelques troubles digestifs ainsi que des éruptions furonculeuses. C'est plutôt son usage clinique qui en a montré l'efficacité et les caractéristiques dans la sphère mentale et nerveuse, ainsi que dans la sphère génitale féminine.

■ **Indications :**
☐ Dans toutes les situations où il existe à la fois une *exaspération des sentiments égocentriques* et une surexcitation sexuelle avec hyperesthésie dans ce domaine. Troubles mentaux de type hystérique.
☐ *Congestions* utéro-ovariennes.
☐ Sensations diverses d'*engourdissement*, d'étau serré, de crampes. Hypersensibilité des régions génitales chez la femme. Nymphomanie.
• Ces malades prennent un caractère méprisant, se croyant supérieurs et cependant mélancoliques, déprimés, souhaitant la mort, tout en la redoutant.
■ **Comparables :** CIMICIFUGA, CROCUS, HYOSCYAMUS, IGNATIA, ORIGANUM, PALLADIUM. Complémentaire : PALLADIUM.
■ **Antidotes :** BELLADONNA, PULSATILLA.

## *Plumbum*

■ **Nature :** minéral; c'est le métal plomb. Plumbum metallicum. Préparation par reprise dans de l'alcool de la quatrième trituration centésimale.
■ **Propriétés :** l'utilisation industrielle de certains de ses sels a montré sa toxicité : la séruse (oxyde blanc de plomb) provoquait chez les peintres, avant qu'elle ne soit interdite, l'apparition d'un syndrome nommé saturnisme avec lésions médullaires des cornes antérieures aboutissant à des paralysies des extenseurs aux bras et aux jambes, quelquefois des névrites optiques.
Au niveau digestif, il existait des troubles réalisant les « coliques de plomb » avec occlusion intestinale.
■ **Indications :**
☐ Dans certains *syndromes paralytiques* (poliomyélite) ou dans des atteintes névritiques isolées (paralysies radiales).
☐ Dans certains cas de *crises intestinales* particulièrement douloureuses avec constipation opiniâtre, jusqu'à des cas d'occlusion, d'appendicite, etc.

■ **Comparables :** ALUMINA, GRAPHITES, IODUM, MAGNESIA MURIATICUM, OPIUM, PLATINUM, SANICULA.
■ **Antidotes :** ALUMINA, ANTIMONIUM CRUDUM, ARSENICUM, BELLADONNA, COCCULUS, HEPAR SULFUR, KREOSOTUM, NUX VOMICA, OPIUM, PETROLEUM, PLATINUM, ZINCUM.

## *Podophyllum*

■ **Nature :** végétal de la famille des berbéridacées. Nom botanique : Podophyllum peltatum. Préparation par macération alcoolique du rhizome de la plante.
■ **Propriétés :** action purgative sur le tube digestif avec hypersécrétion biliaire. Action secondaire sur l'ovaire droit ainsi que sur l'utérus.
■ **Indications :**
□ Dans des *diarrhées* profuses, indolores, jaunâtres, aqueuses, fétides, jaillissantes. Depuis les cas les plus simples jusqu'aux plus graves : cholériformes. Dans les cas où la diarrhée s'accompagne de prolapsus rectal.
□ *Ovarites* droites. Prolapsus utérin aggravé pendant les selles.
■ **Comparables :** ALOE, BRYONIA, CHAMOMILLA, CHELIDONIUM, CHINA, GAMBOGIA, LYCOPODIUM, MERCURIUS, NATRUM SULFURICUM, NUX VOMICA, PALLADIUM, PHOSPHORUS, RUMEX.
■ **Antidotes :** COLOCYNTHIS, LEPTENDRA, NUX VOMICA.

## *Psorinum*

■ **Nature :** animal; c'ést une substance pathologique prise dans un cas de gale. Préparation par dilutions alcooliques de la sérosité d'une vésicule de gale non traitée. La présence du parasite n'est pas contrôlée.
■ **Propriétés :** observée dans la maladie galeuse avec ses éruptions dominantes aux mains, aux poignets, aux ais-

selles, à la poitrine et aux cuisses, toujours accompagnées d'une démangeaison intense et de lésions de grattage, quelquefois surinfectées.

A partir de cette maladie, Hahnemann a conçu une maladie chronique : la *psore*, dans laquelle il incluait un grand nombre de maladies constitutionnelles à tropisme cutané (eczémas, psoriasis, mycoses, allergies) qu'il était impossible de distinguer à cette époque. Et, par conséquent, il attribuait à la gale une très importante pathologie chronique qui persiste dans l'esprit de nombreux homéopathes. Elle représente encore les nombreux états d'auto-intoxication profondes et anciennes.

■ **Indications** : toujours dans des *états chroniques au long cours*, en alternance avec des médicaments de fond adaptés symptomatiquement à chaque malade (à ce moment on les dit « antipsoriques »). Pour permettre ou pour réactiver l'action de médicaments bien indiqués, mais agissant mal ou pendant trop peu de temps.

• La substance a été expérimentée et présente quelques symptômes propres : aggravation par le froid, par les changements de temps, par l'eau froide, par le contact de la laine. *Frilosité* très importante (accumulation de vêtements). Bien-être paradoxal la veille d'une maladie ou d'une crise. Fringales dans la nuit. Mauvaise odeur du corps, des excrétions, des sueurs.

■ **Complémentaire** : SULFUR (chef de file des médicaments dits « antipsoriques »).

■ **Antidote** : COFFEA. **Incompatible** : LACHESIS.

# Pulsatilla

■ **Nature** : végétal de la famille des renonculacées. Nom botanique : Pulsatilla nigricans. Préparation par macération alcoolique de la plante entière fleurie, fraîche. C'est l'anémone pulsatille.

■ **Propriétés** : action irritante et inflammatoire sur les muqueuses respiratoires, digestives et génito-urinaires féminines. Action plus profonde également sur le psychisme où il détermine un état partiellement dépressif. Action secondaire sur la circulation veineuse et la fonction ovarienne.

■ **Indications** : dans des cas aigus aussi bien que chroniques : très souvent employé.

□ *Cas aigus* fébriles ou non, généralement accompagnés d'*inflammation catarrhale* du nez, de la gorge ou des bronches avec beaucoup de sécrétions rapidement purulentes, mais non irritantes. (Rougeole, grippe, rhinopharyngite, bronchite, etc.). La fièvre s'accompagne d'intolérance à la chaleur, sans soif, et de tendance à gémir, à pleurer, à se plaindre.

□ *Cas chroniques* dans lesquels il y a *modification du psychisme* avec humeur changeante, émotivité, timidité, « larme à l'œil », besoin de compagnie et de consolation; par ailleurs, sur le plan général : intolérance à la chaleur, grand besoin de grand air, de fraîcheur; maladies généralement accompagnées de troubles génitaux chez les femmes (aménorrhées, hypoménorrhées, leucorrhées) ou de stase veineuse : jambes lourdes, quelquefois violacées, varices, etc. Très nombreux autres symptômes dans toutes les fonctions et dans tous les organes.

■ **Complémentaires** : ARGENTUM NITRICUM, ALLIUM CEPA, KALIUM MURIATICUM, KALIUM SULFURICUM, LYCOPODIUM, SILICEA, STANNUM, SULFURICUM ACIDUM.

■ **Antidotes** : ASA FOETIDA, CHAMOMILLA, COFFEA, IGNATIA, NUX VOMICA, STANNUM.

## *Pyrogenium*

■ **Nature** : animal; la première dilution est obtenue à partir du résultat de la macération de viande de bœuf laissée pendant trois semaines à l'air sec. Première dilution commercialisée : la troisième centésimale.

▶ **Propriétés** : toxique par les ptomaïnes produites par la putréfaction, il réalise dans les tissus un état septique des plus graves voisin de celui qu'on peut observer dans les gangrènes.

■ **Indications** : toujours dans des *cas aigus graves, à évolution rapide :* septicémies, *infections générales*, grippes toxiques, inflammations tendant à la suppuration ou à la gangrène. Choléra. Typhoïdes.

• Mais le symptôme caractéristique est un *désaccord entre la fréquence du pouls et la température* (pouls lent pour une fièvre élevée, ou inversement); il y a toujours agitation anxieuse; sensations de courbatures; langue rouge comme vernissée.

■ **Complémentaires :** ARNICA, BAPTISIA, BUFO, ECHINACEA, LACHESIS, HEPAR SULFUR, RHUS TOXICODENDRON.

■ **Antidote :** aucun.

## *Ranunculus bulbosus*

■ **Nature :** végétal de la famille des renonculacées. Nom vulgaire : le bouton d'or. Préparation par macération alcoolique de la plante entière fraîche, fleurie.

■ **Propriétés :** son suc est très irritant pour la peau où il provoque des éruptions vésiculeuses, pouvant aller jusqu'à des ulcérations. Parallèlement, il engendre sur le plan interne des manifestations rhumatismales, particulièrement dans les espaces intercostaux.

■ **Indications :**

☐ Surtout dans les *névralgies intercostales* avec douleurs aiguës, élançantes, aggravées par le toucher, la pression, le mouvement.

☐ *Zona* avec le même type de douleurs (même s'il est localisé sur les membres ou au visage), mais avec en plus une éruption herpétiforme caractéristique.

☐ Il peut être indiqué dans d'autres variétés de maladies éruptives; dans d'autres douleurs thoraciques (pleurales, diaphragmatiques, allergiques).

■ **Comparables :** ACONITUM, ARNICA, ASCLEPIAS, BRYONIA, CROTON TIGLIUM, EUPHORBIA, MEZEREUM, RHUS TOXICODENDRON.

■ **Antidotes :** ANACARDIUM, BRYONIA, CAMPHORA, CLEMATIS, CROTON, PULSATILLA, RHUS TOXICODENDRON.

# Rheum

■ **Nature** : végétal de la famille des polygonacées. Nom botanique : Rheum officinale. C'est la rhubarbe des jardins. Préparation à partir de la plante fraîche entière.
■ **Propriétés** : c'est un purgatif traditionnel; il provoque sur l'intestin un effet drastique et il a sur le foie une action hypersécrétive de bile.
■ **Indications** :
☐ Essentiellement dans les *diarrhées* aiguës, mais avec un caractère particulier des selles qui doivent être particulièrement acides, brunes, muqueuses, brûlantes au passage de l'anus. C'est une diarrhée douloureuse non seulement pendant la selle mais avant (coliques violentes) et après : le rectum continue à se contracter et reste douloureux. Frissons et tremblement pendant les selles. L'enfant pleure pendant la selle.
☐ *Acétonémie*.
■ **Complémentaire** : MAGNESIA CARBONICA.
■ **Antidotes** : CAMPHORA, CHAMOMILLA, COLOCYNTHIS, MERCURIUS, NUX VOMICA, PULSATILLA.

# Rhododendron

■ **Nature** : végétal; c'est le rhododendron des montagnes, dit aussi ferrugineux, famille des éricacées; préparation après macération alcoolique des feuilles fraîches.
■ **Propriétés** : toxique cardiaque; il a aussi une action neurologique : inflammation du trijumeau; articulaire : douleurs rhumatoïdes; génital masculin : inflammation des testicules.
■ **Indications** :
☐ Dans certaines formes de *rhumatisme*.
☐ Dans les *névralgies* du trijumeau.
☐ Pour certaines *orchites* ou *épididymites*.
• Lorsque le malade présente des modalités tout à fait particulières d'*aggravation par temps d'orage*, avant et

pendant les ouragans et les tempêtes; tout va mieux lorsque l'orage est passé.

■ **Comparables :** BRYONIA, CLEMATIS, DULCAMARA, PHOSPHORUS, RHUS TOXICODENDRON.

■ **Antidotes :** BRYONIA, CAMPHORA, CLEMATIS, RHUS TOXICODENDRON.

## Rhus toxicodendron

■ **Nature :** végétal de la famille des anacardiacées. C'est le Sumac vénéneux, originaire de l'Amérique du Nord et du Japon. Préparation par macération des jeunes rameaux de la plante fraîche, récoltés à la fin de l'été.

■ **Propriétés :** toxique surtout pour la peau, son contact provoque des éruptions vésiculeuses ou même bulleuses. Il agit aussi en profondeur en atteignant les aponévroses et les muscles.

■ **Indications :** cas aigus aussi bien que chroniques.

□ *Maladies de peau* dans lesquelles on constate l'apparition d'éruptions vésiculeuses : qu'il s'agisse d'allergies, d'eczéma, d'herpès, de pemphigus, de zona ou de toute autre maladie.

□ Maladies dans lesquelles il existe un *syndrome de douleurs ou de rhumatisme musculaire et tendineux* : suites d'efforts, de fatigue, de surmenage, entorses, luxations, sciatique... états fébriles accompagnés de ces manifestations douloureuses.

• Dans tous les cas, le malade est agité par un *besoin impérieux de changer de position*, de bouger : le mouvement l'améliore pendant un certain temps, puis il faut qu'il bouge à nouveau. L'humidité provoque ou aggrave les maux.

■ **Complémentaires :** ACONITUM, BRYONIA, CALCAREA CARBONICA, MAGNESIA CARBONICA, PHYTOLACCA.

■ **Antidotes :** ANACARDIUM, ACONITUM, BRYONIA, BELLADONNA, CAMPHORA, COFFEA, CLEMATIS, CROTON TIGLIUM, GRAPHITES, GRINDELIA, LACHESIS, RANUNCULUS, SEPIA, SULFUR.

## Rumex crispus

■ **Nature :** végétal; c'est la patience sauvage, de la famille des polygonées; préparation après macération alcoolique des racines fraîches.

■ **Propriétés :** action irritante sur les muqueuses respiratoires tantôt sèches, tantôt accompagnées de sécrétions abondantes; sur la peau, il produit des éruptions de type urticarien ou vésiculeux.

■ **Indications :**

☐ Surtout dans les *toux* de laryngo-trachéites aiguës, après coryza : cette toux est aggravée par l'air froid, obligeant à se couvrir la tête et la bouche pour sortir; elle est provoquée par une démangeaison insupportable au creux sus-sternal, par le contact ou la pression du larynx.

☐ *Diarrhées* du matin accompagnées de la toux caractéristique du remède.

☐ *Urticaires* aggravés à l'air froid.

■ **Comparables :** CAUSTICUM, DROSERA, HYOSCYAMUS, HEPAR SULFUR, PHOSPHORUS, STICTA.

■ **Antidotes :** BELLADONNA, CAMPHORA, CONIUM, LACHESIS, PHOSPHORUS.

## Ruta

■ **Nature :** végétal de la famille des rutacées. Nom botanique : Ruta graveolens. C'est la « rue » commune. Préparation par macération des tiges et feuilles fraîches, avant la floraison, excluant le bois de la plante.

■ **Propriétés :** action dominante sur les tissus fibreux : périoste surtout, mais aussi tendons, aponévroses et musculature oculaire. Localisation particulière : le poignet.

Accessoirement, il agit aussi sur l'utérus dont il excite les contractions. Sur la muqueuse rectale. Sur le système nerveux central : prostration.

■ **Indications :**

☐ Surtout dans les traumatismes concernant le *périoste*

de tous les os; les affections du poignet ou des chevilles : suites de traumatismes, rhumatismes, synovites, kystes tendineux, rétractions tendineuses, etc.

☐ Prolapusus du *rectum*. Cancer du rectum, rectites, constipations. Etc.

■ **Complémentaires :** CALCAREA PHOSPHORICA.

■ **Antidote :** CAMPHORA.

## *Sabadilla*

■ **Nature :** végétal; c'est la cévadille, de la famille des mélanthacées (liliacées); préparation après macération alcoolique des racines.

■ **Propriétés :** irritant des voies respiratoires supérieures et de la muqueuse digestive. Il agit aussi sur le psychisme : illusions sur l'état de son propre corps; sur la peau il provoque des démangeaisons, surtout du nez.

■ **Indications :**

☐ Surtout dans les rhinites spasmodiques : *le rhume des foins*.

☐ Dans certaines *fièvres*, quelle qu'en soit la cause, si le malade délire et s'il refuse de boire.

☐ Pour les *crises d'éternuements* continus et violents.

☐ *Troubles vermineux* chez les enfants.

• Modalités caractéristiques nécessaires : *aggravation par le froid, à la nouvelle et à la pleine lune*; larmoiement accompagnant les douleurs.

■ **Comparables :** ARSENICUM, ALLIUM CEPA, CINA, EUPHRASIA, PULSATILLA.

■ **Antidotes :** CONIUM, LACHESIS, LYCOPODIUM, PULSATILLA.

## *Sabina*

■ **Nature :** végétal; c'est le genévrier, Juniperus sabina, de la famille des conifères. Préparation après macération alcoolique des pousses fraîches au bout des branches.

■ **Propriétés** : inflammation avec tendance hémorragique de l'appareil génital féminin; irritation de tout le tube digestif; inflammations articulaires. Sur la peau, formations condylomateuses et verruqueuses.

■ **Indications** : *hémorragies* diverses, mais surtout de l'*utérus* et du *rectum* : tout l'ensemble du petit bassin semble congestionné, avec douleurs spasmodiques, quelquefois excitation sexuelle. Le plus souvent en association avec des douleurs rhumatismales chez des sujets hystériques, hypersensibles à la musique qu'ils ne peuvent pas supporter.

• *Aggravation par la chaleur :* hémorragies de sang « chaud », en jet; au moindre mouvement.

■ **Comparables** : AMBRA, APIS, BOVISTA, CAULLOPHYLLUM, CROCUS, TRILLUM, THUYA.

■ **Antidote** : PULSATILLA.

## Sambucus

■ **Nature** : végétal de la famille des caprifoliacées. Nom botanique : Sambucus nigra. C'est le sureau noir. Préparation par macération alcoolique des sommités fleuries.

■ **Propriétés** : action élective sur les muqueuses respiratoires : narines, larynx et bronches. Il y provoque un état inflammatoire avec œdème, sécrétions et spasmes. Il agit aussi fortement sur les glandes sudoripares.

■ **Indications** :

☐ Dans certains cas d'*obstruction nasale* rebelle (surtout chez l'enfant).

☐ Dans certains cas de *laryngite* striduleuse.

☐ Dans beaucoup de cas d'*asthme infantile*.

• Caractéristique importante : peau sèche pendant le sommeil, suivie de transpirations profuses dès le réveil.

■ **Comparables** : ACONITUM, AMMONIUM CARBONICUM, BROMIUM, CHLORINE, ETHYLICUM, GRINDELIA, IPECA, IODUM, LACHESIS, SPONGIA.

■ **Antidotes** : ARSENICUM, CAMPHORA.

## Sanguinaria

■ **Nature :** végétal de la famille des papavéracées. Nom botanique : Sanguinaria canadensis. Préparation par macération alcoolique du rhizome de la plante fraîche.

■ **Propriétés :** action sur le système nerveux central où il détermine un état congestif avec migraines et éventuellement dépression. Sur le système vasomoteur, il provoque des vasodilatations transitoires et localisées (joues, paumes, plantes). Sur la muqueuse respiratoire, il provoque un état inflammatoire avec sécheresse ou sécrétions, en tout cas de la toux.

■ **Indications :**

☐ *Etats fébriles* avec rougeur brûlante et circonscrite des joues; chaleur brûlante des paumes des mains et des plantes des pieds.

☐ *Migraines* débutant à l'occiput, atteignant le sommet du crâne pour venir se localiser sur l'œil droit; la crise évolue du matin au soir avec maximum vers midi. Toute maladie qui comporte certains de ces symptômes.

■ **Complémentaires :** ANTIMONIUM TARTARICUM, PHOSPHORUS.

■ **Antidote :** aucun n'est signalé.

## Sarsaparilla

■ **Nature :** végétal de la famille des smilacées. Nom botanique : Smilax sarsaparilla. C'est la salsepareille. Préparation par macération alcoolique de la plante entière.

■ **Propriétés :** toxique léger, il provoque nausées, vomissements, troubles cardiaques. Son action a été révélée surtout par les expérimentations hahnemanniennes : il provoque alors des manifestations surtout urinaires avec douleurs analogues à celles que donnent les calculs du reins ou de la vessie. Eruptions associées.

■ **Indications :**
□ *Affections urinaires*
— soit de type *cystite* : avec douleurs vésicales très violentes à la fin de la miction qui n'est possible que debout, urines floconneuses, visqueuses, contenant du sable;
— soit de type *calculeux* : mais avec localisation surtout dans la vessie; avec les symptômes précédents.
• *Avec ou sans éruptions pruriantes* du visage, des paupières, de la lèvre supérieure, des parties génitales, etc.
■ **Complémentaires :** ALLIUM CEPA, MERCURIUS, SEPIA.
■ **Antidotes :** BELLADONNA, MERCURIUS, SEPIA.


## *Secale cornutum*

■ **Nature :** végétal; c'est un champignon parasite du seigle, le Claviceps purpurea, qui se traduit par une excroissance en forme de corne au niveau de l'épi. Préparation par macération alcoolique de cet « ergot du seigle ».
■ **Propriétés :** très toxique, c'est lui qui a provoqué, historiquement, les épidémies d'ergotisme, dit au Moyen Age « mal des ardents », qui étaient en réalité des intoxications alimentaires par des farines parasitées, introduites dans le pain.
   Ce toxique agit surtout sur le système nerveux central, mais aussi et surtout sur les vasoconstricteurs, provoquant des gangrènes nécrotiques des extrémités.
■ **Indications :**
□ Dans des cas aigus de *démence* un peu analogue à celle que donne l'ivresse alcoolique aigue : gesticulation, gaieté exagérée, loquacité.
□ Plus souvent dans des cas chroniques, dans des syndromes d'*artérite* oblitérante, avec sensation de picotement, de fourmillement, d'engourdissement, de froid glacial des extrémités, de crampes... puis apparition de gangrène sèche.
□ *Métrites* avec hémorragies menstruelles puis constantes. Fibromes.
□ *Convulsions* diverses, paraplégies, atrophies des par-

ties paralysées, etc.
• Caractéristique générale : *froid objectif* de la surface du corps ou d'une partie du corps avec cependant refus complet d'être couvert.

■ **Comparables** : ARGENTUM NITRICUM, ARSENICUM, CAMPHORA, CARBO VEGETABILIS, CAULOPHYLLUM, CHINA, CUPRUM, HAMAMELIS, PHOSPHORUS, SABINA, VIBURNUM, VERATRUM ALBUM.

■ **Antidotes** : CAMPHORA et OPIUM.

## *Sepia*

■ **Nature** : produit animal : l'encre de seiche. Nom complet : Sepia sucus; c'est le liquide sombre que la seiche expulse en cas de danger pour se dissimuler à ses ennemis. Préparation par solution alcoolique à partir de la teinture-mère obtenue ainsi.

■ **Propriétés** : non toxique en lui-même, ses propriétés ont été précisées par les expérimentations hahnemanniennes. Il agit surtout sur les organes sexuels féminins déréglant les fonctions ovariennes, congestionnant l'utérus; relâchement de tous les muscles du fond du bassin; par ailleurs action sur le foie et la circulation porte, et aussi sur la circulation générale : bouffées de vasodilatation.

■ **Indications** :

☐ Très nombreuses dans la *pathologie féminine* dans tous les cas où il existe des phénomènes de relâchement musculaire (descente de matrice), de congestion utérine (métrites, métrorragies), etc.

☐ Dans la *pathologie hépatique* avec toute la symptomatologie habituelle de l'insuffisance hépatique.

• Dans tous ces cas, le *psychisme* est généralement concerné avec tendance dépressive allant jusqu'à la neurasthénie. Spécialement indiqué à la ménopause, ou après les couches. Bouffées de chaleur. Taches brunes sur le visage.

■ **Complémentaires** : BRYONIA, LACHESIS, PULSATILLA.

■ **Antidotes** : ACONITUM, ANTIMONIUM CRUDUM, ANTIMONIUM TARTARICUM, SULFUR, les acides végétaux.

## Silicea

■ **Nature :** minéral; c'est la silice, peu différente du métalloïde Silicium, corps simple que l'on trouve à l'état presque pur dans le sable, la glaise, l'argile. Préparation par triple trituration centésimale de sable et de sucre de lait.

■ **Propriétés :** c'est un élément constitutif de certains de nos tissus : conjonctif, ongles et cheveux. Les expérimentations hahnemanniennes ont montré son action dans l'ossification, sur le système nerveux, les lymphatiques, le tissu cellulaire. Il agit enfin sur la nutrition générale et la réparation des suppurations.

■ **Indications :** seulement dans des *cas chroniques ou d'évolution très lente.*

☐ Chez des *sujets manquant de tonus,* fragiles, chétifs, nerveux (enfants ou nourrissons rachitiques), porteurs de ganglions volumineux, quelquefois suppurants, irritables, entêtés; toujours frileux.

☐ Dans des cas de *suppuration* chronique (tout particulièrement après blessures par corps étrangers, qu'il aide à éliminer).

☐ *Rhumatisme* chronique. Nombreuses affections organiques dans toutes les parties du corps si l'on y trouve les grandes caractéristiques du remède : asthénie, déminéralisation, lymphatisme, tendance aux suppurations.

■ **Complémentaires :** CALCAREA CARBONICA, FLUORICUM ACIDUM, PULSATILLA, SANICULA, THUYA. (PULSATILLA est souvent le remède des états aigus des types SILICEA.)

■ **Antidotes :** CAMPHORA, FLUORICUM ACIDUM, HEPAR SULFUR.

## Spigelia

■ **Nature :** végétal, c'est un ancien vermifuge : Spigelia anthelmintica, de la famille des loganiacées; prépa-

ration après macération alcoolique des plantes sèches.
■ **Propriétés** : il excite les nerfs moteurs dont il augmente la réflectivité, et les nerfs sensitifs où il provoque des douleurs névralgiques; par ailleurs, il a une curieuse action oculo-cardiaque.
■ **Indications** :
☐ Toutes affections où il existe des *névralgies*, surtout du trijumeau, avec douleurs évoluant selon la courbe solaire diurne; migraines ou céphalées partant de l'occiput jusqu'à l'œil (plutôt gauche); douleurs dans les yeux avec sensation que les globes sont trop gros; palpitations de cœur aggravées en étant couché sur le côté gauche. Rhumatismes.
☐ *Insomnies* nerveuses.
☐ Troubles provoqués par la présence de *vers intestinaux*.
■ **Comparables** : CACTUS, CIMICIFUGA, CINA, KALIUM CARBONICUM, KALMIA, NAJA, PHOSPHORUS.
■ **Antidotes** : AURUM, CAMPHORA, COCCULUS, PULSATILLA.

## *Spongia*

■ **Nature** : animal; c'est l'éponge de mer. Nom complet : Spongia marina tosta. Elle est fabriquée dans les mers chaudes par un zoophyte nommé Coelenterata. On obtient le médicament par macération alcoolique de l'éponge grillée de façon telle que l'on puisse la pulvériser facilement, sans qu'elle soit réduite à l'état de charbon.
■ **Propriétés** : elles sont dues en grande partie à la présence d'iode dans cet animal. Action, donc, sur la thyroïde, la trachée, le larynx, la muqueuse respiratoire dans son ensemble.
■ **Indications** :
☐ Dans des *maladies thyroïdiennes* comme la maladie de Basedow, les goîtres. Avec appétit boulimique, palpitations douloureuses et violentes, sensation de cœur

gonflé.

☐ Il est cependant plus souvent utilisé dans des *syndromes laryngés* avec toux rauque, aboyante, croupale, déchirante, douloureuse comme si la muqueuse du larynx et de la trachée étaient à vif, améliorée par les boissons chaudes, aggravée par les froides. Aussi bien dans des affections grippales que dans l'asthme ou la tuberculose.

■ **Comparables :** ACONITUM, BROMIUM, CACTUS, CHLORIN, HEPAR SULFUR, IODUM, KALIUM IODATUM, LACHESIS, NAJA, SAMBUCUS, SPIGELIA, THYROÏDINUM, VERBASCUM.

■ **Antidote :** CAMPHORA.

## Staphysagria

■ **Nature :** végétal de la famille des renonculacées. Nom botanique : Delphinium staphysagria. Nom vulgaire : l'herbe aux pouilleux. Préparation à partir des semences triturées et reprises, dans de l'alcool, de la plante à maturité.

■ **Propriétés :** toxique léger du système nerveux où il provoque excitation puis dépression; il agit surtout au niveau des muqueuses génito-urinaires, digestives et respiratoires où il détermine une hypersécrétion. Tropisme marqué pour les paupières.

Il avait traditionnellement un pouvoir antiparasitaire contre les poux, en applications externes.

■ **Indications :**

☐ Syndromes d'excitation *génito-urinaire* chez l'homme et chez la femme : onanisme, pollutions, prostatites, etc., ou nymphomanie, ovarites, salpyngites, prolapsus utérin, avec, sur le plan psychique, hypersensibilité, *susceptibilité exagérée* (très facilement indignés, vexés) suivie de colères violentes, irrésistibles. Indignations avec colères refoulées et leurs suites psychosomatiques (souvent à coloration génito-urinaire).

☐ Au niveau *oculaire* : orgelets, chalazions, blépharite.

☐ *Rhumatisme articulaire*, lumbago, exostoses, douleurs

des tibias.
□ *Suites de blessures* par coupure franche. *Suites opératoires* avec douleurs superficielles persistantes.
■ **Complémentaires :** CAUSTICUM, COLOCYNTHIS.
■ **Antidotes :** AMBRA GRISEA, CAMPHORA.

## *Stramonium*

■ **Nature :** végétal de la famille des solanées. Nom botanique : Datura stramonium. On l'appelle vulgairement la « pomme épineuse ». Préparation par macération alcoolique de la partie aérienne de la plante en cours de floraison.
■ **Propriétés :** très toxique par le poison atropinique qu'est le datura : il agit surtout sur le système nerveux central, modifiant le psychisme et la motricité. Il provoque un délire avec loquacité, élocution rapide, incohérente, rires spasmodiques, terreurs inexpliquées pouvant provoquer des actes de violence. Convulsions. Il provoque des hallucinations visuelles et auditives. Pupilles dilatées.
■ **Indications :** le plus souvent dans des *états fébriles* accompagnés de *délire* ou d'*agitation* très importante, avec hallucinations terrifiantes, loquacité, gestes impudiques, obscènes. Aggravation par les objets brillants, une lumière vive.
□ Délirium tremens. Démence. Phobies. Epilepsie. Hystérie. Etc.
■ **Complémentaires ou comparables :** AGARICUS, BELLADONNA, CANNABIS INDICA, HYDROPHOBINUM, HYOSCYAMUS, LACHESIS, OPIUM, PLATINUM, ZINCUM.
■ **Antidotes :** ACETICUM ACIDUM, BELLADONNA, HYOSCYAMUS, NUX VOMICA, OPIUM, PULSATILLA, TABACUM.

## Sulfur

■ **Nature** : minéral; c'est un corps simple : le soufre, métalloïde insoluble. Préparation par reprise dans de l'alcool de la deuxième trituration centésimale de la poudre de soufre jaune, dans du sucre de lait. Nom complet : Sulfur sublimatum lotum.

■ **Propriétés** : il existe dans le corps humain, dans de nombreuses combinaisons chimiques; sulfate dans les cellules de la peau, il entre dans la composition de certains acides aminés : cystine, taurine, urochrome. En tant qu'oligo-élément, il intervient dans de très nombreux métabolismes essentiels. Il préside au bon fonctionnement des muqueuses (respiratoires particulièrement), de la peau, des parois artérielles.

■ **Indications** : *il peut être utile dans toute la pathologie humaine.*

☐ C'est le médicament le plus souvent indiqué dans toutes sortes de situations pathologiques, plus souvent *chroniques* qu'aiguës.

☐ Il est prescrit sur des indications de type *général* plutôt que local.

• Les sujets qui en bénéficient le plus sont plus souvent *maigres* que gras, en tout cas souvent voûtés, craignant la station debout, peu soignés (voire franchement malpropres dans leurs vêtements et leur corps); ils craignent l'eau, n'aiment pas se laver ni se baigner. Leur peau est rugueuse, souvent malsaine, s'infectant facilement. Ils ont toujours quelque part une éruption ou au moins des boutons ou des coupures (derrière les oreilles, entre les orteils). Ils exhalent facilement une mauvaise odeur. Leurs lèvres sont trop rouges, leurs paupières sont bordées de rouge, l'entrée des narines est irritée. Un certain nombre d'autres symptômes caractéristiques permet de les identifier.

☐ C'était, pour Hahnemann, le remède principal de la diathèse psorique qu'il avait isolée; c'est le *remède antipsorique* par excellence, tout particulièrement indiqué dans le cas où une éruption, même très ancienne, a été supprimée par un traitement local allopathique intempestif.

■ **Complémentaires :** ACONITUM, ALOE, NUX VOMICA, PSORINUM, PULSATILLA, RHUS TOXICODENDRON, SULFUR IODATUM, TUBERCULINUM.

■ **Antidotes :** ACONITUM, ARSENICUM, CAMPHORA, CHAMOMILLA, CAUSTICUM, CHINA, CONIUM, MERCURIUS, NUX VOMICA, PULSATILLA, RHUS TOXICODENDRON, SEPIA, SILICEA.

## *Sulfuricum acidum*

■ **Nature :** produit chimique; c'est l'acide sulfurique des laboratoires; préparation après dilution hydrique dans de l'eau, après la troisième centésimale.

■ **Propriétés :** acide fort, il est très caustique pour tous les tissus organiques; à dose faible, il conserve une action irritante spécialement sur les muqueuses digestives et respiratoires et une action très profonde sur l'ensemble de l'organisme.

■ **Indications :**

☐ Dans tous les *états infectieux avec très grande faiblesse :* typhus, paludisme, gangrènes, etc. Pour les suites graves et profondes de toutes sortes de traumatismes.

☐ *Stomatites* rebelles ou particulièrement graves; fièvre aphteuse; amygdalites, diphtéries graves.

☐ *Troubles digestifs* des alcooliques invétérés.

■ **Comparables :** ARNICA, CALENDULA, CROTALUS, HAMAMELIS, KREOSOTUM, LACHESIS, MURIATICUM ACIDUM, NITRICUM ACIDUM.

■ **Antidote :** PULSATILLA.

## *Symphytum*

■ **Nature :** végétal; c'est la grande consoude, de la famille des borraginées; préparation après macération

alcoolique de la plante fraîche entière.
■ **Propriétés** : traditionnellement utilisée pour la consolidation des fractures, l'usage homéopathique a confirmé cette action découverte empiriquement.
■ **Indications** :
☐ Pour toutes les *fractures* douloureuses ou se réparant mal : cals douloureux, périostite, fractures ouvertes ou contusions péri-osseuses.
☐ Très efficace également dans les *traumatismes des globes oculaires* (alors que LEDUM convient mieux pour les lésions des paupières : pour l'œil au « beurre-noir »).
■ **Comparables** : ARNICA, BELLIS PERENNIS, CALENDULA, CALCAREA PHOSPHORICA.
■ **Antidote** : CANTHARIS.

# Tabacum

■ **Nature** : végétal de la famille des solanées. Nom botanique : Nicotiana tabacum. C'est le tabac. Préparation par macération alcoolique des feuilles récoltées en fin de floraison.
■ **Propriétés** : il provoque un état nauséeux et vertigineux dans un premier temps. Ensuite dans les états d'intoxication chronique, il a une action circulatoire sur les artères, y provoquant de l'atérome, de l'hypertension (angine de poitrine); sur les muqueuses respiratoires, il provoque un catarrhe chronique bien connu.
■ **Indications** :
☐ Dans tout *syndrome vertigineux* accompagné de nausées et de vomissements : surtout le mal des transports, mais aussi toute pathologie digestive des plus simples aux plus graves. Etats aigus dans lesquels il y a tendance à perdre connaissance : vertige par indigestion, par insolation, en début de maladie; par émotions.
☐ Etats chroniques d'*artériosclérose*, d'*artérite* chronique, de *coronarites*, accompagnés des crises caractéristiques du remède.
■ **Complémentaire** : OPIUM.

■ **Antidotes :** ACETICUM ACIDUM, ARSENICUM, CLEMATIS, COCCULUS, IGNATIA, IPECA.

## Tarentula cubensis

■ **Nature :** animal; c'est une araignée géante, la tarentule de Cuba; préparation à partir de la trituration alcoolique de l'animal entier.
■ **Propriétés :** le venin de tarentule provoque une inflammation locale très violente et très douloureuse, puis un état septicémique secondaire avec grande agitation.
■ **Indications :** toute *inflammation locale* avec dureté de bois, brûlures insupportables, accompagnée de fièvre, de tremblement, d'agitation nerveuse.
■ **Comparables :** ANTHRACINUM, LACHESIS, SILICEA.
■ **Antidote :** CAMPHORA.

## Tarentula hispania

■ **Nature :** animal; c'est une énorme araignée : la tarentule (fréquente dans la région de Tarente en Sicile), dite aussi Aranea ou Lycosa tarentula. Préparation après trituration dans de l'alcool de l'insecte vivant entier.
■ **Propriétés :** les sujets mordus accidentellement par cet insecte présentaient un état de surexcitation caractéristique, avec agitation particulière des membres, tremblements, contractures des fléchisseurs, pour arriver peu à peu à des convulsions généralisées et un état comateux. Au lieu de la morsure : infiltration inflammatoire pouvant prendre l'allure de phlegmons ou d'anthrax.
■ **Indications :**
☐ Tous états pathologiques dans lesquels il peut exister une *extrême agitation* avec impossibilité de rester en place : le malade bouge constamment ses mains, ses membres, il roule la tête de côté et d'autre. Dans certains délires violents; hystérie, chorée (danse de Saint-

Guy); érotomanie, nymphomanie, etc. Névroses, hystérie, agitation anxieuse pré-agonique.
□ *Infections cutanées :* furonculoses, anthrax, phlegmons, panaris.
■ **Comparables :** AGARICUS, ANTHRACINUM, APIS, CALADIUM, CAUSTICUM, CIMICIFUGA, COFFEA, CROCUS, HYOSCYAMUS, IGNATIA, LACHESIS, MOSCHUS, MYGALE, NUX MOSCHATA, PLATINUM, PYROGENIUM, STRAMONIUM, ZINCUM.
■ **Antidote :** LACHESIS.

## *Tellurium*

■ **Nature :** corps simple, chimique. Préparation par trituration avec sucre de lait.
■ **Propriétés :** action irritante de la peau, de l'oreille moyenne, du nerf sciatique.
■ **Indications :**
□ Suppuration chronique de l'*oreille* avec oreille externe enflammée, pus malodorant.
□ Plus rarement *sciatique* améliorée lorsque le malade est couché sur le coté.
■ **Comparables :** HEPAR SULFUR, NATRUM MURIATICUM, PSORINUM, PULSATILLA.
■ **Antidote :** NUX VOMICA

## *Terebinthinum*

■ **Nature :** végétal; c'est l'essence de térébenthine, provenant de la distillation du suc résineux obtenu par incision de l'écorce du pin des Landes. Préparation par reprise dans de l'alcool à 90° de cette essence volatile.
■ **Propriétés :** l'action toxicologique de la térébenthine est surtout marquée sur les reins où elle provoque une néphrite hématurique. Elle se prolonge dans l'arbre urinaire déterminant de la cystite et de l'urétrite.

Les autres muqueuses de l'organisme peuvent être atteintes : digestives, et bronchiques particulièrement.

■ **Indications :**
☐ Tous les *syndromes urinaires* dans lesquels il existe une *hématurie*, c'est-à-dire du sang dans les urines qui deviennent même plutôt noirâtres, et présentent une odeur de violette : néphrites aiguës avec douleurs lombaires brûlantes, rongeantes, pesantes; albuminurie, jusqu'à l'anurie; douleurs brûlantes de l'urètre et de la vessie dans les cystites et les urétrites.
☐ Par ailleurs, lorsqu'il y a un important *météorisme intestinal* et des manifestations de colite, d'entéro-colites, quelquefois hémorragiques.
☐ *Bronchites* aiguës ou chroniques.

■ **Comparables :** BERBERIS, CANNABIS SATIVA, CANTHARIS, CHINA, COLCHICUM, CROTALUS, EQUISETUM, MILLEFOLIUM, PHOSPHORUS, SERUM D'ANGUILLE, SULFURICUM ACIDUM.

■ **Antidote :** PHOSPHORUS.

# *Teucrium marum*

■ **Nature :** végétal; c'est « l'herbe aux chats »; famille des labiacées; préparation après macération alcoolique de la plante fraîche entière.

■ **Propriétés :** inflammation des muqueuses nasales surtout, rectales secondairement.

■ **Indications :**
☐ *Rhinites* chroniques atrophiques : ozène; polypes dans le nez, avec obstruction nasale, sensation de fourmillement dans le nez.
☐ *Prurit anal* avec impossibilité de dormir la nuit.

■ **Comparables :** AURUM, CALCAREA CARBONICA, CINA, KALIUM BICHROMICUM, SANGUINARIA, THUYA.

■ **Antidote :** CAMPHORA.

## Thuya

■ **Nature** : végétal de la famille des conifères. Nom botanique : Thuya occidentalis. Préparation par macération alcoolique de jeunes feuilles de l'arbre, récoltées à la fin du printemps.

■ **Propriétés** : action principale sur la peau, où il provoque l'apparition de formations ressemblant à des verrues, et des éruptions diverses, souvent suppurantes, accompagnées de ganglions lymphatiques.

Action secondaire sur le système nerveux : céphalées et névralgies, ainsi que sur l'appareil génito-urinaire : inflammations et végétations.

■ **Indications** :

☐ Cas aigus de *gonorrhée :* urétrite gonococcique chez les hommes (surtout si elle est compliquée de « crêtes de coq »); vulvo-vaginites, métrites, salpyngites chez les femmes.

☐ *Dermatoses aiguës :* intertrigo, herpès, zona.

☐ *Cas chroniques* le plus souvent : pour Hahnemann, c'était le maître-remède de la maladie chronique qu'il a décrite sous le nom de *sycose*, ou maladie condylomateuse. Elle se trouvait être caractérisée dans tous les cas cliniques où apparaissaient des néo-formations cutanées ressemblant à des verrues, des polypes ou des kystes. Par ailleurs, les sujets sycotiques étaient généralement anémiés, déminéralisés, sujets aux névralgies, très sensibles à l'humidité. Ils avaient certaines caractéristiques psychologiques : anxieux, toujours pressés, peureux d'être en retard, émotifs, voire névrosés.

La vaccination antivariolique est considérée comme l'une des causes de la diathèse sycotique : THUYA en devient donc l'antidote principal.

■ **Complémentaires :** ARSENICUM, MEDORRHINUM, NATRUM SULFURICUM, NITRICUM ACIDUM, SABINA, SILICEA.

■ **Antidotes :** CAMPHORA, CHAMOMILLA, COCCULUS, MERCURIUS, PULSATILLA, SULFUR, STAPHYSAGRIA.

## Trillium pendulum

■ **Nature :** végétal; c'est une plante de la famille des liliacées; préparation après macération alcoolique des racines fraîches.
■ **Propriétés :** action hémorragipare : elle fait saigner particulièrement l'utérus.
■ **Indications :** *ménorragies, métrorragies,* avortements, *fibromes* hémorragiques avec expulsion de sang rouge brillant, jaillissant au moindre mouvement, avec état syncopal, défaillance, palpitations, membres froids. Sensation particulière que les articulations des hanches se séparent, que les os du bassin se cassent.
■ **Comparables :** AESCULUS, CHINA, IPECA, KALIUM CARBONICUM, MILLEFOLIUM, SABINA, SEPIA.
■ **Antidote :** CAMPHORA.


## Tuberculinum

■ **Nature :** animal (pathologique); fait avec la tuberculine brute obtenue à partir de cultures de souches de Mycobacterium tuberculosis d'origine humaine et bovine. Préparation par dilution alcoolique de cette tuberculine glycérinée,
■ **Propriétés :** la tuberculine n'a pas d'action pathologique par elle-même. Elle ne sert qu'à pratiquer les tests tuberculiniques comme la cuti-réaction. Mais les symptômes de la tuberculose elle-même tiennent lieu de symptomatologie du médicament.
■ **Indications :** TUBERCULINUM ou des médicaments voisins (obtenus quelquefois à partir de lésions tuberculeuses évolutives) ont servi à traiter des cas de maladie tuberculeuse franche au siècle dernier, avec succès. Actuellement, on estime qu'il faut être prudent dans de semblables situations cliniques et qu'il vaut mieux recourir à d'autres remèdes (allopathiques ou homéopathiques).

☐ La principale indication de TUBERCULINUM se trouve actuellement plutôt dans des *états chroniques* que l'on désigne, depuis Nebel, sous le nom de *tuberculinisme*. Cet auteur pensait que la véritable cause de la psore hahnemannienne était précisément la tuberculose. Sans aller jusque là, beaucoup de praticiens homéopathes ont en tout cas considéré le tuberculinisme comme une diathèse à placer sur le même rang que la psore.

Ce tuberculinisme correspond cliniquement : d'une part aux malades dont on peut savoir qu'ils présentent soit une hérédité tuberculeuse, soit une histoire tuberculeuse personnelle; d'autre part à ceux qui présentent un certain terrain de fragilité par déficience immunitaire, prenant froid facilement, perdant facilement du poids, présentant de nombreux ganglions, améliorés à la montagne alors qu'ils ne vont pas bien en climat maritime, fatigables, moralement inquiets de leur santé, irritables et mécontents de tout au réveil, instables, aimant les voyages et les changements de vie, les stimulants en général.

TUBERCULINUM est alors indiqué généralement en complément ou en alternance avec un médicament indiqué par ailleurs par d'autres symptômes ou des localisations pathologiques particulières.

■ **Complémentaires :** tous les remèdes « de fond ».
■ **Antidote :** aucun.
■ Les autres TUBERCULINUM dont on peut entendre parler :
— BACILLINUM (préparé à partir d'un pus d'une caverne tuberculeuse humaine);
— MARMOREK (préparé à partir du sérum de tuberculeux);
— DENYS (préparé à partir du milieu de culture du bacille de Koch);
— T.R. et T.K. (obtenus à partir de cultures pures de bacille de Koch);
— AVIAIRE (obtenu à partir de culture de tuberculose d'oiseaux).

## Urtica urens

■ **Nature :** végétal de la famille des orticacées. Nommée aussi : Urtica minor, c'est la petite ortie commune. Préparation par macération de la plante entière fleurie.
■ **Propriétés :** action très connue sur la peau : irritation brûlante avec éruption de petites papules ressemblant à l'urticaire. Action complémentaire sur les seins et sur la rate.
■ **Indications :**
□ Toutes affections où se manifeste une *éruption* accompagnée soit de démangeaisons très importantes, soit de brûlure : piqûres d'insectes; urticaire d'origine allergique; brûlures du premier degré, engelures.
□ Accessoirement dans l'*allaitement* lorsque le lait vient à diminuer.
□ Dans des cas de *prurit vulvaire*.
□ Dans des cas d'inflammation de la *rate*.
■ **Comparables :** APIS, BENZOICUM ACIDUM, BERBERIS, CEANOTHUS, COLCHICUM, FORMICA, SOLIDAGO.
■ **Antidote :** APIS.

## Valeriana

■ **Nature :** végétal; c'est une « herbe aux chats », de la famille des valérianacées. Préparation après macération alcoolique des racines fraîches.
■ **Propriétés :** provoque une excitation spasmodique du système nerveux, une accélération cardiaque, des vertiges, une certaine congestion cérébrale.
■ **Indications :**
□ Tous états dans lesquels existe une *surexcitation nerveuse* de type spasmophilique ou hystérique, avec hyperesthésie sensorielle, insomnies, etc.
□ Mauvaise digestion, aérophagie d'origine nerveuse.
□ *Sciatique* améliorée en marchant, aggravée étant debout immobile.

■ **Comparables :** ASA FOETIDA, IGNATIA, MOSCHUS, PULSATILLA, TARENTULA.

■ **Antidotes :** BELLADONNA, CAMPHORA, COFFEA, MERCURIUS, PULSATILLA.

## *Veratrum album*

■ **Nature :** végétal de la famille des mélanthacées. C'est le vératre blanc ou hellébore blanc. Préparation par macération alcoolique du rhizome récolté avant la floraison.

■ **Propriétés :** très toxique, il provoque à la fois de violents troubles digestifs avec diarrhées profuses, vomissements, état toxique cholériforme, avec prostration profonde, manifestations crampoïdes et refroidissement général.

■ **Indications :**

☐ Plus souvent dans des *maladies aiguës et graves* lorsqu'il existe une profonde *fatigue générale* confinant à la prostration et même au pré-coma, avec refroidissement à la fois interne et externe, mais toujours accompagné de douleurs, de crampes (intestinales ou musculaires), de spasmes (vomissements). Le psychisme est toujours fortement perturbé : avec excitation, violence et même frénésie; en tout cas anxiété, peur, quelquefois désespoir.

☐ *Diarrhées* graves, choléra épidémique, choléra infantile.

☐ *Maladies mentales*. Délires fébriles.

■ **Comparables :** ANTIMONIUM TARTARICUM, ARSENICUM, CAMPHORA, CARBO VEGETABILIS, COCCULUS, COLCHICUM, CROTON, CUPRUM, HYOSCYAMUS, IPECA, PHOSPHORUS, SECALE, STRAMONIUM, TARENTULA HISPANIA.

■ **Antidotes :** BELLADONNA, CAMPHORA, COFFEA, MERCURIUS, PULSATILLA.

## Zincum

■ **Nature** : c'est le métal zinc : Zincum metallicum. Insoluble, il est préparé après trois triturations centésimales de poudre de ce métal dans du sucre de lait. Cette 3 CH est reprise dans de l'alcool à 60° qui constitue alors la teinture-mère.

■ **Propriétés** : il existe dans nos tissus à l'état d'oligo-élément, dans le sang, les centres nerveux, le thymus et les muscles. Des sels de zinc existent en grande quantité dans les venins de serpent et sont une des causes de leur toxicité. A dose toxique, ces sels agissent surtout sur le système nerveux central et périphérique, provoquant d'abord un stade d'excitation, puis de dépression. Dans le sang, il entraîne un état d'anémie. Il fait apparaître des varices sur les veines. L'état général est atteint : émaciation, faiblesse, cachexie.

■ **Indications** : plutôt dans des *cas chroniques*. Dans de nombreux cas pathologiques organiques ou fonctionnels dans lesquels il existe à la fois :
• grande fatigue générale avec irritabilité nerveuse; anémie;
• mouvements nerveux continuels des jambes et des pieds;
• tressaillements ou tremblements des extrémités, ou dans tout le corps;
• brûlure le long de la colonne vertébrale, rachialgies;
• maux de tête importants provoqués ou aggravés par la moindre quantité de vin, et par le travail intellectuel, etc.

■ **Complémentaires** : CALCAREA PHOSPHORICA, PULSATILLA.

■ **Antidotes** : CAMPHORA, HEPAR SULFUR, IGNATIA. — **Incompatibles** : NUX VOMICA, CHAMOMILLA.

# TROISIÈME PARTIE

# Comment comprendre les malades

---

# Dictionnaire de quelques maladies courantes

Dans un ouvrage de vulgarisation comme celui-ci, il n'est pas possible de donner la même information, même très condensée, que celle que l'on trouve dans les livres de médecine destinés aux étudiants ou aux médecins.

Je crois qu'il est plus important, dans ce travail concernant l'homéopathie, que les malades qui sont intéressés ou curieux de cette thérapeutique aient une première idée de ce que l'homéopathe va chercher à connaître de leur maladie. Il faut qu'ils sachent que la démarche du praticien est un peu différente de celle des autres médecins. Il faut qu'ils sachent qu'il est intéressé par des détails qui leur semblent sans importance et qu'ils se préparent à répondre à des questions quelquefois sans rapport évident avec ce dont ils souffrent.

■ Je me propose donc de présenter les maladies de façon très simple, en en donnant une **définition** sommaire mais cependant suffisante pour que le lecteur en comprenne la nature, et quelquefois les dangers.

■ Je noterai ensuite, sous une rubrique **informations et questions**, ce qu'il faut que le praticien apprenne à connaître de la bouche du malade lui-même et de son entourage, quant aux circonstances du début de la maladie, et aux troubles qui l'ont accompagné. Ces notions concernent tout aussi bien ce que disent les malades eux-mêmes et leurs familles, et ce qu'ils répondent lorsque le médecin les interroge pour obtenir des détails qui ne seraient pas dits spontanément.

■ La troisième partie concernera les données d'**observation et examen** : c'est ce qui est important en fait de symptômes « objectifs » : ce que l'on peut voir, toucher, sentir, écouter sur le malade... et aussi ce que l'on peut savoir à la suite d'explorations en laboratoire, par le radiologiste, etc., dans les cas qui le nécessitent.

■ Viendra ensuite la partie **thérapeutique**, avec une simple énumération des principaux remèdes qui sont le plus souvent prescrits dans le cas envisagé.

Cette énumération pourra sembler fort importante dans certains cas et il peut apparaître que le choix n'est pas très facile à faire. C'est d'ailleurs là une des douloureuses réalités de la médecine homéopathique. Cette difficulté est certaine pour le praticien, même après de longues années de pratique, dans les cas compliqués. Pour un profane ou pour un malade qui voudrait essayer de se soigner lui-même, cette difficulté a bien des chances d'être insurmontable.

Il sera toujours possible d'essayer de comprendre le choix qui aura été fait par le médecin en se reportant à la description des médicaments que j'ai faite dans la deuxième partie de cet ouvrage.

Dans quelques situations très simples et très claires, le malade, ou sa famille, sera peut-être tenté de découvrir tout seul le « bon remède » et de le prendre. Cela peut tout à fait se concevoir.

*L'auto-médication est une liberté que l'on ne peut pas contester.* Il suffit de connaître le risque que l'on prend en essayant de se substituer à un homme de l'art. Il peut fort bien n'y avoir aucun risque, alors pourquoi pas ? Tout le monde a une petite pharmacie personnelle avec quelques médicaments destinés aux maux de tête, à la toux ou à la fièvre. Pourquoi ne pas essayer à leur place quelques globules homéopathiques ? On trouvera peut-être ici la façon de les choisir. Mais encore une fois : *prudence* !

**Si un remède, dans une situation récente et bien caractérisée, n'a pas donné de résultat dans les 24 heures, c'est qu'il y a eu erreur de prescription.** Les médicaments homéopathiques agissent très rapidement dans les maladies aiguës : dans les minutes quelquefois, en tout cas dans les heures qui suivent sa prise. Une deuxième tentative est encore possible dans les cas tout à fait simples et inoffensifs. Mais ensuite, il faut changer de thérapeutique ou appeler le médecin.

*Ce petit livre n'est en tout cas pas destiné à remplacer le médecin*, mais plutôt à faciliter son travail au moment où vous le verrez parce que, je l'espère, vous aurez mieux compris ce qu'il attend de vous.

■ **La posologie** que j'indique est celle qui est le plus souvent appliquée.
■ **Les thérapeutiques associées** que je signale sont les plus courantes. Il peut y avoir dans ces deux domaines de grandes variations d'un praticien à l'autre. Mais ce n'est pas l'essentiel du traitement.

# Abcès - Phlegmon

Inflammation sous-cutanée ou sous-muqueuse accompagnée de formation de pus.

## Informations et questions

■ **Causalité** : apparition spontanée; à la suite d'une blessure ou d'une piqûre; à la suite d'une maladie voisine (ganglion suppuré après blessure des mains).
■ **Quelle sensation** : battement interne, brûlure, piqûre, démangeaison.
☐ Quelles irradiations en cas de douleurs ?
☐ Que faut-il faire pour avoir moins mal : chaleur, froid, pansement serré.
☐ Quelles sont les *conditions d'aggravation* : mouvement, pression, etc.
■ **Quels sont les autres symptômes** :
☐ *généraux :* fièvre, changements dans la frilosité ou la chaleur, maux de tête, troubles divers;
☐ *psychologiques :* changements d'humeur, irritabilité, etc.

## Observation et examen

☐ Couleur de la peau ou de la muqueuse recouvrant le siège de l'abcès.
☐ Douleur provoquée à la palpation : simple, excessive, insupportable ?
☐ Chaleur ressentie à la main sur l'abcès, sur les autres parties du corps.
☐ Transpiration locale et générale.
☐ Examen des régions voisines : ganglions, traînées rougeâtres de lymphangite.
☐ Expression du malade; son comportement.

## Choix du remède

En fonction des symptômes dominants, on pourra choisir entre : APIS, ARSENICUM, BELLADONNA, CALCAREA FLUORICA, HEPAR SULFUR, LACHESIS, MERCURIUS, PYROGENIUM, TARENTULA CUBENSIS, SILICEA.

■ **Posologie :** deux granules en 5 CH toutes les trois ou six heures en cas de fièvre, trois fois par jour s'il n'y a pas de fièvre. Cesser dès amélioration ou suppuration si l'abcès s'ouvre spontanément. Incision si les symptômes persistent plus de 48 heures.

**Traitements associés**

Application antiphlogistique : pommade ou pansements humides.

# Accouchement

C'est un acte physiologique qui ne devrait pas nécessiter d'intervention médicamenteuse. Cependant, il est des cas dans lesquels les choses ne se passent pas tout à fait bien et où il est possible d'aider la femme en couche.

## *Cas cliniques de difficultés*

☐ Les douleurs deviennent trop violentes, insupportables, spasmodiques.
☐ Les douleurs deviennent trop faibles.
☐ Les douleurs cessent.
☐ L'expulsion du placenta tarde ou ne se fait pas.
☐ Les douleurs persistent après l'expulsion.
☐ Les autres difficultés, d'ordre mécanique ou proprement obstétrical, concernent l'accoucheur qui décidera des manœuvres ou des interventions nécessaires à effectuer dans l'intérêt de la mère et de l'enfant.
☐ *S'il se produit, par ailleurs, une complication grave* comme l'apparition d'anémie aiguë par hémorragie, crises convulsives (éclampsie), le traitement sera inévitablement effectué en urgence par réanimation ou thérapeutique spéciale. L'homéopathe ne pourra pas intervenir.

## Thérapeutique homéopathique des difficultés mineures

Comme toujours elle sera fondée sur :

### Informations, questions, observations

Sensations et types de douleurs, fréquence, ce qui soulage ou aggrave, accompagnements généraux : transpiration, froid ou chaleur du corps, des extrémités, aspect du visage, comportement et moral, etc.

### Remèdes possibles

En simplifiant au maximum, car les possibilités sont encore très nombreuses :
- **Douleurs violentes :** CHAMOMILLA, KALI CARBONICUM, GELSEMIUM, SEPIA.
- **Douleurs spasmodiques :** AMBRA GRISEA, CHAMOMILLA, GELSEMIUM, HYOSCYAMUS, PULSATILLA.
- **Contractions trop *faibles* :** BELLADONNA, CAULOPHYLLUM, CIMICIFUGA, GELSEMIUM, KALI CARBONICUM, OPIUM, PULSATILLA, SECALE.
- **Douleurs stoppées :** BELLADONNA, CHAMOMILLA, CAULOPHYLLUM, CIMICIFUGA, GELSEMIUM, NUX VOMICA, OPIUM.
- **Rétention placentaire :** ARTEMISIA, BELLADONNA. CAULOPHYLLUM, CANTHARIS, CROCUS, PULSATILLA.
- **Douleurs après accouchement :** ARNICA, BELLADONNA, CAULOPHYLLUM, CHAMOMILLA, CIMICIFUGA, CONIUM, IGNATIA, NUX VOMICA, SABINA, SECALE, SEPIA.

**Posologie :** en 5 CH : toutes les 3 ou 6 heures selon l'intensité des symptômes.

# Aérophagie

Voir *gastrite*.

# Albumine, albuminurie

Ce n'est qu'un symptôme généralement présent dans les affections du rein (néphrite). Il existe des albuminuries dites « fonctionnelles » ou « orthostatiques » dont le traitement est celui de l'état général (ou inutile). Selon les cas, voir plutôt : *maladies chroniques*, p. 208.

# Allaitement

L'allaitement s'accompagne, dans certains cas, de petits ennuis qu'il est nécessaire de soulager.

### Les problèmes qui peuvent se poser

■ **Diminution du lait :** lorsque, en cours d'allaitement, le lait vient à diminuer, le nourrisson souffre de sous-alimentation. Il faut, soit compléter par du lait artificiel, soit intervenir rapidement pour que l'allaitement intégral redevienne possible.

Quelques questions et une observation rapide permettront de choisir entre : BELLADONNA, BRYONIA, DULCAMARA, PULSATILLA.

☐ Après une violente émotion : BRYONIA, CHAMOMILLA, COFFEA.
☐ Après un coup de froid : BELLADONNA, CHAMOMILLA, DULCAMARA, PULSATILLA.

■ **Crevasses et saignement des mamelons :** ARNICA, CASTOR EQUI, CHAMOMILLA, CROTON TIGLIUM, GRAPHITES, HAMAMELIS, PHYTOLACCA, SEPIA, SULFUR.

■ **Fatigue générale,** mauvais état général du fait de l'allaitement : CALCEREA CARBONICA, CHINA, LYCOPODIUM, OLEANDER, PHOSPHORICUM ACIDUM, PHOSPHORUS SILICEA, SULFUR.

■ **Fièvre de lait, montée de lait :** ACONITUM, COFFEA; puis : BELLADONNA, BRYONIA, RHUS TOXICODENDRON, ARNICA, si couches difficiles.

■ **Lait trop clair, insuffisant en qualité :** CHAMOMILLA, CINA, MERCURIUS, SILICEA.
■ **Lait trop abondant :** le lait coule entre les tétées : BELLADONNA, BORAX, BRYONIA, RHUS TOXICODENDRON.
■ **Absence de montée de lait** (agalactie) : AGNUS CASTUS, ASA FOETIDA, CALCAREA CARBONICA, CAUSTICUM, DULCAMARA, PULSATILLA, RHUS TOXICODENDRON, ZINCUM.

**Posologie :** dans la plupart des cas : granules en 5 CH, matin et soir, à espacer dès amélioration, à supprimer dès guérison. Changer de remède en cas d'échec.

# Allergie

C'est un état constitutionnel qui nécessite un traitement de fond (voir *maladies chroniques* p. 208) à mettre en jeu après les crises (asthme, urticaire, rhume des foins, etc.).

# Alopécie-Pelade

Chute des cheveux et des poils, par plaques, à divers endroits, sans qu'il s'agisse d'une évolution progressive vers la calvitie. Pathologie mal connue; quelquefois elle survient à l'occasion d'un fléchissement de l'état général : après maladie importante (typhoïde, etc.), après accouchement, après chagrins ou contrariétés profondes et mal exprimées.

## Informations et examen

■ Essayer de définir **les événements** qui ont précédé l'apparition de la pelade.
■ **Localiser** avec le plus de précisions possibles les zones atteintes. Ensuite, il faudra suivre l'évolution : extension

ou repousse des cheveux, etc.
- ■ Tenir compte de **l'état de la peau en général.**
- ■ Tenir compte de **l'ensemble des symptômes** du malade comme dans une maladie chronique (voir p. 208).

### Remèdes possibles

APIS, ARSENICUM, CALCAREA CARBONICA, FLUORICUM ACIDUM, HEPAR SULFUR, PHOSPHORUS, PSORINUM.

**Posologie :** en 9 CH, une à deux fois par semaine pendant deux ou trois mois, selon évolution.

## Angine - Amygdalite

Inflammation de la gorge, généralement accompagnée de douleur, affectant plus spécialement les amygdales.

### Informations et questions

- ■ **Causalité :** contagion ou « coup de froid », dans quelles conditions, comment ?
- ■ **Quelles sensations :**
- ☐ douleur brûlante, piquante, serrante;
- ☐ constamment ou seulement en avalant;
- ☐ en avalant; la salive, à vide, du liquide, du solide;
- ☐ quel côté est, ou a été le plus douloureux;
- ☐ la douleur irradie-t-elle, où, à quelle occasion;
- ☐ y a-t-il douleur ailleurs qu'à la gorge : aux oreilles, au cou, encore ailleurs.
- ■ **Quels sont les autres symptômes :** fièvre, ses particularités (voir *fièvre*).
- ☐ *Etat général* (frilosité, chaleur, appétit, soif, courbatures, etc.).
- ☐ *Etat moral :* humeur, sommeil, etc.

### Observation et examen

- ■ **Aspect de la gorge :** amygdales, piliers du voile du

palais, luette;
- ☐ points blancs, membranes, ulcérations;
- ☐ inflammation simple ou œdémateuse, latéralité;
- ☐ couleur des muqueuses : rouge, rouge-vif, rouge-pourpre, violacé, veinules.

■ **Examen du cou** : ganglions, sensibilité au contact.
■ **Examen général** : transpirations, chaleur ou froid du corps, des extrémités, urines, éventuellement prélèvement de gorge et examen de sang (si possibilité de streptococcie).
■ Observation du **comportement** du malade pendant l'examen.

### Choix du remède

Selon les symptômes les plus caractéristiques, il faudra choisir entre :

ACONITUM, APIS, ARSENICUM, BARYTA CARBONICA, BELLADONNA, CAPSICUM, CHAMOMILLA, DULCAMARA, HEPAR SULFUR, LACHESIS, LYCOPODIUM, MERCURIUS, PHYTOLACCA.

**Posologie** : prescription en 5 CH : deux granules toutes les trois à six heures, à cesser dès amélioration. Sinon, changer de remède ou de traitement.

### Thérapeutiques associées

Gargarismes avec eau salée ou eau oxygénée diluée; dans les cas les plus douloureux, faire sucer de la glace et faire des siphonnages ou des lavages de gorge (eau salée chaude). Applications, sur la gorge, de pansements humides chauds s'ils procurent un soulagement.

# Angine de poitrine

Crise douloureuse éprouvée généralement au niveau du cœur avec sensation très angoissante et irradiation dans le bras gauche, en rapport avec un spasme artériel des coronaires (artères qui permettent la vie du muscle cardiaque). Le spasme est souvent provoqué par une inflammation de ces artères, dite « artérite coronarienne » : il peut entraîner la formation d'un infarctus myocardique, c'est-à-dire l'arrêt de fonctionnement plus ou moins définitif d'une partie du muscle du cœur. Si la zone d'infarctus est très importante ou mal située, la mort est possible, quelquefois même inévitable.

### Thérapeutique

Il existe des médicaments homéopathiques pour cette pathologie, mais il existe aussi une thérapeutique allopathique très efficace qui ne nécessite pas le choix délicat qu'il faut opérer en homéopathie entre plusieurs médicaments.

La prudence est donc de préférer la médication classique, et éventuellement une hospitalisation d'urgence. Il est indispensable en tout cas de faire des explorations complètes : électrocardiographiques et autres, pour connaître l'exacte situation du malade et de sa maladie.

La thérapeutique homéopathique ne pourra être envisagée que dans les cas où il s'agit de « fausses angines de poitrine », purement spasmodiques ou névropathiques. Mais encore avec beaucoup de prudence.

# Aphtes, aphtoses

Un aphte est une petite lésion de la muqueuse buccale se présentant généralement comme une petit tache blanche entourée de rouge; elle est douloureuse.

Il peut exister des aphtes isolés, survenant par moments et périodiquement sans raison précise.

On dit qu'il y a *aphtose* lorsqu'ils surviennent en grand nombre sous l'effet d'une infection massive virale, mycosique ou microbienne. On dit aussi qu'il y a *stomatite aphteuse*, s'il y a, en plus, de la fièvre.

### Thérapeutique

■ **Les aphtes isolés** se traitent localement par application d'un désinfectant ou guérissent tout seuls. Ils sont un symptôme d'un état général à soigner par ailleurs.
■ Seule **l'aphtose** nécessite une médication particulière (voir *stomatites*).

# Appendicite

Inflammation de l'appendice cœcal : petite annexe du tube digestif située à la jonction de la fin de l'intestin grêle et au début du côlon droit. Pour des raisons souvent mal définies, cet organe s'infecte et peut se transformer en abcès qui aura tendance à s'ouvrir spontanément dans le péritoine, y provoquant une *péritonite* (voir page 268).

### Thérapeutique

Etant donné ce risque qui est très grave, il est peu logique de donner une thérapeutique médicale de quelque sorte qu'elle soit. Dans le doute, il est habituel d'opérer. Il vaut en tout cas mieux intervenir à tort, cette opération étant parmi les plus bénignes, que d'intervenir trop tard.

■ **En attendant l'opération** on peut toujours donner un médicament qui facilitera probablement la convalescence :
□ *Dans tous les cas :* ARNICA 5 CH, deux granules toutes les heures jusqu'à l'anesthésie.
□ Si quelque symptôme plus précis se manifeste : un des remèdes utiles dans toutes les inflammations :
ACONITUM, BELLADONNA, BRYONIA, APIS, HEPAR SULFUR, PYROGENIUM, par exemple.
(Voir *abcès, fièvre*).

# Artérite

C'est le mot qui désigne l'inflammation artérielle généralement chronique qui s'accompagne de dépôts fibrineux réduisant le calibre du vaisseau. Il s'ensuit une malnutrition de la partie habituellement irriguée par l'artère malade. Selon la localisation, il y a donc danger plus ou moins grave (cerveau, cœur ou membres). Il s'agit en tout cas toujours d'un état chronique à traiter comme tel (page 208).

# Arthrite

Ce mot désigne l'inflammation d'une articulation. La cause peut en être traumatique, c'est alors une entorse ou une luxation (voir *traumatismes*); elle peut être infectieuse mais ne concerner qu'une seule articulation (un genou, une épaule, une hanche, etc.); elle peut concerner tout le système articulaire et on parle alors de *rhumatisme articulaire*, aigu ou chronique, infectieux ou goutteux (voir *rhumatisme*).

## *Pour une arthrite aiguë isolée :*

### Informations et questions

■ **Cause :** conditions de début : coup de froid, humidité, etc.
■ **Douleurs :**
☐ type : tension, brûlure, courbature, déchirure;
☐ irradiation et localisation exacte.
■ **Modalités d'aggravation et d'amélioration** par la chaleur ou le froid, par le mouvement ou le repos, par la position; selon les moments du jour et de la nuit.
■ **Accompagnements :** fièvre (son type, ses caractéris-

tiques), autres malaises.
- Etat général, psychisme, sommeil.

**Observation et examen**

- **Localement :** couleur de l'articulation, chaleur au toucher par rapport aux régions voisines et aux autres articulations, présence ou non d'une enflure, présence ou non de liquide, possibilité de présence de sang ou de pus.
- **Examen général :** expression du visage, couleur de la peau, transpiration, vue d'ensemble du malade, de son comportement en ce qui concerne la douleur provoquée par l'examen, de son attitude spontanée pour se soulager.
- **Examens complémentaires :** radiographiques, hémogramme. Ponction dans certains cas.

**Remèdes possibles**

Les plus souvent indiqués, mais à choisir selon les symptômes caractéristiques du malade :
  APIS, ACONITUM, ARNICA, BELLADONNA, BRYONIA, LEDUM, THUS TOXICODENDRON, RUTA, SILICEA.
**Posologie :** deux granules en 5 CH trois ou quatre fois par jour selon la douleur; à cesser dès amélioration. Sinon, changer de remède ou envisager les antibiotiques.

**Thérapeutiques associées**

Une immobilisation plâtrée est quelquefois nécessaire; en tout cas, applications de pansements humides ou d'antiphlogistiques.

# Asthme

Ce mot désigne une maladie respiratoire entraînant une difficulté à faire entrer et sortir l'air des poumons; cet état n'est habituellement que passager, sous forme de

« *crises d'asthme* », survenant sur un fond de maladie chronique qu'il faut traiter par ailleurs (page 208).

## Pour la crise

### Informations et questions

■ **Cause** : circonstances de déclenchement de la crise : froid, humidité, émotion, contrariété, colère, etc.
■ **Sensations** ou douleurs éventuelles : thoracique, abdominale, ou autre.
■ **Modalités d'aggravation ou de soulagement** : selon le moment du jour, la position, le mouvement, l'ambiance de la pièce, fenêtres ouvertes ou fermées; désir d'être éventé.
■ **Accompagnements** : fièvre (ses caractéristiques), toux (ses caractères), état du nez, vomissements ou nausées, désirs et aversions alimentaires, soif, selles, urines.
■ **Etat général,** psychisme, sommeil.

### Observation et examen

■ **Le visage** : expression, couleur des lèvres (cyanose), couleur du visage, transpiration, battement des ailes du nez.
■ **L'attitude** que prend le malade pour être mieux : assis, courbé en avant, couché...
■ **L'auscultation** : sifflements ou râles bronchiques, rythme cardiaque; palpation du foie, du ventre, transpirations générales ou locales, chaleur ou froideur des extrémités, cyanose, œdèmes.
■ **Le comportement** du malade pendant l'examen.

### Remèdes possibles

Les plus souvent prescrits dans ce cas, selon les symptômes les plus caractéristiques de chaque malade, peuvent être :

AMBRA GRISEA, ARGENTUM NITRICUM, ARSENICUM,

CARBO VEGETABILIS, IPECA, KALIUM CARBONICUM, NATRUM SULFURICUM, PULSATILLA, SAMBUCUS, SPONGIA, STRAMONIUM.
Mais bien d'autres sont possibles.
**Posologie :** en 5 CH, on peut répéter ces remèdes toutes les heures, toutes les demi-heures et même plus souvent si nécessaire. Mais, si le soulagement n'est pas rapide, on peut changer de remède après trois ou quatre prises... ou changer de thérapeutique.

### Thérapeutiques associées

Acupuncture, massages thoraciques, massages plantaires, auriculothérapie, oxygénothérapie.

# Blessures

Voir *traumatismes*.

# Bronchite - Trachéo-bronchite

Inflammation des voies respiratoires moyennes : trachée et bronches principales (au-delà du larynx et en deçà des petites bronches dont l'atteinte produit généralement un tableau de broncho-pneumopathie dyspnéisante, voir page 203).
Dans les bronchites, le tableau clinique est dominé par la toux, généralement avec fièvre.

### Informations et questions

■ **Cause :** contagion ou coup de froid : comment, froid sec ou humide, etc.
■ **Douleurs** thoraciques, gastriques ou abdominales.
■ **Sensations internes :** brûlures de la trachée, déchirement, à vif de la muqueuse, démangeaisons, irritation;

expectoration plus ou moins facile.

■ **Modalités d'aggravation ou d'amélioration générale :** selon le moment, la chaleur de la pièce, le grand air, les courants d'air; la position couchée, assise, debout; la marche, le repos.

Modalités d'aggravation de la *toux*, selon les mêmes conditions.

■ **Accompagnements :** fièvre avec ses propres caractéristiques (page 234).

☐ *Etat général* (fatigue, courbatures, etc.), désirs et aversions.

☐ *Etat moral :* humeur, sommeil…

## Observation et examen

■ **Aspect du visage :** couleur, transpiration, expression.
■ **Position** du malade dans son lit ou sur son siège.
■ **Palpation** du thorax, du cœur, de l'ensemble des téguments (transpiration, chaleur ou froid des extrémités).
■ **Auscultation :** sifflements bronchiques ou râles plus ou moins humides; examen des expectorations dans les mouchoirs ou le crachoir.

## Remèdes possibles

Les plus souvent prescrits, mais à choisir selon les symptômes les plus caractéristiques de chaque malade :
ANTIMONIUM CRUDUM, ANTIMONIUM TARTARICUM, ARSENICUM, BRYONIA, DROSERA, DULCAMARA, FERRUM PHOSPHORICUM, IPECA, LYCOPODIUM, NATRUM SULFURICUM, PULSATILLA, PHOSPHORUS, SANGUINARIA, SPONGIA.

## Thérapeutiques associées

Révulsion thoracique sinapisée, ventouses.

# Broncho-pneumopathie dyspnéisante

Inflammation, d'origine infectieuse, des voies respiratoires au niveau des petites bronches et dans l'ensemble des poumons, d'où il résulte une difficulté asthmatiforme.

Le tableau clinique est celui d'une crise d'asthme, accompagnée de fièvre et généralement de signes de congestion d'un certain territoire pulmonaire confirmé par une radiographie.

### Thérapeutique

Si le praticien décide qu'il peut soigner son malade par homéopathie, il devra rechercher les symptômes utiles à sa prescription, à la fois dans les caractères de sa dyspnée (*asthme*, page 199) et dans ceux de sa *fièvre* (page 234).

# Brûlures

Voir *traumatismes*.

# Cancer

Apparition, dans un organe ou un tissu, de formations cellulaires anarchiques (pour une cause encore inconnue) provoquant des tumeurs dites malignes qui envahissent directement les organes et les tissus voisins, et les organes et les tissus plus lointains par essaimage de « métastases ».

Pour le sang, on désigne cette maladie sous le nom de *leucémie* (aiguë ou chronique).

### Thérapeutique homéopathique

Elle a été pratiquée, quelquefois avec succès, dans le

passé. Nous n'en avons cependant pas de preuve absolue, le diagnostic lui-même des cancers étant mal défini à cette époque.

Actuellement, étant donné la gravité de la maladie, un tel traitement ne peut être envisagé que pour des personnes qui refuseraient de façon formelle les traitements officiels.

Il est, par contre, possible d'associer les médicaments homéopathiques aux traitements classiques pour des symptômes secondaires dont souffrent les malades et que les remèdes habituels ne soulagent pas (douleurs, hoquets, vomissements, démangeaisons, troubles digestifs secondaires, etc.).

C'est là qu'il est possible et même recommandé d'agir par homéopathie en même temps que par allopathie, sachant bien que l'une et l'autre thérapeutiques ne concernent pas la même pathologie : l'homéopathie ne prétend pas, dans ce cas, guérir le cancer lui-même, mais seulement les symptômes fonctionnels et secondaires induits par la maladie.

# Caries dentaires - Douleurs dentaires

Une carie dentaire est une perte de substance d'une partie d'une dent, sous l'effet de virus nécrosant l'os. Ce processus s'accompagne généralement de douleur. C'est le dentiste qui doit soigner la lésion osseuse (ou éventuellement arracher la dent malade s'il est trop tard pour la sauver). Agissant ainsi, il agit aussi sur la douleur.

**Pour soulager la douleur,** avant ou après les soins du spécialiste, on peut envisager une solution homéopathique à la place des classiques calmants.

### Informations et questions

■ **Localisation de la douleur,** irradiations, type de douleur, durée.

■ **Modalités d'aggravation et de soulagement** : par le chaud ou le froid, constamment ou en mangeant, en buvant (préciser quoi); par la pression forte (en serrant les mâchoires), la pression extérieure, par le moindre contact; par des applications externes, sur la joue, chaudes ou froides; en aspirant l'air frais.
■ **Accompagnements** : salivation, désirs et aversions.
■ **Comportement** : immobilité, doit marcher de long en large, doit sortir, rester couché; humeur, sommeil.

### Observation et examen

Œdème des joues, ganglions cervicaux, aspect des gencives, de la langue, réaction au contact de la dent : toucher léger ou pression accentuée.

### Remèdes possibles

Les plus souvent prescrits, selon les symptômes les plus caractéristiques de chaque malade sont :
ACONITUM, BELLADONNA, BRYONIA, CHAMOMILLA, CHINA, COFFEA, HEPAR SULFUR, KREOSOTUM, LACHESIS, MERCURIUS, PHYTOLACCA, STAPHYSAGRIA.

### Thérapeutiques associées

Les soins dentaires, bien-entendu.

# Choc traumatique

Voir *traumatismes*.

# Chocs affectifs

Ce sont tous les troubles consécutifs à un choc émotionnel, survenant chez des sujets sensibles, quelquefois hypersensibles; ces troubles peuvent se limiter à des manifestations purement psychiques, mais aussi se traduire par des troubles somatiques très divers. Dans certains cas, il est vraisemblable que des maladies très graves, devenues peu à peu organiques, aient eu pour origine un traumatisme psychologique.

## *La thérapeutique homéopathique*

Elle a des chances d'agir sur ces simples troubles et même sur des maladies bien établies, depuis longtemps, si ses causes sont tout à fait certaines.

Il y a là quelque chose de peu conforme à la théorie des semblables : aucun médicament n'a jamais provoqué de « chagrins » ni de « peurs » ni de « déceptions ». Par contre, il en est qui ont provoqué des états dépressifs comme on peut les observer chez ces malades.

Il est également certain que les sujets qui souffrent le plus de ces traumatismes ont un état physiologique et psychologique que l'on retrouve dans ce qu'il est convenu de nommer les « types sensibles » observés lors des expérimentations : ceux qui réagissent le mieux au remède en expérimentation.

L'expérience clinique enfin, les observations recueillies depuis bientôt deux cents ans par les praticiens, ont en tout cas confirmé l'action préférentielle de certains médicaments selon le type de choc affectif subi par les malades.

### Informations et questions

■ **Circonstances exactes et chronologie des causes** invoquées par rapport aux troubles dont se plaint le malade :
☐ réactions immédiates dans leurs détails;
☐ questions sur l'état psychologique antérieur au choc : sur celui qui a suivi le choc au point de vue intellectuel, émotif, sommeil, rêves, etc.;
☐ comportement familial, professionnel, social, avant et après.
■ **Les principaux caractères généraux :** réactions à la

chaleur et au froid, aux climats; aux efforts; désirs et aversions alimentaires; soif; fonctions principales, digestives, urinaires, sexuelles, etc.

## Observation et examen

Il est quelque peu secondaire; cependant, le comportement du malade au cours de la consultation peut être significatif de certains remèdes; l'expression du visage, les positions, les gestes, la façon de s'exprimer, ont valeur de symptôme, dans certains cas.

Un examen somatique peut aussi apporter de précieux renseignements et il sera toujours préférable de l'effectuer si le malade se plaint de troubles somatiques précis (ne serait-ce que pour ne pas négliger un diagnostic de véritable maladie organique déjà grave, relevant d'une autre thérapeutique).

## Remèdes possibles

A choisir selon les symptômes :

■ **Amour déçu :** AURUM, HYOSCYAMUS, IGNATIA, LACHESIS, NATRUM MURIATICUM, PHOSPHORICUM ACIDUM, STAPHYSAGRIA.

■ **Chagrin :** AURUM, CAUSTICUM, COCCULUS, IGNATIA, NATRUM MURIATICUM, PHOSPHORICUM ACIDUM, PULSATILLA, STAPHYSAGRIA.

■ **Colère rentrée :** COLOCYNTHIS, IGNATIA, LYCOPODIUM, NATRUM MURIATICUM, PHOSPHORICUM ACIDUM, STAPHYSAGRIA.

■ **Émotion en général :** CAPSICUM, COFFEA, GELSEMIUM, NATRUM MURIATICUM, PULSATILLA, STAPHYSAGRIA.

■ **Indignation :** COLOCYNTHIS, STAPHYSAGRIA.

■ **Mal du pays :** CAPSICUM, IGNATIA, NATRUM MURIATICUM, PHOSPHORICUM ACIDUM.

■ **Mauvaise nouvelle :** APIS, GELSEMIUM, IGNATIA.

■ **Peur :** ACONITUM, IGNATIA, LYCOPODIUM, NATRUM MURIATICUM, OPIUM, PHOSPORICUM ACIDUM, PHOSPHORUS, PULSATILLA, STAPHYSAGRIA.

Les remèdes indiqués ne sont que les principaux; d'autres sont possibles en fonction de symptômes plus particuliers de la personne malade.

**Posologie :** donner une dose en 15 CH, à renouveler au besoin après une attente de 15 jours au moins.

# Chroniques (maladies)

On considère comme telles les maladies des différentes parties du corps, des différents organes, des différents systèmes, ou encore de l'ensemble de l'organisme (allergies, rhumatisme chronique, par exemple) qui se prolongent pendant plusieurs années et même toute la vie.

Elles peuvent évoluer de différentes façons : sur un mode continu (diabète, néphrite chronique, psychoses, etc.) ou par crises successives (asthme, coliques néphrétiques, angines à répétition, etc.); elles peuvent guérir complètement, spontanément ou à la suite de traitements; elles peuvent évoluer vers une aggravation progressive ou par complications; elles peuvent se transformer, passant d'un organe à un autre (asthme et eczéma); elles peuvent conduire à la mort.

Quelles que soient sa nature et ses localisations, toute maladie chronique doit être envisagée, homéopathiquement, de la même façon, c'est-à-dire de façon globale. On admet en effet que, dans ce cas, **l'organisme tout entier est impliqué par la maladie**, et qu'il est possible de découvrir les symptômes de cette implication dans tous les secteurs de la vie : **physique et psychique**.

Il faut donc adopter une technique toujours semblable, quel que soit le cas, pour avoir quelque chance de découvrir les remèdes considérés comme étant le plus souvent adaptés aux thérapeutiques dites « de fond », de « terrain ».

Cela consiste à *écouter*, *observer*, *interroger* le malade et son entourage.

### L'écoute

Elle consiste à entendre et à noter la plainte spontanée du malade : il faut lui laisser dire tout ce qu'il a à dire, sans intervenir.

### L'observation

Elle consiste à examiner le patient de façon complète, sans se contenter de l'étude clinique de la partie malade. Il faudra souvent compléter cet examen par des analyses ou des explorations spéciales : radiologiques, électriques, scintigraphiques, endoscopiques, etc., — comme le font tous les médecins actuels — pour avoir un diagnostic clinique aussi complet que possible, s'il n'a pas été préalablement fait par d'autres.

### L'interrogatoire

C'est un moment particulièrement important dans l'acte homéopathique. Il consiste à apprendre du malade (ou de sa famille) tout ce qui n'a pas été dit spontanément : *préciser la cause* éventuelle de la maladie, avec date et détails.

■ **Les antécédents héréditaires :** état de santé des parents (et des grands-parents s'il s'agit d'un enfant); si l'un d'eux est mort : de quoi ?

■ **Les antécédents familiaux :** état de santé du conjoint, des frères et sœurs.

■ **Les antécédents personnels :** les maladies subies depuis l'enfance, les vaccinations, les maladies ou les simples déficiences qui ne sont généralement pas considérées comme « maladie » : tendance aux petits troubles digestifs, aux maux de tête, à prendre froid, etc.

Il faut connaître les différentes implantations géographiques : changements de situation, séjours à l'étranger, en pays chauds, etc.

Il faut connaître le métier du malade, ses rapports sociaux avec collègues et employeurs ou subalternes. Scolarité et évolution scolaire pour les enfants.

Il faut connaître sa vie affective : enfance et rapports

avec les parents, adolescence, études et examens, vie affective adulte, chagrins, joies.

■ **L'état actuel :** c'est alors le moment de faire une revue générale de tout l'organisme « fonctionnel », en questionnant le malade sur tout son individu, de la tête aux pieds, et sur toutes ses fonctions : crâne, organes des sens, poumons et respiration, appétit, désirs et aversion, digestion, fonctionnement intestinal, urinaire, sexuel et génital, état de la peau, muscles et articulations, colonne vertébrale. Enfin, et surtout, état moral et intellectuel, comportement habituel. Psychisme.

Devant cet important ensemble de réponses, et compte tenu de la plainte qui a conduit le malade chez le médecin, ainsi que de l'examen clinique, l'homéopathe récapitule ce qui lui semble important, c'est-à-dire caractéristique du malade.

## La thérapeutique

De tout ce qui précède, l'homéopathe déduit :

■ Si le type de maladie dont il s'agit relève de la thérapeutique homéopathique, et s'il est capable de la soigner, lorsque cette réponse est positive.

■ Eventuellement, il peut noter un certain nombre de symptômes qui permettent de classer le malade dans une **catégorie typologique** (*carbonique*, *phosphorique*, *fluorique* ou autre) et dans une **catégorie miasmatique** (*psore*, *sycose*, *syphilis* ou *tuberculinique*) s'il n'a pas déjà noté, dans son observation, les symptômes considérés comme caractéristiques de ces catégories.

■ Le ou les **remèdes** qui lui semblent le mieux s'adapter au malade, en fonction des symptômes personnels les plus typiques et de la causalité vraisemblable lorsque la possibilité en existe.

Le choix médicamenteux se fait alors en fonction des connaissances du praticien et de sa mémoire. Certains recourent à des répertoires, d'autres peuvent s'en passer. Ce qui est certain c'est que dans tous les états chroniques, l'éventail médicamenteux est très important : il comporte généralement l'ensemble des remèdes d'origine minérale (les *Calcarea*, les *Natrum*, les *Kalium*, les *Phosphorés*, les *Hallogènes*, les *Carbonés* et les *oligoéléments*), mais aussi les venins, des produits animaux comme SEPIA, AMBRA GRISEA et d'autres, certaines plantes comme LYCOPODIUM, et beaucoup d'autres qui ont une action profonde.

Cette prescription médicamenteuse n'exclut pas du tout les conseils d'hygiène de vie et d'alimentation, la kinésithérapie, la physiothérapie, les réflexothérapies que sont acupuncture et auriculothérapie.

Il est déconseillé d'ajouter toute autre thérapeutique médicamenteuse (allopathie, phytothérapie, oligosols, etc.). Il est possible d'alterner les méthodes, mais il est illogique de les associer.

# Cœur (maladies de) — Cardiopathies

Il s'agit de toutes les affections qui peuvent toucher l'organe essentiel de la circulation sanguine : péricarde, myocarde et endocarde.

Dans ce domaine, la thérapeutique officielle a fait d'immenses progrès et la plupart de ces maladies sont susceptibles d'être traitées efficacement par des procédés allopathiques, chirurgicaux, physiques (pace-maker).

Il serait peu raisonnable de mettre en jeu une thérapeutique homéopathique qui nécessite un choix médicamenteux quelquefois difficile dans des situations où la vie d'un malade est en jeu. Cela a pourtant été fait, et avec d'excellents résultats, dans le passé, mais les observations relevées dans la littérature ne sont pas suffisamment éclairantes pour donner des bases thérapeutiques aussi solides que celles de l'école officielle.

■ **L'homéopathie ne pourrait être qu'une thérapeutique de relais ou d'appoint.** (Voir *angine de poitrine*).

# Coliques

Ce mot désigne la *douleur* intestinale provoquée au niveau du côlon, c'est-à-dire du gros intestin. Par extension, il désigne aussi toutes les douleurs abdominales en général, avec tout ce que cela comporte d'imprécision. Ce n'est d'ailleurs là qu'un symptôme rarement isolé : la douleur abdominale accompagne généralement d'autres manifestations : gaz, diarrhée, vomissements, etc.

On dit qu'il y a *coliques hépatiques* lorsque la douleur est provoquée par un calcul des voies biliaires; *coliques néphrétiques* lorsqu'elle est provoquée par un calcul des voies urinaires.

La douleur abdominale isolée existe cependant, surtout chez les enfants. Elle doit toujours être suspecte car c'est aussi le premier signe de certaines maladies graves : appendicite surtout, mais aussi invaginations intestinales, occlusions, péritonites.

La prudence consiste donc à éliminer ces différentes causes avant de recourir à un traitement médicamenteux, homéopathique ou non.

## Informations et questions

■ **Les causes** possibles : alimentaires, infectieuses, par le froid, les bains, etc.
■ **Les sensations** (si ce n'est pas un enfant), le type de douleurs (constantes ou intermittentes).
■ **Les modalités**, horaires, selon les positions, les mouvements, la chaleur et le froid, les boissons et les aliments.
■ **Les accompagnements** : sueurs, pâleur, congestion, vomissements, gaz, selles, etc.
□ *Etat général* : appétit, soif, fièvre, humeur, sommeil.

## Observation et examen

■ **Localisation** exacte de la douleur, ses irradiations.
■ **Aspect du malade :** son expression, pâleur ou rou-

geur du visage, transpiration ou refroidissement général ou local, la langue, la bouche, la peau, le pouls, etc.
■ **Comportement** du malade, la position qu'il adopte spontanément pour se soulager.

### Remèdes possibles

En fonction des symptômes les plus caractéristiques du malade, ils sont extrêmement nombreux, car presque tous les toxiques sont responsables de coliques et de diarrhée. On est donc obligé de préférer ceux qui présentent ces symptômes au plus haut degré comme :
  BRYONIA, CANTHARIS, CHAMOMILLA, COLCHICUM, COLOCYNTHIS, CUPRUM, DULCAMARA, GRAPHITES, IPECA, KALI CARBONICUM, NATRUM SULFURICUM, OPIUM, PHOSPHORUS, PODOPHYLLUM, PULSATILLA, SEPIA, SECALE, VERATRUM ALBUM.
**Posologie** : en 5 CH, toutes les 10 ou 20 minutes au début, à espacer s'il y a du mieux; changer rapidement en cas d'échec (après une heure), sinon, changer de thérapeutique.

# Commotion cérébrale

C'est le résultat d'un traumatisme crânien, lorsqu'il y a eu ébranlement du cerveau sans lésion véritable (lorsqu'il y a lésion, on dit plutôt *contusion*). Cet ébranlement se traduit par une perte de connaissance qui peut se prolonger plus ou moins longtemps. Il peut également laisser un certain nombre de troubles fonctionnels, comme maux de tête et vertiges.

### Informations et questions

L'importance du traumatisme, les circonstances exactes dans lesquelles il s'est produit, peuvent faire évaluer approximativement la gravité de la commotion. En tout cas, les malades atteints sont presque toujours hospitalisés et mis sous surveillance, la possibilité de lésions hémorragiques internes ou de complications respiratoires étant grande.

■ S'il s'agit d'une **commotion ancienne** et de ses **séquelles** :
☐ préciser la nature des maux de tête, leurs horaires et les autres modalités les concernant;
☐ les vertiges peuvent être constants ou passagers; préciser dans quelles conditions ils surviennent, quelles sont les sensations et les phénomènes qui les accompagnent.

### Observation

Les possibilités de lésions profondes étant évaluées par les spécialistes et des examens complémentaires, l'examen médical courant n'apporte pas de renseignements bien particuliers.

### Remèdes possibles

☐ **Avant l'hospitalisation, ou aussitôt après,** donner, selon les symptômes :
ARNICA, HYPERICUM et surtout APIS car il y a risque d'œdème cérébral.
☐ **Pour une séquelle de commotion,** selon les symptômes :
ARNICA, CICUTA, HYPERICUM, NATRUM SULFURICUM. (Voir *traumatismes*).

# Conjonctivite

C'est l'inflammation accidentelle, allergique ou infectieuse de la muqueuse qui recouvre le globe de l'œil, en avant de la cornée et de la sclérotique. Elle se traduit normalement par une rougeur de l'œil, un écoulement de larmes ou de liquide différent, une douleur, quelquefois un œdème local.

### Informations et questions

■ **La cause** a son importance dans le choix des remèdes : traumatique, allergique ou par contagion, ou coup de froid; circonstances exactes de début.

■ **Les sensations et les douleurs :** leur type, ce qui les aggrave et ce qui les améliore (chaleur, lumière, froid, courants d'air, etc.).

■ **Accompagnements :**
☐ fièvre (ses caractères propres, p. 234);
☐ état du nez (coryza associé ou non);
☐ maux de tête, ses modalités propres;
☐ modifications de la vue;
☐ modifications de l'état général, de l'humeur, du caractère.

### Observations et examen

☐ *Rougeur locale :* simple, avec vascularisation particulière, étendue aux paupières.
☐ *L'écoulement :* clair, séreux, sero-sanglant, purulent : couleur, consistance.
☐ *L'état des joues* au contact des larmes ou de l'écoulement.
☐ Adénopathie prétragienne ou non.
☐ Œdème conjonctival : son importance, ses localisations.

### Remèdes possibles

Choisir parmi les suivants celui qui correspond aux caractéristiques de chaque cas :
ACONITUM, ARNICA, APIS, ARGENTUM NITRICUM, BELLADONNA, EUPHRASIA, PULSATILLA, RHUS TOXICODENDRON.

**Posologie :** en 5 CH trois ou quatre fois par jour, à cesser dès amélioration, ou changer après 48 heures.

■ **Si les douleurs sont particulièrement vives,** tout comme la sensibilité à la lumière, un examen par un spécialiste est indispensable pour vérifier l'état de la cornée et de l'ensemble de l'œil.

# Constipation

On ne peut considérer qu'il y a constipation que lorsqu'il existe, chez un malade, des selles à la fois moins fréquentes que la normale, mais aussi de consistance dure et de volume souvent augmenté. La constipation peut être un symptôme, parmi d'autres, d'une maladie ou d'un état de santé quelque peu anormal; elle peut être isolée, ou presque, en tout cas faire l'objet d'une demande thérapeutique par elle-même. Dans ce cas, il faut agir comme pour toute autre maladie.

## Informations et questions

■ **Depuis quand et à la suite de quoi ?** Il peut s'agir d'une dysfonction existant depuis toujours. Si elle a commencé à un certain moment de la vie : essayer de comprendre pourquoi.
■ **Rythme et aspect des selles.** Modalités.
■ **Régime :** questions sur les légumes, les fruits, la quantité de boissons.
■ **Douleurs :**
□ *abdominales :* en préciser les modalités horaires; leur rapport avec les selles ou les repas;
□ *rectales :* pendant ou après les selles;
□ *irritation anale :* hémorroïdes : saignement.
□ *gaz intestinaux :* rapport avec les selles.

## Observation et examen

■ **Le ventre** peut être normal, distendu, ballonné, bruyant. A la palpation, on sent quelquefois la localisation des selles dures : à droite ou à gauche.
■ **L'examen de l'anus** peut révéler une fissure anale, des hémorroïdes méconnues. La peau autour de l'anus peut être irritée.
■ Le reste de l'examen montre **l'état du foie**.
■ L'ensemble de la **tonicité des tissus**, le **comportement** du malade peuvent apporter des renseignements complé-

mentaires utiles.

### Remèdes possibles

A choisir en fonction des symptômes caractéristiques de chaque cas, parmi les quelques-uns signalés ici et qui ne sont pas les seuls possibles :
ALUMINA, AESCULUS, BRYONIA, CALCAREA CARBONICA, CAUSTICUM, GRAPHITES, LYCOPODIUM, NATRUM MURIATICUM, NUX VOMICA, OPIUM, RUTA, SULFUR, THUYA, ZINCUM.

**Posologie :** trois granules en 5 CH le soir au coucher pendant huit jours. Après deux ou trois essais, il faudra considérer la constipation comme un état chronique à envisager comme une maladie générale. (Voir *maladies chroniques*).

# Contusions

Voir *traumatismes*.

# Convalescence

Toute maladie est suivie d'une convalescence. Elle peut être très courte et sans problème. Elle devient une question de thérapeutique lorsqu'elle se prolonge plus de temps qu'il n'est logique (suivant la durée et la gravité de la maladie dont elle est la suite) et lorsqu'elle s'accompagne de symptômes invalidants.

### Informations et questions

■ **Durée et nature de la maladie** si on ne la connaît pas encore.

■ **Les symptômes dominants** autres que la fatigue générale qui est banale dans ces cas : horaire des améliorations et des aggravations; transpiration; frilosité ou chaleur interne; appétit, désirs et aversions alimentaires; soif et boissons préférées ou refusées; fonctionnement digestif : estomac, intestin, selles;

■ **Etat moral et psychologique :** humeur, irritabilité, tristesse, désespoir, peur de la mort, etc. Sommeil : horaires, le jour, la nuit, rêves, cauchemars, etc.

### Observation et examen

Le bilan de santé est généralement bon, puisqu'il est admis que la maladie est terminée; l'examen ne donne généralement pas de nouvelle information importante.

### Remèdes possibles

Selon les symptômes les plus caractéristiques :
ANTIMONIUM CRUDUM, CALCAREA CARBONICA, CALCAREA PHOSPHORICA, CHINA, KALIUM CARBONICUM, CARBO VEGETABILIS, PSORINUM, SEPIA, SULFUR, TUBERCULINUM.

**Posologie :** une dose par semaine en 7 ou 9 CH jusqu'au retour à une forme normale.

### Thérapeutiques associées

Diététique revitalisante et vitaminée, kinésithérapie douce, massages.

# Convulsions

Phénomènes spasmodiques des muscles moteurs de l'ensemble du corps, provoqués par différentes causes. Il existe toujours, au départ, une irritation des nerfs moteurs, le plus souvent au niveau cérébral — on dit alors qu'il existe des **convulsions généralisées** —, quelquefois au niveau périphérique, et dans ce cas on peut observer des **convulsions musculaires** localisées à certains groupes de muscles.

Le terme « convulsions » fait plutôt penser aux maladies générales comme l'épilepsie ou l'hystérie.

Chez l'enfant jeune, ce phénomène peut être simplement lié à une fièvre importante : il s'agit alors de **convulsions fébriles**. Elles sont sans gravité et cessent lorsque l'enfant grandit (après 3 ou 4 ans).

Toujours impressionnantes, elles nécessitent cependant des explorations cérébrales qui permettent d'en affirmer la nature : simple hypersensibilité du système nerveux ou début de maladie chronique de type épileptique.

### Thérapeutique

Le traitement des convulsions consiste surtout à éviter que le malade ne se blesse pendant la période d'inconscience qui accompagne presque toujours la crise (si elle est généralisée).

La durée de cette crise étant généralement assez courte, de une à trois ou quatre minutes, il est pratiquement impossible d'envisager une médication pendant ce temps.

■ Le problème thérapeutique est **essentiellement préventif** :
☐ il sera celui de la *maladie chronique* qui les occasionne : épilepsie, hystérie, spasmophilie majeure, etc.
☐ ou de l'état d'*hypersensibilité à l'hyperthermie* des jeunes enfants : éviter que les fièvres ne dépassent un certain degré par des méthodes mécaniques : enveloppements frais, bains tièdes ou froids, et par des médicaments anticonvulsivants.

— En allopathie, on utilise essentiellement le *Vallium* et le *Gardenal*.
— En homéopathie, la thérapeutique est celle de la fièvre, fondée sur les symptômes propres de celle-ci (voir *fièvre*), et en préférant alors des médicaments comme :
    BELLADONNA, STRAMONIUM, HYOSCYAMUS, CICUTA
      VIROSA, CUPRUM, APIS

qui sont précisément des substances capables de provoquer des convulsions.

**Posologie** (dans ce dernier cas, avant que n'apparaissent les crises) : en 9 CH, deux granules toutes les 15 ou 30 minutes... en fonction de l'évolution de la fièvre et des symptômes généraux.

# Coqueluche

Maladie infectieuse de l'enfance consistant en une trachéite particulièrement irritante. Elle se traduit par une toux violente, survenant par quintes plus ou moins fréquentes, souvent accompagnées de vomissements. Elle peut devenir dangereuse par dénutrition progressive, les aliments étant presque tous rejetés; par la violence des quintes qui peuvent provoquer des convulsions; exceptionnellement par diffusion du virus au cerveau où il détermine l'apparition d'une encéphalite coquelucheuse.

## Informations et questions

■ **Précisions sur les quintes de toux :** horaires; comportement de l'enfant avant, pendant et après la toux (peur, immobilité, pleurs, cris, gesticulations); position du malade pendant les quintes; ce qui déclenche les quintes (manger, boire, parler, rire, etc.); ce qui accompagne la toux : vomissements, leur aspect, leur importance; rougeur du visage, transpiration, œdème des paupières; reprise de la respiration entre les quintes : toujours bruyante, elle peut être un véritable cri (chant de coq) accompagné de suffocation.
■ **État général :** amaigrissement, appétit, désirs et aversions, soif, etc.
■ **Comportement** général, éventuel changement de caractère, sommeil.

## Observation et examen

■ Assister si possible à une quinte pour observer éventuellement quelque-chose qui n'a pas encore été remar-

qué par la famille.
- **Auscultation** pulmonaire, examen de la bouche (ulcération possible du frein de la langue), de la langue, de la gorge.

### Remèdes possibles

A choisir en fonction des symptômes dominants :
CARBO VEGETABILIS, COCCUS CACTI, CUPRUM, DROSERA, IPECA, KALIUM CARBONICUM, SANGUINARIA.
(Voir *toux*).

## Coryza - Rhume de cerveau

C'est l'inflammation des muqueuses nasales provoquée soit par contagion soit à l'occasion d'un refroidissement. Les symptômes normaux sont : éternuements, écoulement nasal, douleurs de la muqueuse dans certains cas. Cette inflammation peut se communiquer aux cavités de la face, voisines des fosses nasales : les sinus. Chez les enfants, elle peut aussi se communiquer aux oreilles.

### Informations et questions

- **S'il y a eu coup de froid**, faire préciser les circonstances : froid sec, froid humide, après transpiration, après refroidissement local (pieds, tête), courants d'air, etc.
- **Sensations** et douleurs dans le nez : où, comment, quand (nuit, jour).
  - □ *Obstruction nasale :* au froid, au chaud, la nuit, le jour...
  - □ *Ecoulement nasal :* abondance, moments, consistance, couleur.
  - □ *Modifications de l'odorat :* en plus ou en moins, déformation des odeurs.
- **Accompagnements :**
  - □ irritation ou non des pourtours des narines, irritation

des yeux, larmoiement, état des paupières, toux : ses caractères propres;
- douleurs de la face : front, joues;
- céphalée : ses caractéristiques.

■ **Etat général**, humeur.

### Observation et examen

- Demander à voir un mouchoir pour préciser la nature de l'écoulement.
- Observer le visage : yeux, paupières, pourtour des narines.
- Palper les sinus : arcade sourcilière et maxillaire supérieur.
- Examiner la bouche, la langue, la gorge, les tympans chez les enfants.

### Remèdes possibles

A choisir selon les caractéristiques symptomatiques :
ALLIUM CEPA, ARSENICUM ALBUM, BELLADONNA, EUPHRASIA, FERRUM PHOSPHORICUM, HEPAR SULFUR, IODUM, KALI IODATUM, MERCURIUS, NUX VOMICA, PULSATILLA, RHUS TOXICODENDRON, ETC..
**Posologie :** en 5 CH, trois ou quatre fois par jour, à cesser dès amélioration, ou changer si les symptômes se modifient.
(Voir *rhino-pharyngite*).

# Couches (suites de)

On désigne sous ce nom les troubles autres que ceux qui suivent normalement l'accouchement.

### Thérapeutique

■ **S'il s'agit d'une fatigue générale** se prolongeant trop longtemps ou de façon trop intense, on pourra considérer cela comme la convalescence d'une maladie (voir

*convalescence*).
— CHINA sera plus spécialement utile dans les états de lassitude physique.
— SEPIA le sera plus s'il s'y ajoute un état dépressif, avec pleurs, cafard, découragement, etc.
— ARNICA sera souvent indiqué si l'accouchement a été long et difficile, s'il a nécessité des interventions.
— OPIUM, s'il y a eu anesthésie générale suivie d'un réveil difficile, de somnolence, de cauchemars, de constipation.

■ **Les suites plus précises :** hémorragies, hémorroïdes, douleurs abdominales, phlébites, varices, etc., seront envisagées comme une pathologie particulière (voir aux différentes rubriques).

# Coup de chaleur

Voir *insolation*.

# Coup de soleil

C'est en réalité une brûlure par les rayons ultraviolets contenus dans le rayonnement du soleil; à la mer et en montagne (tout particulièrement sur la neige), ces rayons ne sont plus filtrés et sont particulièrement dangereux pour des peaux non habituées, et non pigmentées (les teints clairs, les blonds ou les roux). Mais en fait, il s'agit d'une *brûlure*, à traiter comme toute autre brûlure d'une autre origine.
Voir *traumatismes*.

# Coups et blessures

Voir *traumatismes*.

# Courbatures

C'est une sensation musculaire de meurtrissure, avec douleur provoquée par les mouvements ou le fonctionnement de certains muscles ou de tous. Les courbatures peuvent n'être qu'un symptôme parmi d'autres d'un certain état fébrile, ou la façon de qualifier une douleur, où qu'elle soit. Les courbatures peuvent exister à l'état isolé, toujours après un effort inhabituel, un surmenage physique.

### Thérapeutique

— ARNICA sera le remède le plus souvent indiqué.
— RHUS TOXICODENDRON sera préférable s'il existe, en plus, des douleurs articulaires ou tendineuses, améliorées par le mouvement.
— BRYONIA si ces douleurs articulaires sont au contraire aggravées par le moindre mouvement.
— RUTA si la courbature est ressentie jusque dans les os.

# Crampes

Spasme musculaire douloureux avec contraction involontaire d'un seul muscle ou d'un groupe musculaire.

Les crampes peuvent survenir à l'occasion d'une maladie, et elles ne sont alors qu'un symptôme parmi les autres, dont il faudra tenir compte dans le choix thérapeutique.

Elles peuvent exister à l'état isolé, se reproduisant périodiquement ou dans certaines conditions, toujours les mêmes. Elles traduisent un certain état spasmophile qu'il faut, dans certains cas, considérer comme une maladie chronique (voir page 208).

### Thérapeutique

Si les crampes se produisent épisodiquement, on peut

soulager les sujets qui en souffrent par deux remèdes souvent efficaces :
— COLOCYNTHIS et CUPRUM : en 5 CH, après chaque crampe : elles doivent s'espacer et peut-être cesser. Sinon, il faut envisager un traitement plus personnalisé comme dans tout état chronique.

# Cystite

C'est l'inflammation de la vessie, généralement d'origine infectieuse (colibacilles ou autres germes). Elle se traduit par des douleurs pendant que l'on urine, avec des envies plus fréquentes que d'habitude.

## Informations et questions

■ **Causes vraisemblables** : alimentaires, constipation, coup de froid (comment), règles, excès sexuels, etc.
■ **Douleurs** à préciser dans leur caractère, leur violence, le moment où elles se produisent (par rapport à la miction : avant, pendant, après avoir uriné), les irradiations douloureuses (vers les reins, vers les cuisses, etc.).
■ **Les aggravations ou les améliorations** : selon les moments du jour ou de la nuit, selon les positions, les mouvements, la chaleur ou le froid, etc.
■ **Les accompagnements :**
□ troubles digestifs, ou de toute autre sorte, constipation...
□ caractère, humeur, sommeil.
□ fièvre (ses caractères propres, voir page 234) éventuellement.

## Observation et examen

■ **Les urines** : couleur, odeur, abondance, fréquence, aspect interne (dépôts); recherche d'albumine, de sédiments, de sang, de microbes.
■ **Le visage**, l'expression, le comportement du malade.

■ **L'examen somatique général :** organique, au niveau abdominal, rénal, etc.

### Remèdes possibles

Très nombreux, mais les plus souvent prescrits sont plutôt :

ACONITUM, BELLADONNA, APIS, CANTHARIS, EQUISETUM, LACHESIS, LYCOPODIUM, PULSATILLA, SARSAPARILLA, SEPIA, TEREBINTHINA.

**Posologie :** en 5 CH, toutes les trois ou six heures selon l'intensité des symptômes, à espacer et à cesser dès qu'il y a amélioration et sédation. Après 24 heures, changer de remède ou de thérapeutique s'il n'y a pas d'amélioration.

### Thérapeutiques associées

Régime sans viande, sans épices, peu salé. Boissons abondantes (Evian).

# Dentition difficile chez l'enfant

L'apparition des premières dents, chez un jeune enfant, généralement entre six mois et deux ans et demi, se passe habituellement sans difficulté. Cependant, certains bébés, plus sensibles, présentent des troubles qui sont indiscutablement en rapport avec ce processus physiologique. L'irritation inévitable qui se produit au niveau des gencives à ce moment-là, entraîne une douleur que certains acceptent très mal. Elle peut aussi produire des phénomènes d'inflammation de voisinage au niveau des muqueuses de la gorge, réalisant ce que l'on a l'habitude de désigner sous le nom de *bronchite dentaire*. Il peut même exister des troubles réflexes à distance sous la forme de *diarrhées dentaires*.

### Informations et questions

Il faut s'assurer que les troubles considérés comme « dentaires » ne soient pas imputables en réalité à une autre cause (contagion, refroidissement, etc.).
■ **Préciser les troubles** par rapport à l'état antérieur du bébé : comportement du jour, de la nuit, sommeil; désir de mordre : ses mains, les objets, etc.; définir les troubles : toux, selles (couleur, odeur, consistance), etc.

### Observation et examen

■ Vérifier **l'état des gencives** : rougeur, enflure, douleur provoquée au toucher, formation de poche liquide ou sanglante, entre la dent en éruption et la gencive.
■ Vérifier **l'état de la gorge**, des oreilles, des poumons, du ventre, etc.

### Remèdes possibles

S'il est avéré que seules les dents sont en cause, on choisira entre :
   CHAMOMILLA, CINA, CUPRUM, HYOSCYAMUS, IGNATIA, KREOSOTUM, PHYTOLACCA, PODOPHYLLUM, RHEUM.
**Posologie :** en 5 CH : deux granules deux ou trois fois par jour, jusqu'à apaisement.

# Dents (caries des)

Voir *caries*.

# Diabète

C'est une maladie du *pancréas*, se traduisant par la présence de *sucre dans les urines*, et d'un excès de glucose dans le sang : on dit que la « glycémie » est augmentée.

Cet excès de glucose sanguin présente un danger pour l'ensemble de l'organisme et pour certains organes en particulier : les yeux et les artères. En elle-même, la mauvaise assimilation des sucres absorbés peut entraîner un amaigrissement dangereux.

Très schématiquement, il existe deux sortes de diabètes : le **diabète maigre** et le **diabète gras**. Le premier concerne surtout les enfants et les jeunes : il est toujours grave. Le second est plutôt celui des personnes plus âgées, généralement gros mangeurs, souvent obèses ou un peu trop gros.

### Thérapeutique

■ **Pour le diabète maigre,** un traitement à l'*insuline* est toujours nécessaire avec une surveillance très régulière de la quantité de sucre dans les urines.
■ **Pour le diabète gras,** l'insuline n'est pas indispensable : le régime peut suffire à normaliser glycémie et glycosurie.
□ *La médication homéopathique* ne peut être envisagée qu'en complément des traitements insuliniques et des régimes.

Il sera celui de tout état chronique (voir page 208).

# Diarrhée

C'est en réalité un symptôme : selles plus fluides et plus fréquentes que la normale. Il est provoqué par différentes causes. Il est tantôt un symptôme parmi d'autres, tantôt l'essentiel de la maladie. C'est en ce sens que nous le considérerons ici.

On peut l'assimiler au tableau clinique des « infections intestinales » : soit que l'invasion microbienne ait été apportée par l'alimentation ou par autre contagion, soit que la prolifération microbienne soit provoquée par une cause plus générale : refroidissement, déficience, émotions, etc.

## Informations et questions

■ **Circonstances de début**, cause apparente : alimentaire, externe, contagieuse.
■ **Sensations** internes (coliques) à définir, douleurs (à préciser) : horaires, modalités d'aggravation ou d'amélioration en fonction de quoi ?
■ **Modalités des évacuations** de selles : horaires, rythme, fréquence en fonction des repas, d'autres circonstances, de certains aliments ou boissons. Variations des selles selon les moments; au cours de la selle elle-même.
■ **Accompagnements :**
☐ gaz, bruits abdominaux, volume du ventre; vomissements...
☐ fièvre, ses modalités propres (voir page 234);
☐ état général, état psychique, sommeil.

## Observation et examen

■ Voir **les selles** : leur consistance (liquides, pâteuses, alimentaires, etc.); leur couleur et leur odeur.
■ Observer **le visage** et l'expression du malade; son teint; son comportement, sa position pour se soulager pendant les coliques,
■ Examiner **le ventre**, les régions les plus sensibles, etc.; **l'ensemble de l'organisme** : pouls, bouche, langue, transpiration générale, froid ou chaleur de la peau, des extrémités.

## Remèdes possibles

Ils sont extrêmement nombreux car tous les toxiques provoquent de la diarrhée. Les plus souvent prescrits sont cependant :

ALOE, ANTIMONIUM CRUDUM, ARSENICUM ALBUM,

BRYONIA, CHAMOMILLA, CHINA, DULCAMARA, CROTON, GAMBOGIA, IPECA, MERCURIUS, NATRUM SULFURICUM, PODOPHYLLUM, RHEUM.

**Posologie :** en 5 CH : deux granules après chaque selle (de la sorte, les prises s'espacent d'elles-mêmes si la diarrhée s'améliore). S'il n'y a pas de changement en 24 heures, changer de remède ou de thérapeutique.

**Thérapeutique associée**

Diète toujours indispensable avec cependant beaucoup d'eau (légèrement salée dans les cas graves) ou bouillon de carottes. Chez l'enfant, la suppression du lait et de tout laitage est impérative.

# Douleurs articulaires

Voir *rhumatismes*.

# Douleurs d'estomac

Voir *gastrites*.

# Douleurs de tête

Voir *migraines*.

# Douleurs du dos

Voir *lumbago*.

# Douleurs du ventre

Voir *coliques*.

# Eczéma

Maladie de la peau se traduisant par des éruptions diverses accompagnées de démangeaisons, toujours persistantes ou récidivantes sur un mode chronique (voir page 208).

Il existe des eczémas **localisés** à une certaine portion de peau; certaines formes sont **généralisées**.

Certains sont de **cause externe** (dits alors « de contact ») et le traitement consiste à supprimer cette cause ou à l'éviter.

Les plus nombreux sont de **cause interne** : état allergique ou état constitutionnel acquis souvent par héritage, de quelque parent, immédiat ou lointain.

### Thérapeutique

Les conceptions un peu particulières de l'homéopathie font considérer que ce genre de maladie correspond aussi à un processus biologique d'élimination de toxines d'origine interne (non définie le plus souvent) : la suppression de l'eczéma par applications externes est alors considérée comme dangereuse, car elle peut faire apparaître d'autres manifestations pathologiques (de l'asthme en particulier), plus graves dans bien des cas. Seul un traitement constitutionnel homéopathique est valable pour éviter une telle évolution. (Voir traitement des *maladies chroniques*, page 208).

# Emotions (suites d')

Voir *chocs affectifs*.

# Emotivité

Voir *trac*.

# Enflure - Œdème

Déformation en excès d'une muqueuse ou d'une partie superficielle du corps par infiltration du tissu cellulaire sous-jacent. Il peut être d'origines diverses :
■ **infectieuse** : l'oedème n'est alors qu'un symptôme de l'infection en cause;
■ **allergique** : c'est aussi une manifestation locale de la réaction organique au produit « allergisant » (oedème de Quincke, urticaire, etc.);
■ **mécanique** : insuffisance cardiaque : la circulation veineuse est empêchée;
■ **métabolique** : par insuffisance rénale, accumulation d'albumine.

### Thérapeutique

Voir les différentes rubriques des maladies infectieuses locales, de l'allergie cutanée, des cardiopathies, des néphrites.

# Engelures

Brûlure, par le froid, de la peau des extrémités (doigts et mains, orteils et pieds). Elle se traduit par : rougeur, démangeaisons et douleurs locales de la peau. Si la gelure est plus profonde, il s'agit de lésions tout à fait analogues aux brûlures, puis aux gangrènes (voir page 299 et page 236).

### Thérapeutique

Les engelures simples peuvent être traitées homéopathiquement :
— AGARICUS pour les formes les plus courantes et les plus simples;
— PETROLEUM pour celles qui se compliquent de

crevasses, d'érosions plus profondes;
— PULSATILLA pour celles qui sont surinfectées, avec pus;
— RHUS TOXICODENDRON pour celles qui comportent des vésicules soulevant la peau.

# Entorses

Voir *traumatismes*.

# Fatigue générale

Sensation interne de lassitude, de difficulté à effectuer un effort. Elle est normale, et généralement bien acceptée parce que transitoire, après un effort inhabituel ou trop prolongé. Elle est également physiologique après un accouchement ou une maladie.

Elle fait l'objet d'une plainte et peut être considérée comme pathologique si elle est anormalement prolongée après l'une de ces causes, ou si elle survient sans cause connue. Elle peut alors être significative d'une maladie non encore déclarée. Elle peut être aussi significative d'un état dépressif d'origine psychologique (on l'appelle alors *psychasthénie*).

### Thérapeutique

Avant de traiter la fatigue, il est indispensable d'en connaître la cause, et de s'occuper de cette cause en premier lieu.

Il n'existe pas, en homéopathie, de médicament dit « fortifiant ».

Voir : *convalescence, névroses*.

## Faux - croup

Voir : *laryngites*.

## Fièvre

L'augmentation de la température interne est le plus souvent secondaire à une maladie bien définie par ailleurs. Elle peut exister à l'état isolé s'il s'agit d'infections diffuses (septicémie, fièvre typhoïde, paludisme, etc.). En tout cas, avec la mesure qu'en donne un thermomètre, il existe toujours des manifestations traduisant l'état fébrile. On peut donc la considérer comme un syndrome particulier dont les symptômes permettront de trouver la clé thérapeutique. Ils suffiront à la prescription si la fièvre est isolée. Ils s'ajouteront aux caractéristiques de la maladie, si elle est secondaire.

### Informations et questions

■ **Durée de la fièvre** : les remèdes ne seront pas les mêmes pour une fièvre très récente, récente, ou qui dure depuis plusieurs jours.
■ **Cause**, circonstances de début.
■ **Type de fièvre** : continue, oscillante, intermittente, très élevée, moyenne ou basse.
■ **Modalités** : horaires, ce qui aggrave ou calme la fièvre (en dehors de tout médicament anti-thermique) : repas, selles, urines, transpiration.

■ **Accompagnements :**
□ *frissons*, chaleur ou froid interne, tremblements, sueurs;
□ *douleurs :* de tête, d'estomac, de ventre, dans les membres, courbatures, sensations diverses;
□ *soif :* comment : peu et souvent, beaucoup et souvent, pas du tout ?
□ *faim :* désirs et aversions pour aliments et boissons :

chauds ou froids, ou glacés, etc.
☐ *fonctions :* digestive, respiratoire, cardiaque : pouls, battements du cœur, urines (fréquence, couleur, odeur, quantité);
☐ *système nerveux :* agitation, calme, somnolence, délire, confusion, etc., quelquefois convulsions; caractère, *humeur* depuis la fièvre;
☐ *sommeil :* calme ou agité, réveils, rêves, cauchemars, etc.

## Observation et examen

■ **Le visage :** couleur, expression.
■ **La position** dans le lit : couvert ou non, habillé comment.
■ La **chaleur** ou le **froid** des différentes parties du corps, en particulier : tête et extrémités.
■ La **transpiration** de l'ensemble du corps : générale ou partielle.
☐ **Examen général** dans tous les domaines : celui de la maladie si elle existe, en tout cas, revue d'ensemble de tout l'organisme, à la recherche de quelque signe objectif particulier au malade.
☐ **Comportement** pendant l'examen : il peut être significatif, ou différent de ce qu'en dit l'entourage.

## Remèdes possibles

Ils sont très nombreux, car les modalités personnelles, dans les états fébriles, sont très variées.

Cependant, il en est quelques-uns qui sont souvent prescrits : il faudra les choisir en fonction des symptômes caractéristiques de chaque cas :

ACONITUM, APIS, ARNICA, ARSENICUM ALBUM, BELLADONNA, BRYONIA, EUPATORIUM PERFOLIATUM, FERRUM PHOSPHORICUM, GELSEMIUM, IPECA, LYCOPODIUM, NATRUM MURIATICUM, NUX VOMICA, PHOSPHORUS, PULSATILLA, RHUS TOXICODENDRON, SPONGIA, STRAMONIUM, VERATRUM ALBUM...

**Posologie :** selon l'intensité de la fièvre, en 5 CH toutes les heures à toutes les six heures, espacer si la fièvre diminue, cesser dès le retour à la normale. Après 24 à 36 heures, changer de remède ou de thérapeutique s'il n'y a pas de résultat.

### Thérapeutiques associées

☐ *Enveloppements* frais : le malade est enroulé dans des draps mouillés, dans de l'eau plus ou moins fraîche (voire glacée).
☐ *Bains* tièdes ou frais : en commençant le bain à une température voisine de celle du malade, puis en refroidissant progressivement à l'eau froide.
☐ Glace sur la tête; bains de pieds sinapisés; bains de siège frais pour certains.

# Fractures

Voir *traumatismes*.

# Furonculose

Voir *staphylococcies*.

# Gangrène

C'est la mortification d'une portion de tissus ou de membre, soit sous l'effet d'une infection particulièrement grave produite par un groupe de microbes très virulents et producteurs de toxines très agressives; soit par arrêt de la circulation artérielle dans une territoire donné, par embolie ou artérite oblitérante.

### Thérapeutique

Dans tous les cas, il s'agit de situations cliniques graves, dans lesquelles il est indispensable de mettre en jeu tout ce qui est possible en fait de médicaments (antibiotiques divers en cas d'infection, vasodilatateurs et anticoagulants dans les cas d'artérite).

*La thérapeutique homéopathique ne peut venir qu'en complément*, bien que, dans le passé, elle ait été très efficace avec des remèdes comme :

    PYROGENIUM, ANTHRACINUM, ARSENICUM, LACHESIS, CROTALUS, etc., ou SECALE CORNUTUM, AGARICUS, PLUMBUM, CANTHARIS, etc.

### Thérapeutique associée

C'est bien souvent une **intervention chirurgicale**, surtout pour les gangrènes des extrémités dans lesquelles l'amputation peut être indispensable à un certain moment de l'évolution.

☐ *Pour les artérites*, on pratique maintenant des greffes ou le remplacement des parties d'artère obstruées.

# Gastrite - Douleurs d'estomac - Aérophagie

Inflammation de la muqueuse de l'estomac entraînant des douleurs, de mauvaises digestions, des vomissements dans certains cas.

Les douleurs d'estomac peuvent exister sans qu'il y ait inflammation de la muqueuse, par effet réflexe, avec contractions spasmodiques des muscles propres de la paroi stomacale. Leur origine est diverse : toute maladie organique peut provoquer ce genre de réflexe à distance si le sujet y est prédisposé; les chocs émotifs en sont souvent responsables; il existe même bien des cas de manifestations dites « psychosomatiques » dans lesquelles la douleur d'estomac et les mauvaises digestions sont uniquement de cause psychologique.

Dans tous les cas, les symptômes sont les mêmes : ceux d'une gastrite.

Mais, dans les cas où il existe une cause précise, la thérapeutique peut être totalement différente. Les symptômes majeurs seront significatifs en fonction de cette cause : maladie à distance, choc affectif, état dépressif ou névrotique.

Lorsqu'il n'est pas possible de découvrir de tels phénomènes, on peut soigner l'estomac en tant qu'organe malade, selon ses symptômes propres.

### Informations et questions

■ **La douleur :**
☐ *Localisation* exacte, irradiations, *type* (brûlure, tirage, déchirure, spasme, contraction, meurtrissure, etc.).
☐ *Modalités* douloureuses : horaires, en fonction des repas, du sommeil; en fonction des aliments et des boissons, en fonction des positions, du mouvement, de la pression, du contact : aggravations et améliorations.
☐ *Position* que prend le malade pendant les crises, ce qu'il fait pendant les crises pour se soulager.
☐ Son *caractère* à ce moment, son comportement.
■ **Accompagnements pendant les crises :** vomissements, renvois, régurgitations; gonflement de la région épigastrique (aérophagie), gaz, transpiration, froid ou chaleur interne, frissons, envies d'uriner, d'aller à la selle, etc.
☐ *Etat général :* amaigrissement, pâleur ou congestion, cœur, poumons, tension artérielle, etc.

### Observation et examen

Complet, pour confirmer les informations précédentes, et à compléter par des radiographies, échographies, endoscopie éventuellement, s'il existe quelque possibilité d'ulcération ou de cancer.

### Remèdes possibles

Beaucoup de toxiques provoquent des douleurs d'esto-

mac s'ils sont pris par la bouche, donc de très nombreux remèdes sont possibles. Les plus souvent prescrits :
ANTIMONIUM CRUDUM, ANTIMONIUM TARTARICUM, ARSENICUM, BISMUTHUM, BRYONIA, CANTHARIS, HYOSCYAMUS, LYCOPODIUM, NUX VOMICA, PHOSPHORUS, VERATRUM ALBUM.

**Posologie :** en 5 ou 7 CH : par granules ou par dose après chaque crise.

### Thérapeutique associée

■ Toujours un **régime** strict, interdisant tout aliment irritant ou caustique (acides, alcool, bière, vin, etc.).
■ Si les médicaments de crise ne font pas cesser rapidement un tel état, il faut envisager un traitement de terrain, celui d'un état chronique (voir page 208), car il est difficile de préciser, dans les premiers moments d'une telle maladie, s'il s'agit d'un état accidentel ou de la manifestation d'un trouble plus profond à son début.

# Grippe

Le mot de *grippe* recouvre différentes maladies : le plus souvent, il s'agit de phénomènes saisonniers, souvent provoqués par le froid (le « common cold » des anglais) qui représentent en réalité une augmentation de virulence des microbes vivant habituellement sur nos muqueuses nasales et pharyngées : à l'occasion de mauvaises conditions météorologiques, ou d'une contamination par quelque voisin d'école ou de travail, une rhino-pharyngite, une laryngite, une bronchite, que l'on nomme « grippe », se met à évoluer.

Autre chose est la *grippe véritable :* c'est une maladie épidémique due à un virus, généralement identifié par les laboratoires, dont on suit le cheminement mondial. En 1917-18 il y a eu une « grippe espagnole ». Dans les années 60, des poussées de grippe asiatique. Le virus est chaque fois différent, bien que voisin. Les symptômes sont ceux d'une fièvre se prolongeant sur 4 à 6 jours, souvent avec une période centrale d'apparente rémission. Elle n'est dangereuse que par les complications qui la suivent quelquefois : généralement de type broncho-pulmonaire ou cardiaque (chez les vieillards).

### Informations et questions

Elles permettent assez facilement de distinguer s'il s'agit de la forme saisonnière ou épidémique.

■ **Pour la grippe saisonnière :** il conviendra de se renseigner comme nous l'avons expliqué aux différents paragraphes concernant : *rhino-pharyngite, angine, bronchite,* etc.

■ **Pour la grippe épidémique**, les questions concerneront tout particulièrement les modalités de la *fièvre* (voir page 234).

### Observation et examen

■ **L'examen clinique** sera toujours aussi complet que possible, et surtout destiné à s'assurer qu'il n'existe pas de complication qui puisse devenir dangereuse.

■ **Les examens complémentaires** sont *rarement nécessaires :* l'indentification exacte de virus n'est généralement pas pratiquée car elle est longue et coûteuse : de toute façon les résultats arrivent généralement après la fin de la maladie, et n'apportent pas de solution thérapeutique très précise.

■ **Les symptômes intéressants sur le plan homéopathique** concernent surtout :

☐ les *réactions générales :* frilosité ou excès de chaleur avec besoin d'air, d'être découvert, etc...

☐ les moments du jour ou de la nuit pendant lesquels le malade se sent le plus mal;

☐ la transpiration, locale (tête, pieds, thorax, etc,) ou générale;

☐ la soif : les désirs ou aversions pour telle ou telle boisson; la faim éventuellement;

☐ les sensations internes : courbatures, douleurs de tête,

des yeux, etc.
☐ les réactions secondaires : vomissements, fonction intestinale, urines, etc.
☐ le sommeil : agitation, rêves, etc.
☐ le *comportement caractériel :* désir ou aversion de la compagnie, humeur par rapport à ce qu'elle est habituellement, etc...

**Remèdes possibles**

Les remèdes de la grippe sont ceux de toutes les affections fébriles dites catarrhales :
— ACONITUM et BELLADONNA très souvent dans les premiers jours;
— puis BRYONIA, EUPATORIUM PERFOLIATUM, RHUS TOXICODENDRON, GELSEMIUM, dans un deuxième temps;
— enfin MERCURIUS, CAUSTICUM, PHOSPHORUS, ARSENICUM, etc., si les choses s'aggravent.
*Chacun* de ces remèdes étant, bien entendu choisi en fonction des symptômes.

# Grossesse (troubles de la)

La grossesse est un état physiologique généralement bien supporté. Cependant, certaines femmes éprouvent quelques malaises dus à leur propre constitution... ou à quelque incompatibilité entre elles et l'enfant qu'elles portent.

**Information et questions**

■ **Les précisions symptomatiques de chaque trouble**, ses modalités, devront être signalées comme dans tous les cas semblables survenant hors grossesse.
■ **Les désirs et aversions alimentaires**, si fréquemment observés dans cette situation, seront particulièrement précieux pour caractériser chaque cas, ainsi que les **modifications psychologiques** apparues au même moment.

### Observation et examen

Comme dans les cas pathologiques survenus pour toute autre cause.

### Remèdes possibles

Parmi les médicaments habituellement prescrits dans chacune de ces complications, l'expérience a montré que certains convenaient mieux à l'état de grossesse. Par exemple, pour :

■ **Les caries dentaires douloureuses :** SEPIA et les autres (voir page 204).
■ **La constipation :** NATRUM SULFURICUM, NUX VOMICA, PLUMBUM, PLATINA, SEPIA, etc.
■ **La diarrhée :** PHOSPHORUS, PULSATILLA, SEPIA, SULFUR.
■ **Les hémorroïdes:** AESCULUS, COLLINSONIA, LACHESIS, NUX VOMICA, SULFUR, etc.
■ **Les pertes vaginales :** KREOSOTUM, SEPIA, MUREX, PULSATILLA.
■ **Les vomissements :** ASARUM, CHELIDONIUM, KREOSOTUM, NATRUM SULFURICUM, NUX MOSCHATA, NUX VOMICA, SEPIA, TABACUM.

**Posologie :** comme dans les cas pathologiques survenant hors de la grossesse.

# Hémorragie

C'est une perte anormale de sang, survenant au niveau de la peau, d'une muqueuse ou à l'intérieur d'un organe. C'est toujours le symptôme soit d'une maladie soit d'un traumatisme. Ce symptôme peut être secondaire et faire partie d'un ensemble : c'est le cas de la plupart des traumatismes et de beaucoup de maladies où il existe une inflammation d'une muqueuse ou d'un organe, encore plus lorsqu'il y a ulcération ou destruction (ulcères, cancer, etc.).

L'hémorragie peut aussi être le symptôme dominant, dans certaines maladies du sang : hémophilie, leucémie, etc., peut exiger des soins spécifiques, en raison du danger qu'elle représente par elle-même dans certains cas.

En dehors des manœuvres locales de compression ou de pansement (lorsque cela est possible); en dehors des moyens de remplacement de sang ou de réanimation (transfusion, etc.) qui sont quelquefois indispensables, il existe quelques possibilités médicamenteuses en homéopathie, qu'il s'agisse d'hémorragies *nasales* (épistaxis), *anales* (hémorroïdes), *dentaires* (après extraction), *génitales* (méno- et métrorragies), *superficielles* (pour de petites lésions de peau).

### Informations, questions, observation

■ **Préciser l'aspect du sang** : rouge vif, ou sombre;
☐ *s'il coagule facilement ou non*; aspect et forme des caillots (du nez en particulier);
☐ s'il s'agit de sujets jeunes et vigoureux, ou de personnes débiles, fatiguées;
☐ si l'hémorragie s'accompagne de peur, d'angoisse, d'agitation; ou au contraire, de tendance syncopale, de pâleur avec transpiration, de malaise général;
☐ si elle est *améliorée* ou *aggravée* par telle ou telle position, tel ou tel mouvement, par telle ou telle condition de chaleur ou de froid.

### Remèdes possibles

Les principaux, ceux qui sont le plus souvent prescrits sont :
■ **Dans tous les cas :** CHINA, ARNICA, HAMAMELIS, PHOSPHORUS, SABINA, ACONITUM, BELLADONNA, FERRUM, IPECA, MERCURIUS, MILLEFOLIUM, PULSATILLA, SANGUINARIA, SEPIA, TRILLIUM.
■ **Hémorragies actives** (sang rouge, rouge-vif) : ACONITUM, BELLADONNA, DULCAMARA, FERRUM PHOSPHORICUM, HYOSCYAMUS, PULSATILLA, SABINA.
■ **Hémorragies passives** (sang noir, rouge sombre) :

CHAMOMILLA, CHINA, ARSENICUM, CARBO VEGETABILIS, HAMAMELIS, HELLEBORUS, IPECA, NUX VOMICA, SEPIA.
■ **Pas de coagulation :** APIS, LACHESIS (et tous les autres venins de serpent), CARBO VEGETABILIS, NITRICUM ACIDUM, PHOSPHORUS.
■ **Hémorragies en nappe :** BOVISTA, SECALE.

**Posologie :** en 5 CH : toutes les 5 ou 10 minutes, puis espacer ou changer de remède.

### Thérapeutique préventive

Avant une intervention chirurgicale ou une extraction dentaire, il peut être utile de donner ARNICA préventivement : la veille de l'intervention et à nouveau un peu avant : une dose en 15 CH.

# Hémorroïdes

C'est une maladie locale des veines qui entourent l'anus : elles se trouvent dilatées, comme peuvent l'être celles des jambes, par des varices. Bien supportées en temps normal, elles peuvent devenir très douloureuses et se mettre à saigner à l'occasion de crises congestives dites « crises hémorroïdaires ».
☐ En tant que *maladie chronique*, il faut donc la considérer sous un angle très général (voir page 208), et ne pas négliger, dans certains cas, la possibilité de traitements chirurgicaux.
☐ En tant que *crise hémorroïdaire :* on peut envisager un traitement homéopathique selon le rituel habituel.

### Informations et questions

■ **Début** d'apparition, causalité possible, troubles hépatiques antérieurs, grossesse, maladie intestinale.
■ **Sensations :** démangeaisons, douleurs, irradiations douloureuses.

■ **Modalités d'amélioration ou d'aggravation** selon la position (assis, debout, couché), selon le toucher, la pression, la marche, la chaleur et le froid, etc...
■ **Accompagnements :** autres troubles, digestifs, hépatiques, généraux; hémorragies.
■ **Psychisme :** humeur, comportement, sommeil.

### Observation et examen

■ **Importance :** hémorroïdes externes ou internes, ou les deux; volume, couleur, inflammation péri-anale, ganglions inguinaux, etc.
■ **Examen général :** tests hépatiques; tests sanguins.

### Remèdes possibles

A choisir en fonction des symptômes caractéristiques de chaque malade. Les plus souvent indiqués sont :
AESCULUS, AGARICUS, ALOE, ARSENICUM, CARBO VEGETABILIS, CAUSTICUM, COLLINSONIA, GRAPHITES, HAMAMELIS, KALIUM CARBONICUM, LACHESIS, LYCOPODIUM, NITRICUM ACIDUM, NUX VOMICA, PAEONIA, PHOSPHORUS, PULSATILLA, SEPIA, SULFUR, etc.

# Herpès

C'est une maladie virale qui atteint surtout la peau, mais aussi quelquefois les muqueuses. Exceptionnellement, l'infection peut se généraliser.

Nous ne considérerons ici que la *dermite herpétique*. Elle se localise le plus souvent aux lèvres ou autour de la bouche; elle peut se fixer au niveau des parties génitales (hommes et femmes); elle se voit quelquefois autour des yeux, aux paupières. La caractéristique générale de cette dermite est d'être faite de petites vésicules « en bouquet », sur une zone de peau enflammée et douloureuse.

Le zona a longtemps été confondu avec l'herpès : on

lui donnait alors le nom d'« herpès zoster ». En fait, c'est une maladie différente par la nature du virus qui la provoque, mais assez semblable par sa symptomatologie.

### Informations et questions

■ **Conditions dans lesquelles apparaît l'éruption** : fièvre, règles, ou autre.
■ **Sensations éprouvées** : démangeaison, picotements, brûlures, etc.
■ **Modalités d'amélioration ou d'aggravation** : chaleur, froid, etc.
■ **Accompagnements** : malaise général, frilosité, maux de tête.

### Observation et examen

Noter si **l'éruption** est sèche ou humide, croûteuse, circinée, suppurante, suintante, accompagnée d'adénopathies.

### Remèdes principaux

NATRUM MURIATICUM, RHUS TOXICODENDRON et SEPIA sont les principaux remèdes, mais il en existe bien d'autres, car l'herpès n'est pas seulement une maladie aiguë. Les éruptions périodiques ne sont que des crises survenant sur un fond de prédisposition que l'on peut nommer « la maladie herpétique ». En tant que telle, elle est une maladie chronique qu'il faut quelquefois traiter comme toutes les autres (voir maladies chroniques, page 208).

# Ictère - Jaunisse - Hépatite virale

En eux-mêmes, les mots *ictère* et *jaunisse* ne représentent qu'un symptôme cutané qui est la coloration de la peau en jaune. Le plus souvent, ce symptôme se produit à l'occasion d'une inflammation hépatique par infection virale.

Mais la « jaunisse » peut aussi être provoquée par une abondance anormale de pigments biliaires dans le sang due à une autre origine (hépatite chronique comme les cirrhoses, tumeurs, calculs vésiculaires, la destruction de globules rouges par hémolyse, etc.).

Nous ne considérerons ici que l'*ictère par hépatite aiguë*.

## Informations et questions

■ **Circonstances du début, causes possibles :** contagion, émotion, alimentation.
■ **Sensations, douleurs :** démangeaisons cutanées, douleurs du foie, irradiations, etc.
□ *Modalités* de ces symptômes en fonction de la chaleur et du froid, du mouvement, de la position, des autres fonctions organiques.
■ **Accompagnements :**
□ troubles digestifs, appétit, aversions alimentaires, soif ;
□ mal de tête, fatigue générale, transpiration, frilosité, chaleur, comment sont supportés les vêtements...
□ *le moral :* comportement, caractère, humeur.

## Observation et examen

■ **Intensité de la coloration,** sur la peau du visage et du corps, des conjonctives.
■ **Examen des urines :** du jaune orange au brun foncé.
■ **Examen somatique :** volume du foie, abdomen, cœur, etc...
■ **Examens complémentaires :** analyse des urines, hémogramme, dosage des transaminases, bilan de la fonction hépatique. Radiographie et exploration interne s'il y a le moindre soupçon d'ictère par rétention.

## Remèdes possibles

A choisir en fonction des caractéristiques de chaque

malade. Les principaux sont :
ACONITUM, CARDUUS MARIANUS, CHELIDONIUM, CHINA, CROTALUS, DIGITALIS, IODUM, LACHESIS, LYCOPODIUM, MERCURIUS, NATRUM SULFURICUM, PHOSPHORUS, SEPIA.

**Posologie :** en 7 ou 9 CH, trois fois par jour; rapidement passer à 15 CH dès que l'amélioration se manifeste (à ne répéter que si les symptômes le nécessitent).

### Thérapeutiques associées

**Régime** sévère, diète, puis alimentation sans la moindre matière grasse. Repos au lit (très important), révulsion sur le foie en cas de douleurs.

# Impétigo

Infection superficielle de la peau, faisant apparaître des lésions d'érosion recouvertes de croûtes sous lesquelles se forme du pus. La localisation de prédilection est au visage, surtout chez les enfants, autour du nez ou de la bouche, mais les mêmes lésions peuvent exister sur toute autre partie du corps.

### Informations et questions

Sont de peu d'intérêt.

### Observation

Elle suffit pour identifier la nature de la dermatose : lésion comportant une ulcération superficielle, ne concernant que l'épiderme, suintante, ce qui provoque la formation de croûtes entourées d'une zone enflammée. Ces lésions ont une tendance spontanée à s'étendre en largeur et à essaimer.

### Remèdes possibles

ANTIMONIUM CRUDUM, ARSENICUM, DULCAMARA, HEPAR SULFUR, NITRICUM ACIDUM, RHUS TOXICODENDRON.

# Infarctus du myocarde

Voir *angine de poitrine*.

# Infections

Terme généralement suivi du nom de l'organe infecté.
■ Pour **infection oculaire**, voir *conjonctivite*.
■ Pour infection **nasale**, voir *coryza* et *rhino-pharyngites*.
■ Pour infection **buccale**, voir *aphtes* et *stomatite*.
■ Pour infection **respiratoire**, voir *bronchite* et *broncho-pneumopathies*.
■ Pour infections **intestinales**, voir *diarrhée*.
■ Pour infections **urinaires**, voir *cystite* et *néphrite*.
■ Pour infections **cutanées**, voir *abcès, impetigo, intertrigo*.
■ Etc.

# Insolation

Syndrome hyperthermique provoqué par une exposition prolongée à un rayonnement solaire très intense, par temps chaud.

Ne pas confondre avec le *coup de soleil* qui est une brûlure superficielle par les rayons ultraviolets de la lumière solaire.

250 / *Dico-guide de l'homéopathie*

### Informations et questions

■ **La cause** du mal étant reconnue comme certaine, le malade ne présente qu'une fièvre plus ou moins élevée qu'il faut considérer comme toute autre fièvre (voir page 234).
■ **Les caractéristiques** de cette fièvre, modalités et accompagnements doivent permettre de choisir les remèdes.

### Remèdes possibles

BELLADONNA, BRYONIA, CAMPHORA, GLONOÏNUM, NATRUM CARBONICUM, NATRUM MURIATICUM, OPIUM, PULSATILLA.

**Posologie :** en 5 CH, toutes les 5 à 10 minutes, puis espacer au fur et à mesure de l'amélioration.

### Thérapeutiques accessoires

Refroidissement externe par glace sur la tête, enveloppements frais, bains, etc. Réhydratation par boissons abondantes, légèrement salées.

# Insomnie

Diminution du temps de sommeil, soit par impossibilité de s'endormir, soit par réveils prolongés dans la nuit, soit par réveils trop rapides après s'être endormi et impossibilité de se rendormir.

### Informations et questions

■ **Point de départ et cause**, si possible, du début de cet état.
■ **Modalités :** horaires (début, milieu ou fin de la nuit), heures précises.

☐ Chaleur ou froid aggravent ou favorisent le sommeil.
■ **Accompagnements** : qualité du sommeil : position, comportement, rêves; besoin de bouger, de se lever, de boire ou de manger, abondance d'idées, idées obsédantes, palpitations, etc.
☐ Etat général, caractère, humeur, comportement le jour.
■ **Chez l'enfant** : ce qu'il faut faire pour le calmer, le rendormir, etc...
☐ Besoin de sommeil sans pouvoir le trouver.

### Remèdes possibles

Il n'existe pas, en homéopathie, de médicaments hypnotiques tels qu'en propose l'allopathie. L'insomnie est d'ailleurs rarement une manifestation tout à fait isolée et sans rapport avec une anomalie plus générale, physique ou psychique. Le seul traitement valable est alors de collecter l'ensemble des symptômes que présente le patient et d'en trouver la solution globale.

Les quelques médicaments qui ont, dans leur action toxique ou expérimentale, le pouvoir d'agir sur le sommeil de façon toute particulière, sont rarement suffisants pour apporter une guérison durable de l'insomnie.

■ **On peut cependant essayer :**
ACONITUM, CHAMOMILLA, COFFEA, HYOSCYAMUS, LACHESIS, MERCURIUS, OPIUM. Chez l'enfant CYPRIPEDIUM ET JALAPA.

### Thérapeutiques associées

Relaxation, respirations profondes, yoga, psychothérapie.

# Intertrigo

Infection superficielle de la peau des plis du corps : derrière les oreilles, aisselles, plis des coudes, aine, sillon interfessier, genoux, sous-mammaires chez les femmes.

### Information et questions

Peu d'importance dans ce cas.

### Observation

Elle suffit à préciser le mal : les lésions sont cependant quelquefois sèches, mais le plus souvent suintantes, accompagnées de démangeaisons ou de douleurs dans certains cas.

### Remèdes possibles

Surtout : CAUSTICUM, GRAPHITES et KREOSOTUM. Accessoirement : CHAMOMILLA, HEPAR SULFUR, MERCURIUS, SULFUR.

# Intoxication

Etat pathologique provoqué par l'introduction, dans l'organisme, d'une substance nocive pour le corps humain. Accidentelles, professionnelles, criminelles ou volontaires, les intoxications sont soit aiguës, soit chroniques.

■ **Les intoxications aiguës**
Elles nécessitent toujours une hospitalisation d'urgence en réanimation.
■ **Les intoxications chroniques**
Elles sont très diverses (alcool, drogues, médicaments, produits chimiques, etc.) et tout traitement consiste d'abord à supprimer l'usage ou le contact avec le toxique.

A partir de là, la désintoxication peut être aidée par l'absorption journalière, en 5 CH, du produit causal ajouté au traitement fondé sur l'observation complète du malade considéré comme chronique (voir page 208).

# Jaunisse

Voir *ictère*.

# Lactation

Voir *allaitement*.

# Laryngite

C'est l'inflammation du larynx; due à des causes variables (infectieuse, mécanique, ou allergique), elle se traduit toujours par une certaine modification de la voix, des douleurs, et de la toux dans la majorité des cas.

## Informations et questions

■ **Rechercher la cause** : coup de froid, extension d'un coryza ou d'une rhino-pharyngite, surmenage vocal (conférenciers ou chanteurs) allergie : à quoi ?
■ **Douleurs** : leur type, leur localisation exacte, leurs modalités propres d'aggravation et d'amélioration selon les moments, le chaud et le froid, l'extérieur et l'intérieur, la parole, les repas, la boisson, etc.
■ **La toux** : son timbre, quel bruit fait-elle ? Ses modalités propres : horaires, en fonction de la chaleur et du froid, des repas, des boissons, etc.
■ **Les accompagnements** : la fièvre (ses caractères propres : voir page 234).
□ *L'état général*, les fonctions organiques, l'humeur, le sommeil.

## Observation et examen

■ Douleur provoquée au **contact** du larynx; toux pro-

voquée par pression sus-sternale.
■ Examen de la gorge, de la bouche, de la langue, du nez.
■ **Examen général** sommaire : visage, expression, transpiration, etc.

#### Remèdes possibles

A choisir en fonction des symptômes les plus caractéristiques de chaque cas :
ACONITUM, ALLIUM CEPA, ARUM TRIPHYLLUM, BELLADONNA, DROSERA, HEPAR SULFUR, PHOSPHORUS, RUMEX.

#### Thérapeutiques associées

Pansements humides sur la gorge; athmosphère humidifiée; inhalations d'eau chaude.

## Leucorrhées (pertes vaginales)

Ecoulement génital, chez la femme, de sécrétions anormales par leur aspect et leur abondance. Les causes en sont diverses : infectieuses, hormonales, peut-être psychosomatiques dans certains cas. L'origine en est soit la muqueuse vaginale, soit l'utérus et son col en particulier.

#### Informations et questions

■ **Circonstances du début et causes** vraisemblables; traitements déjà subis.
■ **Sensations** ou douleurs surajoutées, éventuellement.
■ **Modalités d'aggravation ou d'amélioration** : selon les moments du jour ou de la nuit; selon les périodes menstruelles; selon l'activité, les positions, l'exercice, etc.
■ Précisions sur **l'aspect des pertes** : leur consistance, leur couleur, leur variance.

■ **Les accompagnements :**
☐ *autres troubles génitaux :* règles, sexualité;
☐ *état de la peau* à la vulve, entre les cuisses;
☐ *état général*, autres anomalies fonctionnelles ou organiques de l'ensemble du corps, psychisme, sommeil.

## Observation et examen

■ **Constater**, si possible, la nature objective des pertes, dans des linges ou dans la culotte. Vérifier l'état de la peau vulvaire, du col utérin, des organes par un *examen digital gynécologique*.
■ Faire faire des **examens complémentaires** par prélèvement, endoscopie, échographie, cœlioscopie si nécessaire.
■ Enquête générale sur **l'état de santé** de la malade, par un examen exécuté sommairement s'il s'agit d'un état aigu récent, très minutieux s'il s'agit d'un état chronique (voir page 208).

## Remèdes possibles

A déterminer en fonction des symptômes les plus caractéristiques de chaque cas :
BORAX, CAUSTICUM, GRAPHITES, IODUM, KREOSOTUM, MEDORRHINUM, MERCURIUS, NATRUM MURIATICUM, NITRICUM ACIDUM, PULSATILLA, SEPIA, SILICEA, SULFUR, etc.

# Lumbago, douleur lombaire

Crise douloureuse vertébrale, localisée entre les dorsales et le sacrum, au-dessous des dernières côtes et au-dessus du bassin. Il s'agit de douleurs généralement assez diffuses, difficiles à localiser mais en tout cas très difficiles à supporter. Ceci diffère du rhumatisme vertébral chronique.

### Informations et questions

■ **Circonstances du début et cause apparente** (froid ou effort... lequel).
■ **Précisions sur la douleur :** son type, ses irradiations, sa localisation exacte.
☐ *Ses modalités :* au cours des 24 heures, selon la position, le mouvement, la chaleur et le froid;
☐ ce que le malade fait spontanément pour se soulager;
☐ ce qui accompagne la douleur lorsqu'elle est au plus fort : frissons, sueurs, cris, pleurs, etc.
■ **Accompagnements** depuis le début de la crise :
☐ état général;
☐ fièvre, ou toute autre manifestation fonctionnelle ou organique;
☐ psychisme, sommeil, etc.

### Observation et examen

■ **Localiser** exactement la douleur et bien préciser les rapports vertébraux; faire faire éventuellement des radiographies (pour une première crise si elle est rebelle).
■ **Examen général** sommaire, portant surtout sur le système urinaire.

### Remèdes possibles

A choisir selon les caractéristiques symptomatiques de chaque malade :
 AESCULUS, BERBERIS, BRYONIA, DULCAMARA, NUX VOMICA, PULSATILLA, RHUS TOXICODENDRON. etc...
**Posologie :** deux granules en 5 CH toutes les trois à six heures jusqu'à amélioration, puis espacer. Le remède doit agir en 48 heures au plus. Sinon, il faut en changer.

### Thérapeutiques associées

Manipulations vertébrales, auriculothérapie, acupuncture, massages, applications chaudes ou physiothérapie.

## Mal de mer

Voir : *mal des transports*.

## Mal du pays

Voir *chocs affectifs*.

## Ménorragie

Hémorragies utérines pendant les règles.

Voir *règles*.

## Métrorragie

Pertes de sang survenant entre les périodes menstruelles, d'origine utérine. Elles peuvent se produire pour des causes précises qu'il faut traiter elles-mêmes : fausse-couche, fibrome, placenta praevia (en cours d'accouchement) par exemple. Dans ces cas, l'hémorragie génitale n'est qu'un symptôme parmi d'autres.

Les métrorragies simples, survenant sans cause, devront être considérées comme telles seulement lorsque toutes les explorations nécessaires auront été faites pour éliminer une de ces causes.

Restent les métrorragies fonctionnelles. Elles se traitent comme les autres hémorragies (voir page 242).

### Thérapeutique

Un remède est peut-être plus particulièrement indiqué par son tropisme pour l'utérus : ERIGERON (à ajouter aux médicaments anti-hémorragiques). Son caractère est d'être de sang rouge, de survenir par flots brusques entrecoupés de rémissions.

# Migraine

Etymologiquement, ce mot désigne un mal de tête de la moitié du crâne (hémi-cranie). Il a pris un sens plus général, mais reste significatif des céphalées survenant par crises aiguës, de durée variable mais en tout cas limitée, pendant lesquelles la douleur est particulièrement violente. Avant et après, le malade ne ressent plus rien, sauf, dans certains cas, un vague malaise ou une fatigue générale.

Il ne faut donc pas confondre *migraine* et *mal de tête*, celui-ci étant plus ou moins constant, chronique en quelque sorte, ou accompagnant un autre syndrome comme la fièvre, ou toute autre maladie bien précise.

### Informations et questions

■ **Cause ou circonstances du début des crises** (souvent les règles chez les femmes, ou un autre moment du cycle; une émotion, le temps; le climat, etc.).
■ **Rythme**, fréquence des crises.
■ **Type de douleur** ressentie (battante, forante, éclatante, comme un poignard, etc.).
☐ Irradiations, point de départ, latéralité, etc.
■ **Accompagnements :**
☐ troubles de la vue (avant, pendant : lesquels);
☐ vomissements, nausées, selles, urines, etc.
☐ froid général, ou chaleur, ou transpiration;
☐ ce que fait le malade pendant la crise pour se soulager.
■ *État général* pendant la crise : fatigue, faim, soif, désirs et aversions, comportement, caractère, humeur, sommeil.

### Observation et examen

Il est rare d'observer un migraineux pendant sa crise. Mais son état entre les crises, quant à son comportement, son aspect, son visage, etc. peut ajouter quelques indications valables pour le choix thérapeutique.

### Remèdes possibles

> ASA FOETIDA, APIS, BELLADONNA, COLOCYNTHIS, GELSEMIUM, GLONOINUM, IGNATIA, IRIS VERSICOLOR, MOSCHUS, NUX MOSCHATA, PLATINUM.

**Posologie** : avant les crises : une dose en 15 CH si la périodicité est précise. Pendant la crise, en 5 CH, toutes les deux ou trois heures.

### Thérapeutiques associées

Acupuncture, auriculothérapie, massages plantaires, glace sur la tête, etc.
■ **Traitement de fond** (voir page 59), toujours à prévoir en fin de crise pour essayer d'éviter leur réapparition, ce qui est le véritable problème des migraineux. C'est à ce traitement de terrain qu'il faudra s'attacher, même si on se contente d'antalgiques classiques pendant les crises.

# Morsures

Voir *traumatismes*.

# Morsures de serpent, morsures venimeuses, piqûres venimeuses

Voir *traumatismes*.

# Néphrite

C'est l'inflammation des reins par infection microbienne (néphrite aiguë) ou une sorte de dégénérescence de ces organes pour diverses raisons (néphrite chronique). Dans tous les cas, il s'agit là de maladies graves, souvent mortelles, car l'organisme ne peut pas supporter très longtemps de ne pas être débarrassé des déchets organiques contenus dans les urines. L'évolution conduit alors vers l'urémie, qui, pour être évitée, peut nécessiter la mise en œuvre de reins artificiels ou de greffes de reins.

### Thérapeutique

■ **Dans les cas aigus**, lorsqu'on peut rapidement connaître la nature et la sensibilité du microbe agresseur, il faut impérativement mettre en route un traitement antibiotique énergique, sous surveillance très étroite. Les remèdes homéopathiques pourraient être donné en complément, mais rarement en remplacement, le risque professionnel étant en jeu.

■ **La thérapeutique homéopathique** devra être des plus prudente.

Pour qu'une association thérapeutique existe, il faut en tout cas qu'elle soit prise en charge par un homéopathe très expérimenté qui fondera sa prescription sur les symptômes habituels.

### Informations et observation

Cause, manifestations précises et modalités, symptômes secondaires, symptômes généraux, aspect des urines, etc.

### Remèdes possibles

Les remèdes qui ont été utilisés par nos prédécesseurs, à une époque où il n'existait pas de thérapeutique anti-infectieuse efficace, étaient souvent et surtout :

APIS, NATRUM SULFURICUM, TEREBENTHINUM; puis : CANTHARIS, COLCHICUM, CONIUM, GLONOINUM, KALIUM CHLORICUM, STRAMONIUM.

■ Dans les *néphrites chroniques* on pourra agir plus facilement (voir page 208).

# Nervosité, nervosisme

La nervosité n'est pas une maladie bien définie. Elle peut être constitutionnelle et alors elle est une façon d'être plus ou moins constante. Dans ce cas, il est rarement possible de modifier cet état : le sujet et son entourage doivent apprendre à maîtriser ou accepter ce genre de « tempérament ».

La nervosité peut aussi être un symptôme d'un état pathologique acquis : elle traduit, au niveau caractériel, un trouble physique (fonctionnel ou organique), ou encore un trouble psychologique en rapport avec une situation sociale ou affective perturbée.

### Thérapeutique

Dans un cas comme dans l'autre, que la nervosité soit d'origine physique ou morale, il faut en trouver la cause et essayer de la traiter, si cela est possible.

Dans les deux cas, une solution homéopathique peut être envisagée, mais alors il ne faut pas compter sur un remède qui ne serait indiqué que par les symptômes propres de la nervosité.

# Névralgies

Ce sont les douleurs ressenties dans les nerfs, parce que ceux-ci sont irrités par quelque cause extérieure (compressions le plus souvent) sans qu'ils soient eux-mêmes atteints par la maladie (dans ce cas, il y a *névrite*, p. 262).

Les plus fréquentes sont les névralgies **faciales, intercostales, crurales, sciatiques**; mais on parle aussi de névralgies **dentaires, oculaires, frontales, brachiales**, ou toute autre lorsqu'une douleur prend un caractère particulièrement aigu que les médecins désignent quelquefois sous le nom de « douleur exquise » (!)

Ces douleurs névralgiques sont donc tantôt un symptôme parmi d'autres, tantôt le symptôme isolé ou dominant d'une certaine pathologie.

### Les remèdes possibles

Ils sont très nombreux et difficiles à déterminer. Il n'existe pas d'aspirine homéopathique. Le choix thérapeutique doit, là encore, porter sur

■ un ensemble de **caractères propres de la douleur**, localisation, irradiations, modalités;

■ **accompagnements,** fonctionnels et généraux, et alors il faudra choisir entre :

ACONITUM, BELLADONNA, CHAMOMILLA, COFFEA, BRYONIA, COLOCYNTHIS, GELSEMIUM, HEPAR SULFUR, IGNATIA, MAGNESIA PHOSPHORICA, NATRUM MURIATICUM, RHODODENDRON, RHUS TOXICODENDRON, SPIGELIA, STAPHYSAGRIA, etc.

# Névrite

C'est l'inflammation propre d'un nerf, par un virus en général, qui provoque un arrêt de son fonctionnement. Si c'est un nerf moteur, il s'ensuit une paralysie dans le domaine musculaire qu'il commande (paralysie faciale par exemple); si c'est un nerf sensitif, la maladie se traduit par des douleurs « névralgiques » comme celles évoquées dans la rubrique précédente.

### Thérapeutique

Le traitement homéopathique est tout à fait superposable à celui des névralgies, en tenant compte éventuellement de quelques symptômes de fièvre (s'il y a eu épisode fébrile) et aussi des symptômes étiologiques s'il en est : la cause et les circonstances de début deviennent des facteurs de discrimination lorsqu'on hésite entre plusieurs remèdes.

# Névroses

Maladies du psychisme, de différentes natures, mais bénignes, excluant les états plus profonds désignés sous le nom plus général de démences (démence précoce, démence sénile, paranoïa, schizophrénie, etc.).

La *névrose phobique* est celle dans laquelle le malade présente une peur insurmontable dans certaines conditions (la foule, le vide, les ascenseurs, etc.).

Il s'agit d'états constitutionnels nécessitant un traitement de type chronique comme nous l'avons défini page 208.

# Nez (affectations du)

Voir *coryza, rhino-pharyngite*.

# Œdème

Voir *enflure*.

# Œil (affections de l')

Voir *conjonctivite*.

# Oreillons

C'est l'inflammation des glandes salivaires par un virus particulier, contagieux et épidémique, qui provoque un gonflement particulier des glandes parotidiennes.

## Informations et questions

■ **Stade de l'évolution** de la maladie, premier côté, atteint puis second...
■ **Douleur** : son caractère, ses modalités (en fonction des repas, des boissons, des horaires, du chaud et du froid, etc.); ses irradiations.
■ **Fièvre** : ses caractères propres (voir page 234).
■ **Les autres symptômes fonctionnels** : appétit, désirs et aversions, etc.
■ **Les symptômes généraux** : chaleur, frilosité, transpiration, etc.
■ **Les symptômes psychiques** : humeur, caractère, comportement, sommeil.

## Observation et examen

■ **Couleur et consistance de l'enflure.** Douleur provoquée (plus ou moins vive).
■ **Examen de la bouche**, de l'intérieur des joues, de la langue, de la salivation.
■ **Examen général :**
☐ abdominal (atteinte pancréatique possible);
☐ *génital* chez les garçons, surtout pendant ou après la puberté.

## Remèdes possibles

A déterminer en fonction des symptômes caractéristiques de chaque cas :
ARUM, BARYTA CARBONICA, BELLADONNA, BROMIUM, CHAMOMILLA, CHINA, MERCURIUS, NITRICUM ACIDUM, RHUS TOXICODENDRON, SILICEA, etc.

**Posologie :** deux granules trois fois par jour, en 5 CH, pendant la durée de la maladie.

# Otite

C'est l'inflammation de l'une des différentes parties de l'oreille : externe, moyenne ou interne. Mais on désigne généralement sous ce terme l'*otite moyenne :* celle qui touche la partie de l'oreille située derrière le tympan et qui communique avec l'arrière-nez par la trompe d'Eustache. C'est d'ailleurs le plus souvent par cette trompe que se produisent l'infection et l'inflammation de l'oreille moyenne. Elle peut être alors soit aiguë, soit chronique. Nous ne considérerons ici que la première : *l'otite moyenne aiguë.*

## Informations et questions

■ **Les circonstances d'apparition** des premières douleurs de l'oreille sont importantes : souvent pendant un rhume, ou une rhino-pharyngite latente, mais aussi à l'occasion d'un refroidissement (en faire préciser les conditions), d'un courant d'air, par froid sec ou humide, en montagne, etc.

■ **La douleur :**
☐ sa situation exacte, dans le conduit auditif, derrière lui, etc.
☐ ses irradiations, la sensation éprouvée : battement, piqûre, brûlure, déchirure, etc.
☐ ses modalités d'aggravation ou d'amélioration selon la chaleur ou le froid, par des applications locales; selon les moments du jour ou de la nuit, etc.

## Observation et examen

■ **L'oreille elle-même :** externe et interne, au moyen d'un otoscope; l'aspect du pavillon et surtout du tympan présente des caractéristiques très importantes pour choisir le meilleur traitement.

■ **La région mastoïdienne**, ainsi que le nez et la gorge; les ganglions de la région et du cou.

■ **Les accompagnements** de l'otite : la fièvre, ses caractéristiques propres, l'état général, les réactions caractérielles à la maladie.

### Remèdes possibles

A choisir en fonction des symptômes dominants de chaque cas :

ACONITUM, BELLADONNA, ARSENICUM, FERRUM PHOSPHORICUM, CAPSICUM, APIS, LACHESIS, LYCOPODIUM.

**Posologie :** deux granules, 5 CH, toutes les trois ou six heures pour commencer.

# Palpitation de cœur - Tachycardie - Tachycardie paroxystique

Palpitation est le nom vulgaire de ce que l'on nomme en médecine : tachycardie. C'est l'augmentation de la rapidité du rythme cardiaque, soit constante, soit survenant par crises (tachycardie paroxystique). Il est normal que les battements du cœur s'accélèrent à l'occasion d'une fièvre ou d'une émotion. Ce qui n'est plus normal, c'est que cette accélération soit trop importante et s'accompagne d'une sensation plus ou moins angoissante.

Ce symptôme est donc quelquefois inquiétant et mérite alors un examen cardiologique complet, par spécialiste. A lui seul, il ne permet en tout cas pas de faire une prescription homéopathique.

# Panaris

Infection des doigts plus ou moins profonde, avec formation de pus, survenant généralement à la suite d'une blessure ou d'une piqûre infectée.

## Informations et questions

■ **Cause** (afin de la supprimer si elle existe encore : épine, corps étranger).
■ **Douleur**, ses modalités, ses irradiations, au coude, sous le bras.
■ **Accompagnements** :
☐ fièvre éventuellement, ses caractères propres (voir page 234);
☐ les autres malaises s'il en existe;
☐ état général.

## Observation et examen

■ **Couleur de la peau, consistance** (fluctuation ou œdème dur).
■ **Fonctionnement du doigt**, examen de toute la main, de la région du coude et de l'aisselle.
■ **Rechercher les signes de lymphangite** : traînées rouges à l'avant-bras sur le trajet des vaisseaux lymphatiques.

## Remèdes possibles

A choisir en fonction des caractéristiques de chaque cas :
AMMONIUM CARBONICUM, ANTHRACINUM APIS, DIOSCOREA, FUORICUM ACIDUM, HEPAR SULFUR, NITRICUM ACIDUM, SILICEA, TARENTULA CUBENSIS, etc.
**Posologie** : en 5 CH, toutes les trois ou six heures pour calmer la douleur.

## Thérapeutiques associées

Il est important d'intervenir à temps par une incision chirurgicale pour éviter que l'infection ne se communique à la main, et en particulier aux tendons qui font fonctionner cette extrémité, auquel cas la guérison s'accompagne d'une ankylose définitive de plusieurs doigts, donc d'impotence fonctionnelle.

# Paralysie

Suppression définitive ou provisoire du fonctionnement d'un muscle, d'un segment de membre, d'un membre tout entier, d'une partie du corps ou d'un organe s'il est surtout musculaire (utérus, côlon, etc.).

C'est un symptôme provoqué par une maladie, quelquefois très éloignée du ou des muscles atteints (maladie du cerveau, de la moelle épinière, des nerfs moteurs). En tant que tel, il ne peut suffire à faire une prescription homéopathique.

Les paralysies sont la conséquence d'inflammations, d'hémorragies ou de traumatismes cérébraux; d'inflammations ou de traumatismes médullaires ou nerveux.

Bien plus rarement, il s'agit de maladies musculaires propres désignées sous le nom général de *myopathies*. Leur traitement pourrait éventuellement être envisagé homéopathiquement, comme celui de toutes les maladies chroniques (voir p. 208).

# Péritonite

Inflammation abdominale touchant l'enveloppe de tous les organes internes, nommée *péritoine*, qui en permet le glissement des uns sur les autres dans les moments où ils fonctionnent, se remplissent ou se vident.

Cette inflammation résulte le plus souvent d'une maladie ou d'une lésion d'un de ces organes (estomac, appendice, foie, etc.). Elle est toujours dangereuse par elle-même et par sa cause.

### Thérapeutique

La thérapeutique est le plus souvent chirurgicale dans les cas aigus, et toujours difficile et aléatoire dans les cas chroniques.

L'homéopathie ne peut être, actuellement, qu'une thérapeutique d'appoint, et, dans ce cas, elle ne peut être appliquée que par un praticien très expérimenté.

# Pertes vaginales

Voir *leucorrhées*.

# Peur

Voir *trac*.

**Suites de peur :** voir : *chocs affectifs*.

# Phimosis

C'est le rétrécissement, habituellement congénital, du prépuce : membrane cutanée qui recouvre le gland lorsque le pénis est à l'état de repos. Cette anomalie ne peut être corrigée que chirurgicalement.

On nomme *paraphimosis*, un état inflammatoire provoqué par l'étranglement qui se produit lorsqu'on force le passage du gland dans un prépuce trop fermé, donc en situation de phimosis partiel. Là aussi, il faut intervenir chirurgicalement pour guérir cet état.

Les médicaments homéopathiques que l'on voit indiqués dans certains ouvrages ne pourraient être prescrits que dans l'attente de l'intervention (ou après). Mais alors, il me semble que ARNICA suffirait, comme pour toute autre opération.

# Phlegmon

Voir *abcès*.

# Piqûres, piqûres venimeuses

Voir *traumatismes, blessures*.

# Pleurésie

C'est l'inflammation de la plèvre, enveloppe des poumons destinée à faciliter leur glissement pendant les mouvements respiratoires. Cette inflammation est rarement isolée, mais plutôt en rapport avec une inflammation des poumons eux-mêmes. Elle peut être aiguë ou chronique.

Dans les cas aigus, ses symptômes propres (douleur) s'ajouteront à ceux du tableau plus général des *broncho-pneumopathies* (voir page 203) sans en modifier notablement la prescription.

Dans les cas chroniques (tuberculose ou cancer le plus souvent), la plus grande prudence thérapeutique est de rigueur.

# Pneumonie

Voir *broncho-pneumopathie*.

# Pollinoses

Voir *allergies*.

# Polypes

Formations exubérantes d'une muqueuse, prenant la forme d'une excroissance implantée sur la région malade par une base plus ou moins large, quelquefois très mince, le polype devenant ainsi flottant. Il peut en exister dans le nez, dans l'arrière-gorge, dans l'intestin, dans le rectum, sur les muqueuses génitales, la vessie.

(Sur la peau, des formations semblables se nomment plutôt loupes, molluscum, verrues, angiomes tubéreux, kystes pédiculés, etc.).

Ces formations sont généralement inexplicables, bien qu'Hahnemann ait décidé que ceux qui en présentaient étaient atteints de *sycose*. Cliniquement, c'est une réalité. Malheureusement, il n'existe pas d'explication logique qui permette de rapprocher biologiquement les différentes localisations que l'on peut observer chez des malades finalement très divers.

### Thérapeutique

L'expérience clinique a en tout cas montré qu'il existait, pour cet ensemble pathologique défini sous le nom de *polypose* — que je préfère personnellement à celui de sycose — des médicaments préférentiels qui seront alors déterminés par tous les autres symptômes observables chez un malade chronique (voir page 208). Ce sont :
CALCAREA CARBONICA, CALCAREA PHOSPHORICA, CONIUM, PHOSPHORUS, STAPHYSAGRIA, TEUCRIUM; puis : AURUM, CALCAREA SULFURICA, CARBO ANIMALIS, CAUSTICUM, HEPAR SULFUR, LYCOPODIUM, MERCURIUS, MEZEREUM, SILICEA, THUYA, plus quelques autres de moindre importance.

# Prolapsus rectal

Le mot prolapsus désigne l'état d'un organe qui s'extériorise alors que sa situation normale est à l'intérieur du corps (utérus, vessie, rectum).

Le prolapsus rectal est l'extériorisation du rectum par l'anus, uniquement au moment de la défécation dans la plupart des cas. Il est le résultat d'une déficience tissulaire de la sous-muqueuse rectale : le tissu cellulaire de cette région se laisse distendre de façon exagérée, et ainsi la muqueuse de l'intérieur du rectum se trouve entraînée avec les selles. Et peu à peu, cela peut devenir très important, douloureux et sanglant, cette muqueuse n'étant pas faite pour supporter les contacts externes des vêtements.

### Thérapeutique

Le traitement peut être médical, si l'on n'attend pas trop pour intervenir. Mais il ne s'agira pas d'un traitement fondé sur la seule présence de ce prolapsus. Il faudra agir dans ce cas comme dans toute maladie chronique (voir page 208).

Le médicament de fond rendra sa tonicité aux tissus pour supprimer la fâcheuse tendance qui s'était ainsi créée, soit à l'occasion d'un amaigrissement, soit en raison d'une déficience générale après une maladie (souvent intestinale), mais aussi chez des sujets prédisposés par leur constitution héréditaire.

# Règles (troubles des)

La complexité des mécanismes physiologiques qui président à l'apparition des règles est telle que les anomalies, dans ce domaine, sont assez fréquentes.

Sur le plan thérapeutique, la même complexité se retrouve. La solution homéopathique est fort possible, mais elle n'est jamais simple.

### Les motifs de consultation

Ils concernent :
- **Le moment d'apparition :** puberté trop précoce ou trop tardive.
- **La régularité :** trop fréquentes, retard, irrégularités, arrêt, suppression plus ou moins prolongée.
- **la quantité :** trop abondantes, profuses (ménorragies), pas assez abondantes.
- **La durée :** trop prolongées, trop courtes.
- **L'aspect :**
  - couleur : rouge vif, brune, noirâtre, goudronneuse, pâle,
  - épais ou aqueux, visqueux, irritant, coagulé (en caillots), malodorant.
- **Les modalités :** selon les moments du jour ou de la nuit, selon la marche, la position couchée ou debout.
- **Les accompagnements :**
  - *les douleurs :* leur localisation, leurs irradiations, leur type (crampes, brûlures, etc.), ce qui les soulage ou les aggrave; leur moment : avant, pendant ou après les règles;
  - maux de tête ou vertiges;
  - nausées et vomissements, douleurs d'estomac;
  - coliques abdominales ou diarrhées;
  - palpitations, syncopes, caractère, humeur;
  - gonflement et douleurs des seins, etc.

### Remèdes possibles

Ces motifs de consultation et les symptômes ainsi exprimés par les malades, associés à ceux que le praticien découvre en complétant son interrogatoire et son examen sur le plan général : familial, personnel, fonctionnel, caractériel et organique (au besoin au moyen d'examens complémentaires biologiques, radiologiques, endoscopiques et autres), débouchent sur une prescription qu'il faudra choisir parmi de nombreux médicaments.

Pour simplifier au maximum, les plus souvent prescrits sont les suivants :

■ **Aménorrhées** (absence ou arrêt des règles) :
AURUM, BELLADONNA, CONIUM, CYCLAMEN, DULCAMARA, FERRUM, GRAPHITES, KALIUM CARBONICUM, LACHESIS, LYCOPODIUM, PULSATILLA, SEPIA, SILICEA, SULFUR, etc.

■ **Ménorragies** (pertes de sang trop abondantes) :
ARSENICUM, BELLADONNA, BOVISTA, CALCAREA CARBONICA, CALCAREA PHOSPHORICA, CHINA, COCCULUS, ERIGERON, FERRUM, HELONIAS, IPECA, MILLEFOLIUM, MUREX, NATRUM MURIATICUM, NUX MOSCHATA, NUX VOMICA, PHOSPHORUS, PLATINUM, RHUS TOXICODENDRON, SABINA, SECALE, STRAMONIUM, etc.

■ **Dysménorrhées** (règles douloureuses) :
BELLADONNA, CACTUS, CALCAREA PHOSPHORICA, CHAMOMILLA, CIMICIFUGA, KALI CARBONICUM, PSORINUM, etc.

■ **Retards de règles :**
On trouve pratiquement tous les remèdes des aménorrhées.

■ **Règles trop fréquentes :**
On trouve pratiquement tous les remèdes des ménorragies.

## Posologie

Le plus souvent, il faut envisager un traitement par doses en 12 ou 15 CH à prendre après les règles (dans les aménorrhées : tous les mois).

## Thérapeutiques associées

L'usage des contraceptifs oraux ainsi que les traitements hormonaux sont plutôt déconseillés si l'on veut juger de l'effet réel des remèdes homéopathiques.

# Rhino-pharyngite aiguë

Inflammation microbienne ou virale des muqueuses du nez et de l'arrière-gorge. C'est en fait un coryza fébrile. En effet, comme dans les coryzas, il existe une obstruction et un écoulement nasal généralement accompagné de toux, quelquefois d'une certaine douleur de gorge, mais toujours avec de la fièvre, plus ou moins intense et plus ou moins constante pendant deux ou trois jours.

## Informations et questions

■ **Circonstances de début** et cause probable s'il en existe une : refroidissement (de quel genre) ou contagion.
■ **Nature de l'obstruction nasale** : selon les moments, ses conséquences sur l'alimentation, sur le sommeil.
■ **Nature de l'écoulement** : son aspect, son abondance, ses conséquences sur la peau.
■ **Douleurs éventuelles** : type, irradiations (oreilles), horaires, modalités, etc.
■ **La fièvre** : ses caractéristiques particulières (voir page 234).
■ **L'état général** : fatigue, alimentation, désirs et aversions, digestion, etc.
■ **Comportement** depuis le début de la maladie, caractère, sommeil, etc.

## Observation et examen

■ **Le visage**, sa couleur, son expression, sa transpiration.
■ **Le nez**, son aspect extérieur, ce qui en sort, comment est la respiration nasale.
■ **La gorge** : couleur, latéralité la plus atteinte, oedème, etc.
■ **La bouche** et les dents, la langue; les **ganglions du cou**; les **tympans**.
■ **Examen général** sommaire à la recherche d'une érup-

tion ou de tout autre symptôme capable de caractériser le malade.

### Remèdes possibles

A choisir en fonction des symptômes les plus caractéristiques de chaque malade :
ACONITUM, BRYONIA, HEPAR SULFUR, MERCURIUS,
puis : ARSENICUM, FERRUM PHOSPHORICUM, KALI IODATUM, RHUS TOXICODENDRON, SABADILLA, etc.
**Posologie :** granules en 5 CH toutes les trois ou six heures pendant 24 heures, puis diminuer rapidement.

### Thérapeutiques associées

Aucune.

# Rhumatismes

Maladie inflammatoire de plusieurs articulations. Lorsqu'une seule articulation est concernée on dit qu'il y a *arthrite*.

Le rhumatisme peut être aigu ou chronique. Il correspond à plusieurs types d'inflammations dont certaines sont à évolution périodique et très lente, alors que d'autres sont plus rapidement évolutives, entraînant de très importantes déformations osseuses autour des articulations, des décalcifications et une véritable impotence. A l'inverse, si les lésions sont mineures, on les désigne souvent sous le nom d'*arthrose*.

Les limites et les distinctions entre ces différentes formes sont mal définies, autant que leurs causes réelles.

### Thérapeutique

Toutes **les formes chroniques** devront être considérées comme toute autre maladie chronique (page 208) car il s'agit, à l'évidence, d'une maladie de terrain dans laquelle le métabolisme du calcium et du phosphore est fortement perturbé.

## *Le rhumatisme articulaire aigu*

Il s'agit d'une maladie bien plus précise, généralement due au streptocoque préalablement localisé dans les amygdales où il provoque une angine. Le R.A.A. est d'ailleurs particulièrement redouté car il n'est quelquefois que la première complication d'une streptococcie, qui peut aussi infecter le cœur sous forme d'endocardite rhumatismale et y faire des dégâts irréversibles.

Lorsque le diagnostic de *rhumatisme articulaire aigu* est posé, il faut donc faire preuve de la plus grande prudence.

Par le fait que la *pénicilline* est particulièrement efficace sur le microbe qui en est responsable, il est actuellement difficile de refuser cette thérapeutique à un malade atteint.

Ce n'est que dans les cas où l'on ne peut envisager d'avoir recours à la pénicilline que l'on pourrait envisager un traitement homéopathique qui devrait être étudié de très près :

### Informations et questions

■ **La nature des douleurs**, leurs irradiations, leurs localisations, leurs modalités d'amélioration et d'aggravation, selon les positions, la chaleur et le froid, les mouvements, les horaires du jour et de la nuit.
■ **La fièvre** avec tous ses caractères propres (voir page 234).
■ **L'état général :** frilosité ou chaleur, transpiration, désirs et aversions, fonctionnements organiques généraux, psychisme, comportement, sommeil...

### Observation et examen

■ Couleur des **articulations** concernées, chaleur au toucher, douleur provoquée par les différents mouvements;

recherche d'épanchements, d'œdèmes.

■ **Examen général** : expression du visage, couleur, position du malade dans son lit; exploration organique générale (tout spécialement du cœur); observation détaillée : peau, transpiration générale ou locale, chaleur ou froid des téguments, etc.

■ **Examens complémentaires** : hémogramme et V.S. (vitesse de sédimentation).

### Remèdes possibles

A choisir selon les caractéristiques symptomatiques de chaque malade :
ACONITUM, BRYONIA, COLCHICUM, MERCURIUS, RHUS TOXICODENDRON surtout;
puis : ANTIMONIUM CRUDUM, ARSENICUM, BELLADONNA, CHAMOMILLA, CHELIDONIUM, DULCAMARA, KALIUM BICHROMICUM, KALMIA, LAC CANINUM, LACHESIS, NUX VOMICA, PULSATILLA, RHODODENDRON.

**Posologie** : en 5 CH toutes les deux ou trois heures pendant 24 heures; puis espacer ou changer de remède sans attendre.

### Thérapeutiques accessoires

Applications locales d'infusion de feuilles de saule en pansements humides chauds.

Prévoir surtout une hospitalisation, dans les cas qui ne réagiront pas rapidement à la thérapeutique.

# Rhume de cerveau

Voir *coryza*.

# Rhume des foins (crise de) - Coryza allergique

Le terme de « rhume des foins » ne désigne théoriquement que la crise allergique due au passage de pollen de graminées sur les muqueuses nasales chez un sujet sensibilisé à ce type de pollen. En fait, il est devenu la désignation habituelle de toutes les variétés d'allergie des muqueuses nasales : qu'elle soit provoquée par d'autres pollens que celui des graminées, des poussières de différentes natures et tout particulièrement des poussières de maison, des produits animaux comme les plumes, les poils de chien ou de chat, etc. Le tableau clinique est toujours à peu près le même au moment des crises. Le traitement ne tient pas compte de la nature de l'« allergène » c'est-à-dire du produit qui déclenche la crise.

## Informations et questions

■ **Circonstances de début :** temps sec ou humide, climat, etc.
■ **Description des éternuements :** fréquence, horaires, circonstances aggravantes, et accompagnements : larmoiement, pertes d'urine, toux, etc.
■ **Etat des yeux :** sont-ils eux aussi irrités par la même allergie ?
■ Comment est **la respiration :** y a-t-il difficulté respiratoire, toux, etc. ?
■ **Ecoulement nasal :** quel aspect, quelle abondance.
■ **Douleurs nasales**, ou sensations différentes à l'intérieur du nez.
■ **Odorat :** conservé, exagéré ou absent.

## Remèdes possibles

ALLIUM CEPA, EUPHRASIA, NATRUM MURIATICUM, PSORINUM, SABADILLA, RHUS TOXICODENDRON.
**Posologie :** en 5 CH : deux granules toutes les deux ou trois heures, à cesser dès amélioration; à changer si rien

ne se produit après six à neuf heures.

Le traitement de crise est relativement bien moins important que celui du terrain qui sera considéré comme dans toute maladie chronique (voir page 208).

# Rougeole

Maladie éruptive et contagieuse, survenant par épidémies plutôt hivernales ou printanières, surtout chez les enfants d'âge scolaire. Elle comporte toujours un double aspect : une éruption caractéristique et une inflammation rhino-oculo-pharyngée.

## Informations et questions

■ **Le début :** celui des premières manifestations de *coryza* ou de *toux*.
■ **L'évolution de l'éruption :** visage, puis thorax, puis abdomen, puis membres.
■ **Les caractères propres du catarrhe oculo-nasal :**
☐ éternuements, écoulements du nez et des yeux : nature, conséquences;
☐ toux : ses modalités horaires, son caractère : timbre, fréquence, conséquences;
☐ douleurs d'oreilles, de poitrine, de ventre.
■ **La fièvre :** ses caractères propres (voir page 234).

## Observation et examen

■ Couleur, répartition, sensation tactile de **l'éruption**.
■ Aspect et **comportement** du malade dans son lit.
■ **Transpiration** locale ou générale. Froideur ou chaleur du corps ou de l'une de ses parties.
■ **Examen des oreilles**, auscultation thoracique.
■ Examen général du malade.

**Remèdes possibles**

A déterminer en fonction des principales caractéristiques de chaque malade :

ACONITUM, APIS, BRYONIA, EUPHRASIA, PULSATILLA, SULFUR, puis : AMMONIUM CARBONICUM, ANTIMONIUM CRUDUM, CARBO VEGETABILIS, CHELIDONIUM, CHLORUM, COFFEA, DROSERA, GELSEMIUM, KALI BICHROMICUM, PHOSPHORUS, RHUS TOXICODENDRON, STRAMONIUM, etc.

**Posologie :** en 5 CH, deux ou trois granules toutes les trois ou six heures, pendant la durée de la fièvre. Etre très prudent si la fièvre se maintient lorsque l'éruption s'efface. Il peut y avoir complication (souvent otitique ou pulmonaire).

# Rubéole - Roséole

Maladies éruptives, épidémiques et contagieuses, voisines de la rougeole mais qui n'y ressemblent que par l'éruption. Les autres symptômes sont insignifiants et ces maladies ne nécessitent aucun traitement.

# Saignements

Voir *hémorragie*.

# Scarlatine

Maladie éruptive épidémique et contagieuse due à un streptocoque, comportant toujours une angine, suivie de très près d'une éruption caractéristique, à boutons très fins, dominant aux plis de flexion et au tronc. Elle est considérée comme plus grave que les autres angines par le risque qu'elle présente de se compliquer de néphrite ou de cardiopathie post-scarlatineuse (dues en réalité à une localisation secondaire du streptocoque aux reins ou au cœur).

Connaissant cette possibilité, le médecin homéopathe devra être des plus prudent, et, s'il n'est pas tout à fait sûr de son remède, lui préférer un traitement par la pénicilline, très active sur le microbe en cause.

S'il estime pouvoir prendre le risque d'attendre 24 à 48 heures avant d'arriver à cette solution, il pourra toujours essayer de trouver le bon remède.

## Informations et questions

■ **Sur l'angine :** voir *angines*.
■ **Sur la fièvre :** voir *fièvre*.
■ **Sur tout ce qui peut accompagner une maladie infectieuse :** état général, état fonctionnel de tous les appareils, psychisme, sommeil, etc.

## Observation et examen

■ **L'aspect de l'éruption :** lisse ou grumeleuse, couleur, répartition.
■ **Examen général :** urines, état du cœur, de l'abdomen; téguments, transpiration, chaleur ou froid local ou général, attitude, expression, etc.

## Remèdes possibles

AILANTHUS, APIS, BELLADONNA, ECHINACEA, LYCOPODIUM, MERCURIUS, LACHESIS, NITRICUM ACIDUM, RHUS TOXICODENDRON, THEREBENTHINA, etc.

**Posologie :** en 5 CH : deux granules toutes les deux à six heures selon l'importance du cas; changer éventuellement de remède après 24 heures, mais ne pas s'obstiner au-delà.

(Maladies / 283)

# Sciatique

Douleur ressentie sur le trajet du nerf sciatique, par irritation ou inflammation située généralement à son émergence des dernières vertèbres lombaires. La cause peut être simplement inflammatoire (traumatique ou infectieuse), ou une compression par déformation d'un disque intervertébral (hernie discale).

## Informations et questions

■ **La cause** est importante si elle peut être, de façon certaine, rapportée à une circonstance précise : effort, accident, coup de froid, maladie.
■ **La douleur :**
☐ préciser le type de douleur : brûlante, piquante, élançante, etc.;
☐ *sa localisation* exacte, ses irradiations;
☐ *ses modalités d'aggravation et d'amélioration* selon les horaires, les positions : couché, debout, assis, penché; les mouvements : marche ou repos; selles, toux, etc.; la chaleur ou le froid, local ou général; le temps;
☐ *ses accompagnements :* refroidissement des extrémités, chaleur, réactions psychiques à la douleur : cris, pleurs, etc.

## Observation et examen

■ **Position** que prend le malade pour se soulager, ce qu'il doit faire ou ne pas faire.
■ Sensation objective de **chaleur** ou de **froid** du membre malade.
■ **Localisation** des points douloureux sur le trajet du nerf; examen de la colonne vertébrale : statique et dynamique, éventuellement radiologique.

## Remèdes possibles

A déterminer en fonction des symptômes dominant chez

chaque malade. Les plus souvent prescrits sont :
BRYONIA, BUFO, COLOCYNTHIS, IRIS, KALIUM IODATUM, MAGNESIA PHOSPHORICA, NUX VOMICA, RHUS TOXICODENDRON, TELLURIUM, etc.

**Posologie :** en 7 ou 9 CH : deux granules deux fois par jour.

### Thérapeutiques associées

Acupuncture et auriculothérapie sont tout particulièrement recommandées.

Il est parfois nécessaire d'en arriver à l'opération de la hernie discale.

# Sinusite

Inflammation des cavités naturelles de la face (sinus frontaux, maxillaires, ethmoïdaux et sphénoïdaux) par infection de voisinage des muqueuses nasales. Les symptômes habituels et communs en sont : la douleur, l'obstruction ou les écoulements du nez, les images radiologiques caractéristiques. L'affection peut se limiter à une seule de ces cavités ou les concerner toutes deux.

### Informations et questions

■ **Circonstances de début :** celles du coryza ou de la grippe primitive; celles de la complication sinusienne (refroidissement, froid sec ou humide, transpiration, fatigue, etc.).

■ **Douleur :**

☐ *sa localisation* exacte et ses irradiations; type, sensations, etc.

☐ *ses modalités d'aggravation et d'amélioration* selon les heures du jour et de la nuit; selon la chaleur et le froid; l'extérieur et l'intérieur; la position; le mouvement;

☐ *ses accompagnements :* maux de tête, irradiations, modalités propres, toute modification de l'état général (fièvre), des fonctions organiques, du psychisme, du sommeil.

■ **Etat du nez :**
☐ *obstruction :* le jour, la nuit, au chaud ou au froid;
☐ *écoulement :* son aspect, les conditions d'aggravation ou d'amélioration;
☐ *odorat :* supprimé, exagéré, fausses odeurs ressenties, etc.

## Observation et examen

■ **Aspect du visage**, son expression, **position** que prend le malade pour se soulager.
■ **Palpation** des divers points sinusiens; radiographies si nécessaire.
■ **Examen de la gorge**, de la bouche et des dents; examen général sommaire.

## Remèdes possibles

A choisir selon les symptômes caractéristiques de chaque cas; les plus souvent prescrits sont :
   surtout : LYCOPODIUM, MERCURIUS, SILICEA;
   mais aussi : ARSENICUM, CALCAREA CARBONICA, KALIUM BICHROMICUM, KALIUM IODATUM, NUX VOMICA, PULSATILLA, SANGUINARIA, THUYA, etc.
**Posologie :** granules en 5 CH, toutes les deux ou trois heures en début de traitement, à espacer dès amélioration, ou à changer après 24 heures si nécessaire.

## Thérapeutiques associées

Inhalations d'eau chaude ou d'une infusion de tilleul.
   Acupuncture ou auriculothérapie.

# Spasmophilie

Etat pathologique dans lequel se trouvent les sujets présentant plus ou moins fréquemment des crises de spasmes, de contractions nerveuses de certains muscles ou groupes de muscles (des membres ou d'organes internes); la cause en est variable : anomalie du métabolisme du calcium, irritabilité nerveuse d'origine psychique, maladie nerveuse virale, etc.

C'est un état à distinguer en tout cas de façon très précise de maladies plus profondes comme l'épilepsie ou l'hystérie, ainsi que des tics, de la chorée.

Son expression la plus courante, chez l'enfant, est l'apparition de *spasmes du sanglot* (arrêt de la respiration à l'occasion d'une frayeur ou d'une colère).

Chez les adultes elle prend souvent l'aspect de crises « de nerfs » avec difficulté à respirer par spasmes du diaphragme, torsion des mains, contracture de membres, sans perte de connaissance.

La thérapeutique homéopathique ne peut être qu'une thérapeutique de terrain ou d'état chronique (voir page 208).

# Staphylococcie - Furonculose

Le mot staphylococcie désigne toute infection provoquée par le staphylocoque. Elle peut se produire dans beaucoup de points de l'organisme, car ce microbe est très répandu dans notre environnement. Il existe des staphylococcies intestinales, pulmonaires, urinaires. Pour l'homéopathie, cette étiologie (causalité) ne modifie pas le tableau clinique qui en est la conséquence : diarrhée, broncho-pneumopathie, cystite, etc.

Seule, la localisation de ce micro-organisme au niveau de la peau prend un caractère particulier : la *furonculose*.

C'est de cela que nous parlerons ici.

## Informations et questions

■ **Début** ou circonstances d'apparition des furoncles : après maladie, déficience, contacts avec d'autres furonculeux; après blessure infectée.
■ **Localisation** des lésions.
■ **Douleurs** spontanées : caractères, irradiations, modalités d'aggravation et d'amélioration.
■ Tout ce qui est apparu de nouveau depuis le début de la maladie : fonctions organiques, état général, état psychologique, sommeil, etc.

## Observation et examen

■ **Importance de la lésion** (du simple « clou » à l'« anthrax ») selon que l'infection, toujours située dans un follicule pileux (racine d'un poil) ne concerne que la surface, la profondeur et plusieurs follicules voisins.
■ **Douleur** provoquée (plus ou moins supportable).
■ **Lymphangites** sur les trajets lymphatiques de la partie atteinte (traînées rouges remontant vers la racine du membre); ganglions; œdème de voisinage.

## Remèdes possibles

A choisir selon les symptômes les plus caractéristiques de chaque cas : les plus souvent prescrits sont surtout :
ARSENICUM, BELLADONNA, SILICEA;
puis :
APIS, ANTHRACINUM, ARNICA, BUFO, CROTALUS HORRIDUS, ECHINACEA, HEPAR SULFUR, HYOSCYAMUS LACHESIS, PHYTOLACCA, RHUS TOXICODENDRON, SECALE, SULFUR, TARENTULA CUBENSIS.
**Posologie :** en 5 CH : deux granules toutes les trois ou six heures jusqu'à l'évacuation spontanée ou provoquée de la « mèche » centrale qui sera le follicule nécrosé.

## Thérapeutiques associées

Eviter les applications locales autres que des pansements

protecteurs, ou l'argile. Il peut être nécessaire, dans certains cas d'anthrax très volumineux, de pratiquer une incision chirurgicale, pour nettoyer le foyer infectieux. Une médication homéopathique bien adaptée doit éviter cette éventualité.

Les **staphylococcies cutanées du nourrisson** prennent souvent l'aspect d'une dermatose bulleuse à tendance extensive; un traitement local minutieux, qui consiste à découvrir l'épiderme soulevé par la bulle et à désinfecter le derme sous-jacent avec un antiseptique (éosine ou mercurochrome) deux fois par jour, suffit à guérir le bébé : une dose de RANUNCULUS BULBOSUS, peut y aider, en 7 CH.

# Stomatite

Inflammation par infection microbienne, virale ou mycosique des muqueuses de la bouche (intérieur des joues, gencives, langue, voile du palais). Tous les degrés d'inflammation sont possibles : de la simple rougeur douloureuse, jusqu'aux ulcérations les plus profondes. Les plus courantes sont les *stomatites aphteuses*, le *muguet* chez les jeunes enfants, les *stomatites médicamenteuses* (traitements par antibiotiques, par médicaments mercuriels, etc.).

Quelle qu'en soit la cause, le traitement homéopathique sera fondé sur :

## Informations et questions

■ **Circonstances de début :** contagion, médication, froid, etc.
■ **Douleurs locales :**
☐ *sensations* éprouvées, irradiations;
☐ *modalités d'aggravation et d'amélioration* selon : les horaires, les aliments et les boissons, la chaleur ou le

froid, etc.;
□ accompagnements : salivation (de quel type, couleur, consistance), douleurs de voisinage : gorge, nez, oreilles (caractères); désirs et aversions, digestion, selles, etc.
■ **Etat général :**
□ *fièvre*, ses caractères propres (voir page 234);
□ tout symptôme nouveau survenu depuis la maladie; modifications du comportement, de l'humeur, du caractère, du sommeil.

## Observation et examen

■ **Bouche :** préciser les localisations générales des lésions.
■ **Aspects particuliers :** aphtes, simple rougeur, membranes, points blancs, ulcération, oedème, couleur des muqueuses, vascularisation, saignement au toucher, odeur de la bouche et de l'haleine.
■ **L'extension des lésions :** au pharynx (arrière-gorge), à la luette, aux lèvres, au pourtour de la bouche.
■ **Ganglions du cou :** sous le menton, sous-maxillaires, cervicaux; oedème, douleur.
■ **Etat du nez.**
■ **Etat général :** tout ce qui est apparu de nouveau : transpiration locale ou générale, refroidissement ou chaleur locale ou générale, etc.
□ Un examen *bactériologique* est quelquefois nécessaire.

## Remèdes possibles

A choisir en fonction des symptômes caractéristiques de chaque cas; les plus souvent prescrits sont :
 ARSENICUM, BAPTISIA, BORAX, KALIUM CHLORICUM, MERCURIUS CORROSIVUS, MURIATICUM ACIDUM, NUX VOMICA, SULFURICUM ACIDUM, SULFUR, etc.
**Posologie :** en 5 CH, toutes les deux ou trois heures (fondus au besoin dans de l'eau si la douleur est trop vive); espacer rapidement s'il y a une amélioration; sinon, changer de remède.

### Thérapeutiques associées

Bains de bouche tièdes d'eau légèrement salée ou additionnée d'eau oxygénée; lavage au bock (injections); siphonnages. Alimentation liquide.

# Suppuration

Ecoulement purulent d'une plaie, d'une blessure, d'une ulcération, d'un abcès ou d'une muqueuse.

C'est quelquefois un processus favorable d'élimination, d'une collection de pus située en profondeur.

Une suppuration peut nécessiter un traitement lorsqu'elle se prolonge exagérément (elle a tendance à devenir chronique), ce qui occasionne une gêne fonctionnelle par les pansements protecteurs et signifie aussi un état infectieux latent.

La démarche thérapeutique sera fondée sur :

### Informations et questions

■ Circonstances de début de la maladie : durée de la suppuration.
■ **Localisation**, évolution générale.
■ **Aspect habituel de la suppuration :** couleur, odeur, consistance.
■ **Douleurs** éventuelles associées : type, modalités, accompagnements. **Démangeaisons.** Autres sensations.
■ Informations sur **l'état général :** amaigrissement éventuel, appétit, désirs et aversions, digestion, fonctions diverses; caractère, humeur depuis le début du mal...

### Observation et examen

■ **Aspect des pansements :** couleur, odeur, consistance du pus.
■ **Aspect de la plaie** ou de la peau alentour : inflammation aiguë, torpide, etc.

■ **Adénopathies** à distance, **lymphangite**, etc.
■ **Examen général** plus ou moins complet selon la chronicité de la suppuration et les traitements déjà effectués.

### Remèdes possibles

A choisir en fonction des caractéristiques locales et générales de cette suppuration. Les plus souvent prescrits sont :
  ARSENICUM, PHOSPHORUS, SILICEA;
  puis :
  AMBRA GRISEA, BELLADONNA, CANTHARIS, CONIUM, HEPAR SULFUR, LACHESIS, PHYTOLACCA, SULFUR.

**Posologie :** en 5 CH ou 9 CH selon l'ancienneté de la suppuration : trois fois par jour ou trois fois par semaine selon les cas.

### Thérapeutiques associées

Il ne me semble pas dangereux de donner les soins locaux habituels avec antiseptiques classiques. Mais on peut préférer des pansements humides additionnés de 5 à 10 gouttes de CALENDULA T.M. (teinture-mère) sur la plaie ou la région infectée. Sur les muqueuses : pommade avec 1 % de CALENDULA T.M.

# Syncope

Perte de connaissance brutale, survenant pour une cause immédiate : frayeur, douleur, émotion, ou trouble fonctionnel circulatoire qui interrompt très momentanément l'irrigation du cerveau (tachycardie par exemple).

### Thérapeutique

Certains sujets y sont plus sensibles que d'autres. Pour ceux-là, le vrai problème thérapeutique est de faire en sorte qu'ils deviennent moins fragiles : ceci est possible en envisageant un traitement de fond, de terrain, comme il faut le faire dans le cas des maladies chroniques (voir page 208).

Pour la crise syncopale elle-même, il est d'abord nécessaire de donner les soins classiques dans ce cas : allonger le malade, desserrer ses vêtements, l'aérer, faire une révulsion du visage par frictions, un massage cardiaque si le pouls est absent ou anormal (ce qui n'est pas toujours le cas).

Il est rare que l'on ait le temps de donner un remède pendant la crise. Ce serait d'ailleurs difficile pour un malade inconscient qui ne pourrait avaler un médicament.

On pourrait envisager de donner un remède en fin de crise, dès que la conscience réapparaît, mais alors en ne tenant compte que de la circonstance dans laquelle la syncope s'est produite et de quelques caractéristiques objectives de l'état du malade :

- **Accouchement** (en cours d') : NUX VOMICA, PULSATILLA ou SECALE.
- **Chaleur d'une pièce** : PULSATILLA, SEPIA ou LACHESIS, TABACUM.
- **Douleur violente** : CHAMOMILLA, COCCULUS, HEPAR SULFUR, NUX MOSCHATA, NUX VOMICA, VALERIANA.
- **Excitation nerveuse** : COFFEA, IGNATIA, LACHESIS ou OPIUM.
- **Exercice physique** : SEPIA, ARSENICUM, CARBO VEGETABILIS, CAUSTICUM.
- **Fièvre** : SEPIA, ACONITUM, ARSENICUM, NATRUM MURIATICUM, PHOSPHORUS.
- **Foule dans un lieu clos** (église, etc.) : PULSATILLA, AMMONIUM CARBONICUM, IGNATIA.
- **Au saut du lit** : BRYONIA, PHYTOLACCA, CARBO VEGETABILIS, CINA.
- **Palpitations** : LACHESIS, NUX MOSCHATA, COCCULUS, VERATRUM ALBUM.
- **Peur** : ACONITUM ou OPIUM.
- **Règles** (pendant les) : LACHESIS, NUX VOMICA, SEPIA, COCCULUS, IGNATIA.
- **Selles** (après les) : CONIUM, PODOPHYLLUM, ARSENI-

CUM, LYCOPODIUM, VERATRUM ALBUM.
- **Vomissements :** ARSENICUM.

**Posologie :** deux ou trois granules en 5 CH, glissés dans la bouche.

# Tachycardie paroxystique

Voir *palpitations de cœur*.

C'est une anomalie de la régulation cardiaque dont les causes ne sont pas toujours faciles à déceler. Sur le plan homéopathique en tout cas, son traitement relève d'une étude approfondie, comme c'est le cas pour toute maladie chronique (voir page 208).

# Tête (maux de)

Voir *migraines*.

# Torticolis

Douleur du cou (muscles et articulations vertébrales) interdisant les mouvements de la tête.

## Informations et questions

- **Circonstances de début :** effort, mouvement anormal, refroidissement (comment ?).
- **La douleur**
  - sensation, irradiation;
  - *modalités d'aggravation :* mouvement, chaleur ou froid, position; ce qui soulage;
  - *accompagnements :* transpiration, pâleur, etc.

■ **Etat général** : fièvre (comment ?), tout ce qui est apparu de nouveau depuis.

### Observation et examen

■ **Position** spontanée adoptée par le malade (latéralité, assis, couché, etc.).
■ **Expression**, transpiration, froideur.

### Remèdes possibles

A choisir en fonction des caractéristiques de chaque cas; les plus souvent prescrits :
   CALCAREA CARBONICA, CAUSTICUM, CUPRUM, HYOSCYAMUS, LYCOPODIUM, NUX VOMICA, PHOSPHORUS, RHUS TOXICODENDRON.
**Posologie** : en 5 CH : trois granules trois fois par jour.

### Thérapeutiques associées

Acupuncture, auriculothérapie, massages, applications révulsives.

# Toux

C'est un symptôme d'irritation des voies respiratoires. Elle n'est donc le plus souvent que la manifestation d'une inflammation des muqueuses du pharynx, du larynx, de la trachée, des bronches ou des poumons (ou de plusieurs de ces différentes parties). Mais, à lui seul, ce symptôme présente de très nombreuses variantes qui peuvent aider à caractériser un cas pathologique. C'est pourquoi il mérite (comme la fièvre par exemple), une étude particulière.

### Informations et questions

■ **Circonstances qui la provoquent** : passage du chaud

au froid, ou inversement, vent, courants d'air, humidité; position, couchée ou debout; mouvement; manger, boire, courir, se pencher, rire, crier, etc.
- **Caractères propres :** sèche ou grasse, aboyante, caverneuse, sifflante, constante ou par crises, par quintes, suffocante, épuisante, agaçante, etc.
- **Modalités :** les aggravations : souvent dues aux mêmes causes que celles qui ont provoqué la toux; les améliorations grâce aux conditions inverses. Noter les horaires.
- **Accompagnements :** maux de tête, nausées, vomissements, maux de ventre, dyspnée, pertes d'urine, transpiration, frissons, etc.

## Observation et examen

- Essayer de provoquer cette toux pour en noter soi-même les caractéristiques.
- **Auscultation du thorax :** examen de la gorge, de la bouche, du nez.
- **Observer l'expectoration** s'il en est.

## Remèdes possibles

Ils sont très nombreux et toujours difficiles à déterminer. Les plus souvent prescrits :
AMBRA GRISEA, ANTIMONIUM TARTARIUM, ARNICA, BELLADONNA, BRYONIA, CARBO VEGETABILIS, CAUSTICUM, CHAMOMILLA, CINA, COCCUS CACTI, CONIUM, CUPRUM, DROSERA, HEPAR SULFUR, HYOSCYAMUS, IGNATIA, KALIUM CARBONICUM, LOBELIA, IPECA, LYCOPODIUM, MEPHITIS, PHOSPHORUS, PULSATILLA, RUMEX, SAMBUCUS, SPONGIA.

Chacun d'eux a ses propres caractéristiques qu'il n'est pas possible de détailler dans un ouvrage de ce genre... et il y en a bien d'autres !

# Trac - Émotivite

Peur par anticipation d'un événement qui va se produire. Le trac ressenti avant une apparition en public, pour un examen, pour prendre l'avion, ou pour toute autre cause correspond à un tempérament particulièrement émotif lorsque cette peur s'accompagne de malaises ou d'une véritable inhibition.

Une certaine appréhension avant une circonstance inhabituelle est assez normale pour tout un chacun; ce n'est que lorsque cette appréhension prend un caractère insupportable que l'on parle de *trac pathologique*.

L'homéopathie peut aider les sujets émotifs à mieux dominer leur peur.

## Informations et questions

■ **Sensations éprouvées :** battements de cœur, sécheresse de la bouche, nausées, envie d'uriner, d'aller à la selle, impression de tomber en syncope, vertige, chute imminente, coliques, angoisse ressentie dans la gorge, au niveau du cœur, manque d'air.

## Observation et examen

Le comportement du patient, sa façon de s'exprimer, son aspect physique peuvent contribuer au choix du meilleur remède.

## Remèdes possibles

ACONITUM, ARGENTUM NITRICUM, ARSENICUM, GELSEMIUM, IGNATIA, LYCOPODIUM.

**Posologie :** si l'anxiété est déjà grande la veille de l'épreuve, donner, au coucher, une dose en 9 CH. Une heure avant cette épreuve, redonner le remède en 15 CH, une dose.

# Trachéo-bronchite

Voir *bronchites*.

# Transports (mal des) - Mal de mer - Mal de l'air

Malaise ou symptôme déclenché par les conditions nouvelles que l'on subit dans un véhicule en marche : auto, bateau ou avion. Il est probablement dû à un ensemble de conditions où interviennent le balancement du corps, l'odeur des lieux, le fait d'être dans un espace clos, une certaine appréhension, quelquefois la peur plus ou moins consciente d'un danger. En tout cas, les manifestations ne sont pas tout à fait les mêmes pour tous... et les remèdes seront donc également différents.

## Informations et questions

■ **Quel est le symptôme dominant** : nausées, vomissements, état syncopal, coliques.
En préciser les caractères :
☐ sensations;
☐ modalités de soulagement ou d'aggravation;
☐ accompagnement (les manifestations secondaires);
☐ état psychique : peur, indifférence, etc.
■ **Physiquement** : sensation de froid, ou de chaleur : générale ou aux extrémités; pâleur, transpiration, battements de cœur ou au contraire, impression de mort imminente.

## Observation et examen

Il est rare que le médecin assiste lui-même à cet incident. Il ne peut donc compter que sur les informations qui lui sont données pour essayer de trouver le médicament qui soulagera le patient lors d'un prochain voyage.

### Remèdes possibles

A déterminer en fonction des symptômes décrits. Les plus souvent indiqués sont :

COCCULUS : vertige constant, aggravé par le moindre mouvement, accompagné de vomissements. Etat très voisin de l'ébriété alcoolique.

PETROLEUM : vertige également constant, même sans bouger, vomissements après beaucoup de nausées, sensation de froid abdominal, diarrhée, irritabilité, pâleur du visage, sueurs froides.

TABACUM : vertige; tout tourne autour de lui; pâleur mortelle; vomissements accompagnés de sueurs froides et tendance à la syncope; le moindre mouvement aggrave tous les symptômes.

THERIDION : le malade ne peut pas supporter la vue du mouvement du véhicule ou du bateau : il doit absolument fermer les yeux sinon il recommence aussitôt à vomir.

**Posologie :** la veille du voyage, prendre une dose du remède en 15 CH et, pendant le voyage, au moindre début de malaise, sucer trois granules en 5 CH du même médicament et le renouveler toutes les 10 ou 15 minutes selon les besoins.

# Traumatismes, blessures, accidents

Etant donné les nombreuses possibilités de lésions et de localisations qui peuvent se voir à la suite de traumatismes, il n'est pas possible d'envisager une thérapeutique commune à tous. Par ailleurs, il est bien évident qu'un médicament, quel qu'il soit, ne permet pas d'éviter l'intervention d'un chirurgien, s'il y a lieu de nettoyer une plaie, de plâtrer une fracture ou de la réparer autrement, de trépaner un crâne s'il y a hémorragie interne, de sortir un projectile, etc.

Le médicament ne peut venir qu'en supplément dès

qu'un traumatisme est important. Il peut suffire pour les petits accidents : ecchymoses, foulures, contusions, brûlures superficielles, etc.

Nous envisagerons les diverses lésions qui peuvent atteindre le corps en surface comme en profondeur :

### Lésions cutanées superficielles

■ **La bosse toute simple** : généralement à la tête : ARNICA 5 CH, deux granules une ou deux fois.
■ **Ecchymose** : enflure avec hemorragie sous-cutanée donnant une coloration bleue : ARNICA 5 CH matin et soir, pendant deux ou trois jours.
■ **Plaie superficielle** : pansement simple après désinfection.
■ **Brûlure** au premier ou au deuxième degré : rougeur simple ou avec cloques : CANTHARIS 5 CH ($2^{ème}$ degré), BELLADONNA 5 CH ($1^{er}$ degré). ARSENICUM si la douleur brûlante est particulièrement violente.
■ **Coup de soleil** : même traitement.
■ **Piqûres d'insectes** : APIS 5 CH (œdème), LEDUM 5 CH (douleur), URTICA URENS 5 CH (démangeaison).

### Lésions cutanées profondes

■ **Contusions** : le tissu cellulaire, les muscles sous-jacents sont meurtris et il y a épanchement de sang sous la peau : ARNICA 7 CH en général; CONIUM s'il y a induration; SULFURICUM ACIDUM si les hématomes sont importants.
■ **Plaies pénétrantes** : par balles, par clous, par coup de couteau, etc. : LEDUM 7 CH dans tous les cas; APIS s'il y a œdème.
■ **Plaies hémorragiques** : voir *hémorragies*.
■ **Plaies infectées** : ANTHRACINUM, ARSENICUM, LACHESIS, PYROGENIUM ou APIS avec pansements humides imbibés de CALENDULA TM (teinture-mère).
■ **Coupures** : STAPHYSAGRIA 5 CH dans tous les cas; ARNICA si hémorragie profonde.
■ **Piqûres par épines** : CICUTA 5 CH ou HYPERICUM

5 CH si la douleur est très vive.

■ **Morsures de serpent** : LEDUM 7 CH le plus souvent; APIS (œdèmes), ARSENICUM (brûlure), LACHESIS (hémorragies noires), ECHINACEA (choc général).

### Lésions articulaires

■ **Foulure** : ARNICA 5 CH ou rien, pas d'immobilisation.

■ **Entorse, luxation** : ARNICA 5 CH en premier lieu; RHUS TOXICONDENDRON 7 CH après 48 heures si la douleur persiste; enfin AMMONIUM CARBONICUM, ou RUTA si nécessaire.

### Lésions osseuses

■ **Périoste** (l'os paraît enflé et douloureux sans fracture) : RUTA 5,7,9 CH.

■ **Fracture simple des membres** : SYMPHYTUM 5 CH pendant la durée de consolidation, CALCAREA PHOSPHORICA si la consolidation se fait mal.

■ **Fracture ouverte** : traitement de la plaie profonde, puis de la fracture après amélioration de celle-ci.

■ **Fracture du crâne** : s'il y a des hématomes importants : ARNICA 5 CH, puis SULFURICUM ACIDUM 7 CH. Si coma : voir *commotion* (plus loin) et *contusion* (idem).

### Lésion des organes

■ **Cerveau** :

□ *Commotion* : il y a perte de connaissance sans lésion profonde : ARNICA 5 CH en premier lieu; puis CICUTA 9 CH si coma persistant. Puis, NATRUM SULFURICUM 15 CH s'il y a des séquelles (céphalées, vertiges).

□ *Contusion* : il y a eu blessure de la matière cérébrale : ARNICA 7, 9, 12, 15 CH en premier lieu; puis HYPERICUM 15 CH ou CICUTA 15 CH (paralysies périphériques) ou HELLEBORUS 15 CH si coma persistant; tout ceci en complément d'une hospitalisation.

■ **Yeux** : ecchymose (œil au beurre noir) : ARNICA 5 CH, puis LEDUM 7 CH. Lésion plus profonde : SYMPHYTUM 7, 9 ou 15 CH, après ARNICA et LEDUM.
■ **Organes internes** (poumons, foie, rate, etc.) : il y a toujours hémorragie interne généralement très dangereuse (voir *hémorragies*). Ensuite ARNICA 7, 9, 12, 15, 30 CH de deux en deux jours.

### Lésions générales

■ **Choc traumatique** : en dehors de la réanimation souvent nécessaire, on peut donner CAMPHORA, CARBO VEGETABILIS, CHINA, HELLEBORUS, OPIUM, VERATRUM ALBUM, etc., selon les symptômes.
■ **Suites lointaines de traumatismes** : ARNICA, LEDUM surtout; mais aussi IODUM, LACHESIS, NITRICUM ACIDUM, PHOSPHORUS, STAPHYSAGRIA, SULFURICUM ACIDUM.

# Tumeurs

Formations anormales apparaissant dans une partie de l'organisme et devenant peu à peu perceptibles à l'examen direct ou spécial (radio, échographie, scintigraphie, endoscopie, électrographie, etc.).

Les unes sont *bénignes*, c'est-à-dire sans danger vital quel que soit leur volume. Les autres sont dites *malignes* et sont synonymes de *cancer*.

Dans les deux cas, l'homéopathie n'a pas de place dans leur traitement. (voir *limites de l'homéopathie*, page 37).

# Ulcère

Lésion de la peau ou d'une muqueuse déterminant une destruction plus ou moins profonde de ces membranes, sur une surface limitée mais très variable selon les cas.

Sur la peau, les ulcères les plus connus sont ceux qui surviennent sur une région mal irriguée par le fait de varices : c'est l'*ulcère variqueux*.

Sur une muqueuse, l'ulcère le plus commun est l'*ulcère d'estomac*.

Il peut s'en produire dans beaucoup d'autres endroits et pour d'autres raisons. Chaque cas est généralement dépendant d'un état chronique et doit être envisagé comme tel (voir : *maladies chroniques*, page 208). Les diverses localisations, les symptômes propres de l'ulcère ainsi que ses modalités seront des phénomènes à ajouter à l'ensemble symptomatique de l'ulcéreux.


# Urétrite

C'est l'inflammation du conduit urinaire qui sort de la vessie : l'urètre. Elle est généralement d'origine infectieuse. La plus connue est celle qui est provoquée par le *gonocoque* : c'est la gonorrhée ou « chaude-pisse », généralement contractée par contact vénérien. Mais ce n'est pas la seule. L'examen bactériologique des écoulements qui en résultent permettent d'identifier le germe responsable.

## Informations et questions

■ **Douleur** à la miction : faire préciser la sensation, les irradiations; les modalités d'aggravation et d'amélioration; les accompagnements : aspect des urines, fréquence; fièvre ou malaises généraux; tout ce qui est apparu de nouveau depuis le début

■ **Ecoulement urétral :** son abondance, selon les moments des 24 heures, son aspect, sa consistance.

■ **Répercussions sexuelles :** érection, désir ou répulsion, etc.

### Remèdes possibles

A choisir selon les caractéristiques de chaque cas; les plus souvent prescrits :
ARGENTUM NITRICUM, CANNABIS SATIVA, CANTHARIS, TEREBINTHINA, surtout;
puis ACONITUM, ARSENICUM, AURUM, CACTUS, CUBEBA, HEPAR SULFUR, KALIUM IODATUM, MERCURIUS CORROSIVUS, NUX VOMICA, PETROLEUM, PETROSELINUM, SABINA, SULFUR, THUYA.

# Urticaire (crise d')

Manifestation, sur la peau, d'une allergie plus générale.
L'état allergique relève d'une thérapeutique de terrain (voir *maladies chroniques*, page 208). La crise peut être soulagée homéopathiquement dans l'immédiat, par des médicaments de crise.

### Informations et questions

■ **Déterminer l'agent responsable** : contact avec animaux, plantes, poussières; aliments : crustacés, poissons, matières grasses, etc.
■ **Démangeaison** : préciser la sensation (piqûre, brûlure, etc.); les localisations; les modalités d'aggravation ou d'amélioration en fonction des repas, de la chaleur et du froid, des moments de la journée, de l'habillement.
■ **Accompagnements** : tout ce qui est nouveau depuis le début de la crise; digestion, humeur, comportement, sommeil, etc.

### Observation et examen

■ **Aspect des éruptions** : boutons disséminés, plaques œdémateuses, rougeurs sans enflures, lésions de grattage, etc.
■ **Examen général** avec attention particulière pour le

tube digestif et le foie.

### Remèdes possibles

A choisir en fonction des symptômes les plus caractéristiques de chaque cas; les plus souvent prescrits sont :
 APIS, CHLORALUM, DULCAMARA, LEDUM, RHUS TOXICODENDRON, URTICA URENS.

**Posologie :** en 5 CH : deux granules trois fois par jour pendant deux ou trois jours.

### Thérapeutiques associées

En cas d'échec, ou à la place d'un traitement homéopathique de fond, on peut envisager une désensibilisation spécifique (par allergologue) après avoir fait les tests habituels de sensibilité.

# Varicelle

Maladie éruptive épidémique et contagieuse, de l'enfance le plus souvent. Généralement bénigne et bien supportée, elle ne nécessite pas toujours un traitement, quel qu'il soit. Si elle est importante : beaucoup de boutons, démangeaison violente, fièvre, etc., il peut être nécessaire d'intervenir.

### Informations et questions

■ **Etat des jours précédents :** fatigue, mauvaise humeur, perte d'appétit.
■ **Localisation** des premiers boutons, évolution de l'éruption.
■ **Démangeaison :** ses caractères, sensations, modalités d'aggravation et d'amélioration selon la chaleur, les moments.
■ **Accompagnements :**
☐ fièvre avec ses caractères propres (voir page 234);

- [ ] tout ce qui est apparu de nouveau depuis la maladie;
- [ ] le comportement, le moral, les diverses fonctions.

## Observation et examen

■ **Eruption :** importance des boutons, des cloques, douleur à la pression, au contact, surinfection possible.
■ **Examen général** sommaire.

## Remèdes possibles

A choisir en fonction des symptômes caractéristiques de chaque cas :
  ANTIMONIUM CRUDUM, PULSATILLA, RHUS TOXICODENDRON, SULFUR.
**Posologie :** deux granules en 5 CH deux à trois fois par jour.

## Thérapeutiques associées

Poudrage au talc, désinfection à l'éosine des boutons grattés.

# Verrues

Formation, sur la peau, de végétations cornées, plus ou moins élevées, plus ou moins larges, plus ou moins douloureuses. Les localisations les plus habituelles sont les mains et surtout les doigts et aussi la plante des pieds (à cet endroit, l'excroissance ne peut pas s'extérioriser par le fait de la pression exercée par le poids du corps : elle se fait en profondeur et est toujours douloureuse).

Elle sont quelquefois contagieuses ou communiquées par contagion. Le plus souvent, elles résultent d'une certaine réaction générale de l'organisme dont les causes sont diverses et généralement mal connues. Il y a peut-être maladie de terrain (voir *maladies chroniques*, page 208); dans certains cas, on a pu incriminer une réaction psychosomatique, la cause réelle étant quelque problème affectif inexprimé.

### Informations et questions

■ **Circonstances** et moment d'apparition des premières verrues.
■ **Localisation**; sensations; douleurs avec modalités particulières d'aggravation et d'amélioration.
■ **Accompagnements** : tout ce qui est nouvellement apparu depuis.

### Observation et examen

■ **Les verrues** : leur dimensions, leur hauteur (planes ou végétantes), leur consistance, leur sensibilité au contact.
■ **Examen général** sommaire (ou au contraire très complet si l'état est ancien et rebelle).

### Remèdes possibles

Il existe quelques indications médicamenteuses en fonction des symptômes directement observables. On pourra donc essayer un traitement fondé sur les symptômes locaux et choisir entre :

ANTIMONIUM CRUDUM, CAUSTICUM, DULCAMARA et THUYA, mais le résultat sera souvent décevant.

Il faudra, dans bien des cas, recourir à un traitement de fond pour lequel les remèdes seront bien plus nombreux et le choix bien plus difficile.

**Posologie** : pour une action locale : en 5 CH trois fois par jour pendant 7 à 15 jours. Pour une action générale : en 15 CH tous les mois pendant six mois.

### Thérapeutiques associées

Les applications locales sont toujours décevantes.
On a eu de bons résultats par une psychothérapie curieuse : le dessin, chaque jour, de la main, avec empla-

cement des verrues, puis destruction par le feu de l'image ainsi obtenue !

# Vers intestinaux - Verminose

Présence de parasites dans le tube digestif, se présentant soit sous forme très fine dans le rectum (oxyures), soit sous forme plus importante, du volume de vers de terre (ascaris), soit sous forme de longs rubans de plusieurs mètres (taenias). La présence de ces hôtes inhabituels peut être méconnue et n'entraîner aucun malaise. Elle peut, au contraire, s'accompagner de manifestations diverses mais cependant significatives. C'est finalement l'examen des selles qui en fait le diagnostic par identification du parasite lui-même ou de ses œufs.

## Informations et questions

■ Histoire des troubles et périodicité (influence possible des lunaisons).
■ **Maux de ventre :** leurs caractères, modalités et accompagnements.
■ **Démangaisons** anales; moments, modalités, horaires, etc.; démangeaison du nez.
■ **Odeur de l'haleine,** quelquefois particulière (acétonique, acide).
■ **Comportement,** irritabilité, sommeil (grincements de dents, agitation, réveils).
■ **Etat général :** appétit, amaigrissement, fatigue, etc.

## Observation et examen

■ Seul **l'examen de laboratoire** (fait dans une officine compétente) permet d'avoir une certitude de l'identification exacte du parasite.
■ **L'examen anal** peut montrer une irritation locale (mais rarement la présence objective de tout petits vers très agiles).
■ **L'examen des selles** permet rarement d'observer quel-

que chose d'anormal... sauf dans le cas de taenias, à certains moments, avec la présence de fragments blancs comme des morceaux de rubans blanchâtres semblables à des pâtes alimentaires.

### Remèdes possibles

A choisir en fonction du parasite identifié et des symptômes présentés par le malade; les plus souvent prescrits :
  CINA, SABADILLA, SPIGELIA.
Dans bien des cas, les vers sont expulsés après un traitement donné pour tout autre chose, après toutes sortes d'autres médicaments.
**Posologie :** en 7 ou 9 CH : trois granules trois fois par jour pendant les périodes de troubles ou un peu auparavant si on a pu les préciser.

### Thérapeutiques associées

Si les troubles et les parasites persistent après quelques tentatives homéopathiques, il peut être nécessaire d'appliquer un traitement par médicaments « vermifuges » à toute la famille, car il peut y avoir réinfestation constante des uns par les autres.

# Vertiges

Sensation de chute imminente, de perte d'équilibre, souvent avec l'illusion que les objets de l'environnement prennent un mouvement de rotation.

C'est un symptôme associé à d'autres (fièvre, fatigue, mal de mer, etc.), ou bien une manifestation presque isolée, provoquée par un trouble circulatoire de l'oreille interne : il s'agit alors du *vertige de ménière*.

Ce peut être enfin le symptôme majeur d'une maladie du *cervelet* (traumatisme, ou infection virale); ou la conséquence de traumatismes des vertèbres cervicales.

### Thérapeutique

Tout vertige important ou persistant demande des explorations complètes avant de pouvoir en déterminer le traitement causal.

Un traitement homéopathique ne peut être que symptomatique et risque d'être peu efficace. Plus de trois cents remèdes sont signalés à la rubrique générale des vertiges, dans le répertoire de Kent. Pour choisir parmi eux, il existe de nombreuses modalités caractéristiques des uns ou des autres. Il n'est pas possible, dans un ouvrage comme celui-ci, d'en esquisser la description.

# Vomissements

Expulsion du contenu de l'estomac, résultant de spasmes de cette partie de tube digestif. Ce n'est pas une maladie, mais seulement un symptôme d'intolérance à un repas trop important, ou à un aliment, ou à un produit toxique, dans le plus grand nombre de cas. Ce peut être aussi un symptôme d'une auto- intoxication comme elle se produit en cas d'urémie ou d'occlusion intestinale. Ce peut être enfin un symptôme d'une maladie éloignée, comme c'est le cas dans les méningites, dans le mal des transports, la migraine, etc.

Il est donc rare que l'on ait à traiter homéopathiquement le vomissement en lui-même. Il faut plutôt intégrer ce symptôme à d'autres et juger de leur importance réciproque.

Si c'est le phénomène prédominant dans un cas de maladie, ou s'il est tout à fait isolé, il faudra alors l'étudier et en déceler les caractères particuliers selon la démarche habituelle :

### Informations et questions

■ **Type de vomissement :** facile, avec efforts, nausées

(moments, persistance, etc.), alimentaire, aigre, bileux.
- **Modalités** : horaires, en fonction des aliments, des boisons (chaleur ou froid, liquide ou épais, beaucoup ou peu, etc.).
- **Accompagnements** : pâleur ou congestion; transpiration du visage, douleurs d'estomac, de la tête, du ventre, selles (normales ou diarrhées).
- **Etat général** : fatigue, frilosité, chaleur interne, transpiration générale; comportement, caractère, sommeil.

## Observation et examen

- **Le vomissement lui-même** : consistance, odeur, couleur.
- **Aspect du malade** : visage, expression, comportement dans le lit, position.
- **Examen** : estomac, ventre, foie; examen général : bouche, langue, ensemble de l'organisme.

## Remèdes possibles

A déterminer en fonction des symptômes caractéristiques de chaque cas; les plus souvent prescrits sont :
AETHUSIA, ANTIMONIUM CRUDUM, ANTIMONIUM TARTARICUM, APOMORPHINUM, BRYONIA, CADMIUM, COLCHICUM, CUPRUM, IPECA, LOBELIA, PHOSPHORUS, PULSATILLA, TABACUM.

**Posologie** : deux granules en 5 CH après chaque vomissement. L'action doit être rapide : s'il n'y a pas de changement, remplacer le remède après 6 heures, sinon adopter une autre thérapeutique.

## Thérapeutiques associées

Boissons plutôt glacées, par très petite quantité et souvent; diète hydrique en premier lieu, puis éventuellement alimentation épaisse mais sans lait.

# Zona - Herpès zoster

Névro-dermite d'origine virale atteignant un nerf et son territoire. Il comporte à la fois un syndrome douloureux et une éruption située sur le trajet d'un nerf sensitif : souvent intercostal, il peut être ophtalmique, brachial, abdominal, ou jambier.

## Informations et questions

■ **La douleur :**
☐ sensations, caractères, localisations, irradiations;
☐ modalités d'aggravation et d'amélioration selon la chaleur et le froid, les moments du jour, les mouvements, la position, etc.
☐ accompagnements : frissons, transpiration, pleurs.
■ **L'éruption :** phlyctènes simples sur fond rouge, ou cloques purulentes, ou simple rougeur en traînée; aspect, étendue, etc.
■ **L'état général :** fatigue, les horaires de l'amélioration et de l'aggravation, les différentes fonctions, le moral, le sommeil.

## Observation et examen

■ **Les plaques de dermatoses :** à la vue, au toucher, les ganglions du territoire concerné.
■ **Examen général** sommaire (ou détaillé s'il s'agit du zona rebelle).

## Les remèdes possibles

A choisir en fonction des symptômes les plus caractéristiques de chaque cas; les plus souvent prescrits sont :
IRIS VERSICOLOR, MERCURIUS, MEZEREUM, RANUNCULUS BULBOSUS, RHUS TOXICODENDRON; puis : ARSENICUM, CLEMATIS, GRAPHITES, HEPAR SULFUR, KALIUM BICHROMICUM, KALIUM CHLORICUM, LACHESIS, NATRUM MURIATICUM, PETROLEUM, SEPIA, SULFÚR, THUYA.

**Posologie :** le plus tôt possible, en 5 CH, trois granules trois à quatre fois par jour pendant trois jours, à cesser dès amélioration (ou à changer en cas d'échec).

### Thérapeutiques associées

Les soins locaux ne soulagent pas : protéger les lésions par pansements secs ou avec une pommade de CALENDULA à 1 % dans de la lano-vaseline.

# Conclusion

Le lecteur qui se sera servi de ce livre y aura peut-être trouvé un certain intérêt. C'est en tout cas ce que j'espère.

Mais je tiens à revenir sur la véritable intention que j'ai eue en commençant à le rédiger : **informer un public de profanes sur une médecine différente : l'homéopathie**.

Elle est considérée comme une médecine *douce*, mais cela ne veut absolument pas dire que c'est une médecine *simple*.

Je pense que la lecture des quelques cas cliniques que j'ai évoqués dans la troisième partie a bien fait comprendre :

1° que la démarche clinique, celle qui permet de réunir les symptômes utiles à la *prescription* et non pas seulement au *diagnostic*, est déjà compliquée par la multiplicité des informations qu'il est indispensable de rassembler, même dans des cas relativement simples comme le sont les cas aigus;

2° que le choix thérapeutique est toujours à faire entre plusieurs, et quelquefois entre de très nombreux remèdes.

La bonne marche de cette enquête, et surtout le bon choix qu'il faut faire entre les nombreuses informations recueillies, est difficile, même pour un médecin qui a déjà observé de nombreux malades au cours de ses études et de sa pratique journalière.

La recherche du médicament le plus probablement efficace est encore un problème que nos étudiants en homéopathie mettent beaucoup de temps à résoudre. Il faut qu'ils apprennent pendant plusieurs années une *matière médicale* aride et très compliquée. Et aussi, dans certaines écoles il faut qu'ils apprennent à se servir d'un répertoire volumineux pour retrouver l'ensemble des remèdes possibles pour un seul symptôme.

Ceci veut dire que si l'auto-médication est un droit légitime, si certains d'entre vous sont tentés de la pratiquer avec des remèdes homéopathiques, il faut qu'ils sachent bien qu'ils ont beaucoup de chances de ne pas constater un résultat aussi brillant qu'ils pourraient l'espérer.

Ils n'en auront probablement aucun supplément de malaise. Et leur meilleure réussite sera celle des cas qui auraient guéri spontanément. Alors, ils auront peut-être tendance à conseiller autour d'eux le médicament qui, soi-disant, les a guéris. Mais il y a beaucoup de chances pour que le résultat ne soit pas aussi satisfaisant. Une maladie n'est jamais tout à fait la même parce que chaque malade ne réagit jamais de façon tout à fait identique à une maladie donnée.

Il est aussi possible que leur tentative soit manifestement un échec.

Dans ces deux cas, il faut que l'on accepte l'idée que l'on n'a pas su choisir le bon traitement; que ce n'est pas l'homéopathie qui est mauvaise, mais le prescripteur.

Si je puis donner un conseil à ceux d'entre vous qui seraient tout de même attirés par cette curieuse médecine, je crois qu'il serait sage, sauf quelques cas très simples dans lesquels le bon médicament est évident (par exemple ARNICA pour une bosse ou une ecchymose), de ne faire de tentative personnelle que dans des cas très bénins et de ne pas attendre de résultat positif plus de 24 heures.

Cela peut marcher ! Mais en tout cas, le second conseil est de ne pas s'obstiner soi-même si les choses ne s'améliorent pas rapidement.

Le vrai danger de l'auto-médication est de perdre du temps dans le cas où un malaise est en réalité le premier signe d'une maladie plus grave.

# Références bibliographiques

## PREMIÈRE PARTIE

- *L'Organon de l'art de guérir*, HAHNEMANN.
  — 2ᵉ édition traduite par VON BRUNNOW.
  — 6ᵉ édition traduite par Pierre SCHMIDT.
  — 6ᵉ édition traduite par Renée-Claire ROY.
  — 5ᵉ et 6ᵉ éditions anglaises par DUDGEON.
- *La pratique de l'homéopathie*, Léon VANNIER (Doin, 1950).
- *Enseignement de l'homéopathie*, Institut national homéopathique français. (Les trois livrets verts réalisés par différents enseignants de l'INHF).
- *Homéopathie, médecine de l'expérience*, Denis DEMARQUE.

## DEUXIÈME PARTIE

- *Pharmacotechnie et monographie des médicaments homéopathiques courants*, réalisé par le Syndicat des pharmacies et laboratoires homéopathiques.
- *Etudes de matière médicale homéopathique* (3 volumes), LATHOUD.
- *Traité de matière médicale homéopathique* (3 volumes), DUPRAT.
- *Synoptic Kay* (1931), BOGER.
- *Materia medica with repertory*, BOERICKE.

## TROISIÈME PARTIE

- *Le répertoire de Kent*, James Tylor KENT (6ᵉ édition anglaise).
- *Homœopathic thérapeutics*, Samuel LILIENTHAL.

# Index général

## A

Abcès : 189
Accouchement : 190
*Aconitum :* 71
Action du médicament homéopathique : 13
Aérophagie : 191, 237
*Aesculus :* 71
*Aethusa cynapium :* 72
*Agaricus :* 72
*Agnus castus :* 73
*Ailanthus glandulosa :* 73
Albumine : 192
Allaitement : 192
Allergie : 193
*Allium cepa :* 74
Allopathie : 14
Alopécie : 193
*Aloe :* 75
*Alumina :* 75
*Ambra grisea :* 76
*Ammonium carbonicum :* 77
Amygdalite : 194
*Anacardium :* 77
Angine : 194
Angine de poitrine : 195
*Anthracinum :* 78
Antidote : 14
*Antimonium crudum :* 79
*Antimonium tartaricum :* 79
Aphtes : 196
*Apis mellifica :* 80
Appendicite : 197
*Argentum :* 81
*Argentum nitricum :* 82
*Arnica :* 83
*Arsenicum album :* 83
*Artemisia vulgaris :* 84
Artérite : 198
Arthrite : 198
*Arum triphyllum :* 85
*Asa foetida :* 85

Associations thérapeutiques : 15
Asthme : 199
*Aurum :* 86
Avenir de l'homéopathie : 15

## B

*Baptisia :* 87
*Baryta carbonica :* 87
*Belladonna :* 88
*Berberis :* 89
Blessures : 201
*Borax :* 89
*Bovista :* 90
*Bromium :* 91
Bronchite : 210
Broncho-pneumopathie : 203
Brûlures : 203
*Bryonia :* 91
*Bufo rana :* 92

## C

*Calcarea carbonica :* 93
*Calcarea fluorica :* 94
*Calcarea phosphorica :* 95
*Calendula :* 96
*Camphora :* 96
Cancer : 203
*Cannabis sativa :* 98
*Cantharis :* 97
*Capsicum annuum :* 98
*Carbo animalis :* 99
*Carbo vegetabilis :* 99
Caries dentaires : 204
*Castor equi :* 101
*Caulophyllum :* 101
*Causticum :* 102
*Chamomilla :* 102
*Chelidonium :* 103
*China :* 104
Choc traumatique : 205
Chocs affectifs : 205

Chroniques (maladies) : 208
*Cicuta virosa :* 105
*Cimicifuga :* 105
*Cina :* 106
*Cocculus indicus :* 107
*Coccus cacti :* 107
Cœur (maladies de) : 211
*Coffea :* 108
*Colchicum :* 108
Coliques : 212
*Collinsonia :* 109
*Colocynthis :* 109
Complémentaire (remède) : 14
Complexes homéopathiques : 16
Complexisme : 17
Commotion cérébrale : 213
*Conium maculatum :* 110
Conjonctivite : 214
Constipation : 216
Constitutions : 18
Constitution carbonique : 19
Constitution fluorique : 19
Constitution phosphorique : 19
Constitutions biochimiques : 20
Consultation homéopathique : 20
Contrôle de l'homéopathie : 22
Contusions : 217
Convalescence : 217
Convulsions : 218
Coqueluche : 220
Coryza : 221
Couches (suite de...) : 222
Coup de chaleur : 223
Coup de soleil : 223
Coups et blessures : 223
Courbatures : 224
Crampes : 224
*Crocus :* 111
*Crotalus horridus :* 111
*Croton tiglium :* 112
*Cubeba :* 112
*Cuprum :* 113
*Cyclamen :* 113
*Cypripedium :* 114
Cystite : 225

# D

Dentition : 226
Dents (caries des) : 227
Diabète : 227
Diarrhée : 228
*Digitalis :* 114
*Dioscorea :* 115
Douleurs
— articulaires : 230
— d'estomac : 230
— de tête : 230
— du dos : 230
— du ventre : 230
Drainage : 24
*Drosera :* 116
*Dulcamara :* 116

# E

*Echinacea :* 117
Eczéma : 231
Emotions (suites d') : 231
Emotivité : 231
Enflure : 232
Engelures : 232
Enseignement de l'homéopathie : 27
Entorses : 233
*Erigeron :* 118
*Eupatorium perfoliatum :* 118
*Euphrasia :* 119

# F

Fatigue générale : 233
Faux-croup : 234
*Ferrum :* 119
*Ferrum phosphoricum :* 120
Fièvre : 234
*Fluoricum acidum :* 121
Fluorisme : 28
Fractures : 236
Furonculose : 236

# G

Gangrène : 236
Gastrite : 237

318 / *Index général*

*Gelsemium* : 121
*Glonoïnum* : 122
*Graphites* : 122
Grippe : 239
Grossesse : 241

## H

*Hamamelis* : 123
*Helleborus* : 123
*Helonias* : 124
Hémorragie : 242
Hémorroïdes : 244
*Hepar sulfur* : 125
Hépatite virale : 246
Herpès : 245
Histoire de l'homéopathie : 29
Homéopathie : 30
*Hydrastis* : 125
*Hyoscyamus* : 126
*Hypericum* : 127

## I

Ictère : 246
*Ignatia* : 127
Impétigo : 248
Infarctus : 249
Infections : 249
Insolation : 249
Insomnie : 250
Interrogatoire homéopathique : 35
Intertrigo : 251
Intoxication : 252
*Iodum* : 128
*Ipeca* : 129
Iris versicolor : 129

## J

*Jalapa* : 130
Jaunisse : 246

## K

*Kalium bichromicum* : 131
*Kalium carbonicum* : 131
*Kalium chloricum* : 132

*Kalium iodatum* : 132
*Kalium muriaticum* : 133
*Kalmia* : 134
*Kreosotum* : 134

## L

*Lac caninum* : 135
*Lachesis* : 135
Lactation : 253
Laryngite : 253
*Ledum palustre* : 136
Leucorrhées : 254
Limites de l'homéopathie : 37
*Lobelia inflata* : 137
*Luesinum* : 137
Lumbago : 255
*Lycopodium* : 138

## M

*Magnesia carbonica* : 139
*Magnesia phosphorica* : 140
Mal de mer : 257
Mal de pays : 257
Maladie et malade : 39
Maladies aiguës et chroniques : 41
Matière médicale : 42
Médecines douces : 43
Médicament homéopathique : 45
*Medorrhinum* : 140
Ménorragie : 257
*Mercurius* : 141
*Mercurius corrosivus* : 142
Métrorragie : 257
*Mezereum* : 143
*Millefolium* : 143
Migraine : 258
Morsures : 259
*Murex* : 144
*Muriaticum acidum* : 144

## N

*Natrum muriaticum* : 145
*Natrum sulfuricum* : 146

Néphrite : 260
Nervosité : 261
Névralgies : 261
Névrite : 262
Névroses : 263
Nez (affection du) : 263
*Nitricum acidum :* 147
*Nux moschata :* 147
*Nux vomica :* 148

## O

Œdème : 232
Œil (affections de l') : 263
*Oleander :* 149
*Opium :* 149
Ordonnance homéopathique : 49
Oreillons : 264
Otite : 265

## P

*Paeonia :* 150
Palpitation : 266
Panaris : 267
Paralysie : 268
Pelade : 193
Péritonite : 268
Pertes vaginales : 269
*Petroleum :* 151
*Petroselinum :* 151
Peur : 269
Phimosis : 269
Phlegmon : 270
Phosphorique (constitution) : 50
*Phosphoricum acidum :* 152
*Phosphorus :* 153
*Phytolacca :* 153
Piqûres : 270
*Platinum :* 154
Pleurésie : 270
*Plumbum :* 155
Pneumonie : 203
*Podophyllum :* 156
Pollinose : 270
Polypes : 271
Pratique homéopathique : 52

Principe de similitude : 33
Prolapsus rectal : 272
Psore : 23
*Psorinum :* 156
*Pulsatilla :* 157
*Pyrogenium :* 158

## R

*Ranunculus bulbosus :* 159
Réaction thérapeutique : 54
Recherche scientifique : 55
Règles : 272
Rhino-pharyngite : 275
*Rheum :* 160
*Rhododendron :* 160
Rhumatismes : 276
Rhume de cerveau : 221
Rhume des foins : 279
*Rhus toxicodendron :* 161
Roséole : 281
Rougeole : 280
Rubéole : 281
*Rumex crispus :* 162
*Ruta :* 162

## S

*Sabadilla :* 163
*Sabina :* 163
Saignements : 242
*Sambucus :* 164
*Sanguinaria :* 165
*Sarsaparilla :* 165
Scarlatine : 281
Sciatique : 283
*Secale cornutum :* 166
*Sepia :* 167
*Silicea :* 168
Sinusite : 284
Spasmophilie : 286
*Spigelia :* 168
*Spongia :* 169
Staphylococcie : 286
*Staphysagria :* 170
Stomatite : 288
*Stramonium :* 171
*Sulfur :* 172

*Sulfuricum acidum:* 173
Suppuration : 290
Sycose : 58
*Symphitum:* 173
Symptômes homéopathiques : 57
Syncope : 291
Syphilis : 58

## T

*Tabacum:* 174
Tachycardie : 293
*Tarentula cubensis:* 175
*Tarentula hispania:* 175
*Tellurium:* 176
*Terebinthinum:* 176
Terrain : 59
Tête (maux de) : 293
*Teucrium marum:* 177
*Thuya:* 178
Torticolis : 293
Toux : 294
Trac : 296
Trachéo-bronchite : 203
Transports (mal des) : 297
Traumatismes : 298
*Trillium pendulum:* 179

*Tuberculinum:* 179
Tumeurs : 301
Types sensibles : 61
Typologie homéopathique : 61

## U

Ulcère : 301
Unicisme : 25
Unitaires (médicaments) : 62
Urétrite : 302
*Urtica urens:* 181
Urticaire : 303

## V

Vaccination : 63
*Valeriana:* 181
Varicelle : 304
*Veratrum album:* 182
Verrues : 305
Vers intestinaux : 307
Vertiges : 308
Vomissements : 309

## Z

*Zincum:* 183
Zona : 311

Achevé d'imprimer sur les presses de **Scorpion**,
à Verviers pour le compte des éditions **Marabout**.
D.L. février 1987/0099/19
ISBN 2-501-00861-8